• 大国医系列之传世名方

U0587695

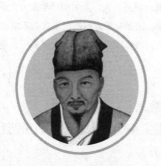

张景岳传世名方

总主编◎ 钟相根　畅洪昇

主　编◎ 盛庆寿

中国医药科技出版社

内容提要

张景岳，明代山阴会稽（今浙江绍兴）人，著名中医学家，为温补派的代表人物。本书全面收录了张景岳首创医方，并对古今医家应用张景岳方剂的医案及临床报道进行筛选，撷英取华，汇编而成。全书内容丰富，资料翔实，具有极高的临床应用价值和文献参考价值，能够帮助读者开阔视野，增进学识。

图书在版编目（CIP）数据

张景岳传世名方/盛庆寿主编. —北京：中国医药科技出版社，2013.2

（大国医系列. 传世名方）

ISBN 978－7－5067－5866－6

Ⅰ.①张… Ⅱ.①盛… Ⅲ.①方书－汇编－中国－明代 Ⅳ.①R289.348

中国版本图书馆 CIP 数据核字（2013）第 001178 号

美术编辑　陈君杞

版式设计　郭小平

出版　中国医药科技出版社

地址　北京市海淀区文慧园北路甲 22 号

邮编　100082

电话　发行：010－62227427　邮购：010－62236938

网址　www.cmstp.com

规格　710×1020mm ¹⁄₁₆

印张　18¼

字数　272 千字

版次　2013 年 2 月第 1 版

印次　2022 年 12 月第 2 次印刷

印刷　三河市万龙印装有限公司

经销　全国各地新华书店

书号　ISBN 978－7－5067－5866－6

定价　48.00 元

版权所有　盗版必究

举报电话：010－62228771

本社图书如存在印装质量问题请与本社联系调换

丛书编委会

总 主 编　钟相根　畅洪昇

副总主编　刘　敏　张冬梅　赵岩松　段晓华
　　　　　盛庆寿

编　　委（按姓氏笔画排序）

马　越　王　玮　王伟明　王雪茜

王　瑛　石　玥　令狐永谊　司鹏飞

朱丽颖　农　慧　刘　果　闫军堂

苏毅强　李　明　肖双双　何善明

张水馨　郑子安　赵　艳　高　峰

黄　中　梁吉春

编委会

主　编　盛庆寿

副主编　农　慧　黄　中　何善明　苏毅强

编　委（按姓氏笔画排序）

龙芳芳　农　慧　何善明

宋开娟　苏春寿　苏毅强

盛庆寿　黄　中

　　中医名著浩如烟海，积淀了数以千年的精华，养育了难以计数的英才，昭示着绚丽无比的辉煌。历史证明，中医的成才之路，非经典名著滋养下的躬身实践，别无蹊径。名医撰医著，医著载医方，源远流长，浩如烟海。历代名医凭借非凡的智慧及丰富的临床实践，创制了诸多不朽的传世名方。

　　本套丛书以在方剂学方面确有创见的历代名医为主线，选择代表性名医，将其所撰医著中的医方进行了全面系统的搜集整理。每个分册分为上、中、下三篇，上篇简单介绍医家学术思想及遣药组方特色；中篇详细介绍了该医家方剂在临床各科的应用；另外，该医家还有许多名方不为世人所熟知，未见临床报道，则收入下篇被忽略的名方。每首方剂从来源、组成、用法、功用、主治、方解、方论、临床应用、临证提要等方面来论述。全书收罗广博、条分缕析，详略适中，既言于古，更验于今，既利掌握，又裨读者更好地熟悉、掌握历代名方的组方原理及临床运用规律，以适应当前临床实际的需要。

　　愿《大国医系列之传世名方》成为中医药院校在校学生和中医、中西医结合医生的良师益友；愿本套丛书成为医疗、教学、科研机构及各图书馆的永久珍藏。

编　者

2012 年 12 月

目 录

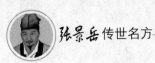

上篇
温补大家张景岳

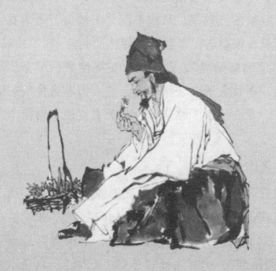

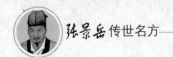

一、医家生平

（一）生平简述

张景岳又名张介宾，字会卿，号景岳，别号通一子，山阴会稽（今浙江绍兴）人。生于明嘉靖四十二年（公元1563年），约卒于明崇祯十三年（公元1640年）（一说约1555～1632年）。因为他善用熟地，有人称他为"张熟地"，是明代杰出的医学家，为温补学派的代表人物，学术思想对后世影响很大。

张景岳，因祖上以军功起家世袭绍兴卫指挥使，"食禄千户"，家境富裕。自幼聪悟过人，读书不屑章句，广泛接触诸子百家和经典著作。其父张寿峰是定西侯官（即住外地迎送宾客之官），素晓医理。景岳幼时即从父学医，有机会学习《内经》。十三岁时，随父到北京，不仅遍交"奇才异能之士"，而且从师京畿名医金英（金梦石）学习。因其为人端静，好读书，深受其师喜爱，不几年就尽得其传。青年时广游于豪门，结交贵族。当时上层社会盛行理学和道家思想。景岳闲余博览群书，思想多受其影响，通晓易理、天文、道学、音律、兵法之学，对医学领悟尤多。壮年时，张景岳从戎，参军幕府，游历北方，足迹及于榆关（今山海关）、凤城（今辽宁凤城县）和鸭绿江之南。其外孙林日蔚在《景岳全书》中描述："先世居四川绵竹县，明初以军功世授绍兴卫指挥，卜室郡城会稽之东。生颖异，读书不屑章句，韬钤轩岐之学，尤所淹贯。壮岁游燕冀间，从戎幕府，出榆关，履碣石，经凤城，渡鸭绿，居数年无所就，亲益老，家益贫，翻然而归。"数年戎马生涯无所成就，使景岳功名壮志"消磨殆尽"，而亲老家贫终使景岳尽弃功利之心，解甲归隐，潜心于医道，医技大进，名噪一时，被人们奉为仲景东垣再生。五十七岁时，返回南方，专心从事于临床诊疗，著书立说。崇祯十三年去世，终年七十八岁。

（二）医学著作

张氏中年以后著书立说，著作首推《类经》，其编撰"凡历岁者三旬，易稿者数四，方就其业。"成书于天启四年（1624年）。张景岳对《内经》研习近三十年，认为《内经》是医学至高经典，学医者必应学习。但《内经》"经文奥衍，研阅诚难"，确有注释的必要。《内经》自唐以来注述甚丰，王冰注《黄帝内经素问注》，为最有影响的大家，但王氏未注《灵枢》，而各家注本颇多阐发未尽之处。《素问》、《灵枢》两卷经文互有阐发之处，为求其便，"不容不类"。故景岳"遍索两经"，"尽易旧制"，从类分门，"然后合两为一，命曰《类经》。类之者，以《灵枢》启《素问》之微，《素问》发《灵枢》之秘，相为表里，通其义也。"《类经》共32卷，书中综合《素问》、《灵枢》全部条文，以类相从，分为摄生、阴阳、脏象、脉象、经络、标本、气味、论治、疾病、针刺、运气、会通十二篇，分经文为十二类、若干节，根据相同的内容，拟定标题，题下分别纳入两经原文后详加注释，并指出王冰以来注释《内经》的各家不足之处，条理井然，便于查阅，其注颇多阐发。景岳思路开阔，对《内经》精研深刻，各家著作浏览甚广。《类经》集前人注家的精要，加以自己的见解，敢于破前人之说，理论上有创见，注释上有新鲜，编次上有特色，是对《内经》的整理和注释都比较好的一部著作，是学习《内经》的重要参考书。《类经》编成后，张氏认为书中意义较深，言不尽意之外，有另加图详、再加翼说的必要，同年，景岳再编《类经图翼》和《类经附翼》，对《类经》一书中意义较深言不尽意之处，加图详解，再附翼说。《类经图翼》十一卷，该书对运气、阴阳五行、经络经穴、针灸操作等作图解说，讨论系统。《类经附翼》四卷，为探讨易理、古代音律与医理的关系，也有阐述其温补的学术思想之作，如《附翼·大宝论》、《附翼·真阴论》等重要论文，也有部分针灸歌赋。

张景岳完成《类经》后，又将自己平生丰富的临证经验和独到深湛的理论系统总结，撰成《景岳全书》64卷。书成后，尚未流传，张景岳即已身故，后其外孙林日蔚拿到广东，鲁方伯公曰："此济世慈航也！天下之宝，当与天下共之"。鲁公捐资付梓，数月后板刻成功，获得这本书的人都视之为珍宝，世所罕见之医书，甚至"纸贵五都，求者不易"。在康熙五十年时（约1711年）又得到时任两广运使瀛海贾棠的喜爱，认为是"是书诚养生之秘笈也"，贾氏又出资翻刻，从此名扬天下。

《景岳全书》是一部内容全面的综合性专著。全书64卷。第1～3卷为《传忠录》，收录有34篇论文，主要讨论中医的一些基本理论和诊疗原则。第4～6卷为《脉神章》，内容为脉学理论的研究，第7～8卷为《伤寒典》，论述多种伤寒病证及治疗，第9～37卷为《杂证谟》，第38～41卷为《小儿则》，第42～45卷为《痘疹诠》，第46～47卷为《外科钤》。除论述了内、妇、儿、外各科疾病的证治外，还将历代名医对本病的看法，并加以评述。第48～49卷为《本草正》，介绍本草292种，每种详述了性味及临床应用。

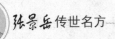

第50~60卷为《新方八阵》和《古方八阵》，收录新方186首，古方1516首。第61~64卷分别收载妇人、小儿、痘疹、外科四科方剂922首，以上共收方2624首。

《景岳全书》对内外妇儿各科齐全，叙述条理，是一部很有价值的临床参考书。张景岳才学博洽，文采好，善雄辩，所著《景岳全书》内容丰富，囊括理论、本草、成方、临床各科疾病，是一部全面而系统的临床参考书。文章气势宏阔，议论纵横，多方引证，演绎推理，逻辑性强，故《景岳全书》得以广为流传。后世叶桂亦多承张氏的理论。清道光八年（1828年）章楠《医门棒喝》初集成时，在论《景岳全书》时云："或曰：尝见诵景岳者，其门如市。"自顺治中叶至1828年的近200年间，几为医者所必读，可见景岳的温补理论之影响深远，《景岳全书》之流传广泛。张景岳的学术成就无疑是巨大的，对中医学的发展做出了卓越的贡献。

二、学术思想探析

在整个中医理论发展史中，张景岳的医学思想体系居有重要地位，代表着中医理论新的发展阶段。他以温补为主的思想体系在理论和实践上都对中医基础理论的进步和完善起到了巨大的推动作用。他进一步完善了气一元论，倡导阳非有余、真阴不足理论，并形成了独具特色的水火命门说，对后世养生思想的发展也产生了积极的影响。

（一）张景岳学术思想的形成

要了解张景岳的医学思想，我们首先要了解他的生活经历和当时社会哲学发展背景。景岳自幼博学多识，于医之外，象数、星纬、堪舆、律吕皆能究其底蕴。先世居四川绵竹县，明初以军功世授绍兴卫指挥。十三四岁时，随父游历京师，壮岁游燕冀间，后卸职回京，专以医为业。他的生活环境和成长经历对他的学术思想形成具有重要作用。

1. 气候环境是温补理论形成的基础　东北寒冷的气候环境，是影响长期从军于此的张景岳产生力主温补的因素之一。张景岳对寒热气候有如下描述："当长夏之暑，万国如炉，其时也，凡草木昆虫，咸苦煎炙；然愈热则愈繁，不热则不盛。及乎一夕风霜，即僵枯遍野。是热能生物，而过热者惟病；寒无生意，而过寒则伐尽。然则热无伤而寒可畏，此寒热阴阳之辨也，非寒强于热乎？"这种对温热的向往，对寒冷的畏惧，符合他出生于温热之乡，又旅居于寒冷之地的实际心理特点。可以看出冰天雪地的生活环境使张景岳对寒冷致病有了深刻认识，给温补思想的产生奠定了基础。因此，张景岳说"予自初年，尝读朱丹溪阳有余阴不足论，未尝不服其高见。自吾渐立以来，则疑信半矣。及自不惑以来，则始知其大谬也"。可见，知阳有余阴不足之大谬，则始自壮年从戎的岁月之中。朱丹溪为浙江人，地处温带，故有阳常有余，阴常不足之论，以滋阴降火为其长。作为同乡的张景岳，初年时与之同处一地，故"未尝不服其高见"。日后至京师，"则疑信半矣"，不惑之年已在东北数载，感受更是不同，则"始知其大谬也"。

2. 军事理论指导医学研究　张景岳壮年行军，后卸职回就，专以医为业。长期的军旅生涯对其以后的医学研究也有非常大的影响。他从战事中将士立营布阵，设阵而后战，每能获胜的战事中得到启发，巧妙地将古代朴素的军事辩证法思想渗透于中医药学中，首创了医方中的"补、和、攻、散、寒、热、固、因"八阵分类新法。在《景岳全书》开卷之初的"传忠录"中，张氏将阴阳表里虚实寒热这八纲与八阵并列，并道出原委："天下之病，固不能出此八者。是编也，列门为八，列方亦为八。盖古有兵法之八门，予有医家之八阵。一而八，之所以神变化，八而一，之所以溯渊源。故予于此录首言明理以总阴阳诸论，详中求备，用帅八门。夫兵系兴亡，医司性命，执中心学，孰先乎此？""用药如用兵，兵进而粮饷不继则兵覆，攻病而元气不断则病覆。"如此恰当的譬喻，确为温补学说之一大理论依据。非有军旅经历，确难语此，也确难想到此。《景岳全书·本草正》谓"人参、熟地者，治世之良相也，附子、大黄者，乱世之良将也。兵不可久用，故良将用于暂，乱不可忘治，故良相不可缺"，这是用药如用兵的又一方面。

这样的分类法，将古代的军事法引进到中医药学中，借以提高组方遣药水平，启迪人们学会灵活的用方法则，是一个大胆创新。它不但在当时有很大影响，且在方剂发展史上也有举足轻重的地位。后来，汪昂的"二十一类"、程钟龄的"八类"分类等法，均是在其基础上的发展。张景岳不但在分类法上应用军事理论，而且在临床诊疗中将精思、果敢、智圆、坚守四个方面作为医者的基本素质，可见军旅生涯对张景岳的医学思维、辨治特点都有很深的影响。

3. 军事气质融入临床诊疗　张景岳从戎数载，在战事中屡战屡胜，长期的军旅生涯，形成了他果敢精智的气质。张景岳将精思、果敢、智圆、坚守四个方面作为医者的基本素质，谓"不有精敏之思，不足以察隐；不有果断之勇，不足以回天；不有圆融之智，不足以通变；不有坚持之计，不足以万全。凡此四者，缺一不可"。其中果敢，是力挽狂澜、起死回生这个关键，是医生最重要的心理素质。故其在《景岳全书·论治篇》主张"凡看病施治，贵乎精一"，"既得其要，但用一味二味便可拔之，即或深固，则五六味、七八味亦已多矣"。单方重剂，直捣病所。治病用药，"本贵精专，尤宜勇敢"，"虚实既得其真，即当以峻剂直攻其本，拔之甚易。若逗留畏缩，养成深固之势，则死生系之，谁其罪也"。当然景岳论治尚勇，但绝非孟浪，必先经过慎密的思考，从其医案中可以得见。"余尝治一少年，素好火酒……因致热结三焦，二便俱闭。余先以大承气汤，用大黄五七钱，如石投水。又用神佑丸及导法，俱不能通，且前后俱闭，危剧益甚。遂仍以大承气汤加生大黄二两、芒硝三钱、牙皂二钱，煎服。黄昏进药，四鼓始通，大便通而后小便渐利。此所谓盘根错节，有非斧斤不可者"（《景岳全书·秘结》）。从中可知，景岳用大黄也是逐步加大其用量的，而不是一开始就用峻剂猛攻。

（二）宋明理学的影响

理学在宋明时代，确是当时的学术主流，为一切儒者所尊崇。张景岳所处的时代，也正是理学如日中天的时期，张景岳医学思想体系的发展与宋明理学思想有着密不可分的关系。理学思想是中国思想文化形态中最具哲学性的思想体系，集儒释道三家于一身的理学构建了新的以"太极"为核心、理气相随的哲学形态，吸收了当时发达的自然科学成果，被誉为中国本土的有机自然主义萌芽。张景岳的医学思想深深植根于理学思想之中，运用理学家的观念对《黄帝内经》作了全新的诠释，著有《类经》等书，并成为后世医家学习和研究《内经》的范本。张景岳认为，"入道须从性理，明心必贯天人，谟烈圣贤大德，图书宇宙长春"。张景岳由于兼通理学与医学，在对《内经》的重新注释中可以看出，里面引文颇多，内容涉及至道、心、性理、天人等，无不是中国古代哲学思想中的重要范畴。

1. 周敦颐太极说影响　周敦颐《太极图说》称："太极动而生阳，动极而静；静而生阴，静极复动；一动一静，互为其根，分阴分阳，两仪立焉。"张景岳在《类经·阴阳类》中明确提出"阴阳者，一分为二"的著名论断，认为宇宙的形成是由太极之一气，一分为二，化为阴阳二气，阴阳乃构成万事万物的根本。他说："道者，阴阳之理也，阴阳者，一分为二也。太极动而生阳，静而生阴，天生于动，地生于静，故阴阳为天地之道也。"（《类经·阴阳类》）同时，张景岳认为"一分为二"乃万物化生的根本之理，他说："万生于一，一分为二，二分为四，四分为八，八分为十六，十六而三十二，三十二而六十四，以三百八十四爻，万有一千五百二十策，而交感之妙，化生之机，万物之数，皆从此出矣"（《类经附翼·医易义》）。显然，张景岳这种"一分为二"的思想受了周敦颐太极说影响很大。张景岳认为所谓命门，就是把人体看成是一个小的宇宙，这一学说就是由太极学说逐步发展而来的。早在金元时期，刘完素第一次把命门和相火联系起来，赋予命门二字新的内涵。其后，朱震亨进一步阐发肾命相火学，指出"太极动而生阳，静而生阴，阳动而变，阴静而合。故凡动皆属火"。以名而言，形气相生，配于五行，故谓之君。以位而言，生于虚无，守位禀命，因其动而可见，故谓之相。张景岳继承前贤，对命门说极为重视，并且作了新的发挥，其所著《类经图翼》便将《太极图论》置于卷首，把命门比作人身的太极，代表着生命的根本。总之，命门学说与太极学说有着千丝万缕的联系。

2. 张载"太虚即气"的气本论的影响 张载认为，"太虚无形，气之本体，其聚其散，变化之客形尔"。太虚和气实际上是同一个东西。所谓的太虚只不过是气的另一种称谓罢了。一切存在的基质，在成形之前，由于浑然清疏，故而称为太虚。太虚和形成天地万物的气之间没有实质性的区别，太虚总会分化为阴阳二气，阴阳二气相互作用，最终形成天地万物。张景岳继承了这种观点，认为"大气者，太虚之元气也，乾坤万物无不以应"。张氏指出元气亦为构成人体生命活动的基本物质，但他对人之元气的认识绝非限于此，认为"人身之精，真阴也，为元气之本"。"肾有精室，是曰命门，为天一所居，即真阴之腑"。由以上论述可以看出，命门乃"精室"、"真阴之腑"，为元气化生的场所。元气不仅由其"真阴"所化生，还是实现命门生理功能的物质载体，进一步将元气分为元阴元阳两个部分："元阳者即无形之火，以生以化，神机是也，性命系之，故亦曰元气。元阴者即无形之水，以长以立，天癸是也，强弱系之，故亦曰元精，元精元气者，即化生精气之元神也"，又曰："夫水火皆宅于命门，拆之则二，合之则一，造化由而生之，万物由此而生，万物由此而出"。张氏在此明确指出了元阴元阳属性和功能不同，但"皆宅于命门"，揭示了元气阴阳两种属性的生理作用及其互根互用的统一性。张景岳通过命门水火论，使得中国的医学思想有了"气一元论"的哲学基础。这表明，医学思想开始完成它的哲学化，这一过程与理学的形成相类似，可以说是医学史上十分重要的变革。

3. 阳明心学的影响 明代中后叶，阳明心学兴起，成为当时影响十分广泛而又深刻的社会思潮。王守仁在继承思孟学派的"尽心"、"良知"和陆九渊的"心即理"等学说的基础上，批判地吸收了朱熹那种超感性的先验范畴的"理"为本体学说，创立了王学，或称阳明心学，包括"知行合一"、"心外无物"、"致良知"等著名观点。张景岳在《景岳全书·传忠录》中说：万事万物遵循一个理字，"散之则理为万象，会之则理归一心。夫病者一心也，病者万象也，故医之临证，必期以我之一心，洞病者之一本，以我之一，对彼之一，既得一真，万疑俱释，岂不甚易，一也者理而已。故吾心之理明，则阴者自阳，焉能相混"。将"心即理"的观点运用于诊病，体现了阳明心学的影响。王学的传播促进了明代中后期的思想解放，也正是由于这一点，张景岳在他的医学研究中才能够不墨守成规，而有所创新。

此外，阳明心学对欲望的肯定也在张景岳的著作中有所表现。"滋阴派"的代表朱震亨的学术思想表现出了很浓的程朱理学的痕迹。他认为人的过度欲望是造成阳有余的重要原因，认为君、相火均属阳，因情欲所煽而易动，所以养心以寡欲为要，因为心静则不会为物欲所感，从而使相火不致妄动，因此提出"主静"、"正心"、"寡欲"等修养方法。张景岳则认为朱氏所谓"相火妄动"是邪火，而非正常之火。张景岳认为"阳非有余"，从理论上肯定了人的欲望的合理性，因此他提出了以药壮阳的理论，与朱震亨有着明显的区别，体现出阳明心学肯定了人欲的合理性，这正是温补派重视药补的哲学基础。

（三）完善了气一元论，提出元气分元阴元阳，尤重元阳

我国古代即有气一元论的思想，以气的运动变化来解释宇宙万物的生化与消亡。元气是产生和构成天地万物的原始物质。《素问·宝命全形论》曰："人生于地，悬命于天，天地合气，命之曰人"，认为气是生命的本原，是构成生命的基本物质。故曰"气者，人之根本也"（《难经·八难》）。张景岳继承了这一观点，认为"大气者，太虚之元气也，乾坤万物无不以应"。张氏指出元气是构成人体生命活动的基本物质，气在于人，和则为正气，不和则为邪气。故气的生理，贵乎"和"。《类经·摄生类》强调"人之有生，全赖此气"。但他对人之元气的认识绝非限于此，认为"人身之精，真阴也，为元气之本"，"肾有精室，是曰命门，为天一所居，即真阴之腑"，"命门之火谓之元气，命门之水谓之元精……此命门之水火即十二脏之化源"。由以上论述可

以看出，命门乃"精室"、"真阴之腑"，为元气化生之所，命门是调控人体生命活动之统帅，元气不仅由其"真阴"所化生，还是实现命门生理功能的物质载体。张氏将元气一分为二："元阳者即无形之火，以生以化，神机是也，性命系之，故亦曰元气。元阴者即无形之水，以长以立，天癸是也，强弱系之，故亦曰元精。元精元气者，即化生精气之元神也"。又曰："夫水火皆宅于命门，拆之则二，合之则一，造化由而生之，万物由此而生，万物由此而出"。张氏非常强调元阴元阳，尤重元阳："可见天之大宝，只此一丸红日；人之大宝，只此一息真阳"，"元气惟阳为主，阳气惟火而已"。张氏在此明确指出了元阴元阳属性和功能不同，但却"皆宅于命门"，揭示了元阴元阳的生理作用及其互根互用的统一性。从病理而言，景岳认为："气之在人，和则为正气，不和则为邪气"，又曰："正以为气用，无所不至，一有不调则无所不离"，所以人的疾病转机可归于元气的异常变化，"邪气虽强，元气亦强者无害，只恐元气一馁，邪气虽微者亦危"，张氏的"元气论"遵从了万物升化以气为本的思想，突出了命门的特殊地位，对元阴元阳相互作用、相互依存的关系较朱丹溪、王好古等有了更全面深刻的认识。与《黄帝内经》中的"气"相比，指出了阴阳——太极之分合是宇宙万物运动的根本规律，是在阴阳一体的前提下事物的矛盾运动和变化，更加具有独立性和主动性。

（四）倡导以阳为主的阴阳学说，提出"阳非有余，真阴不足"论

景岳论医，首重阴阳。他认为，"为人不可不知医，以命之重也；而命之所系，惟阴与阳，不识阴阳，焉知医理？"他针对丹溪"阳常有余，阴常不足"的观点，自倡"阳非有余，阴常不足"论。认为"阴不能没有阳，无气便不能生形，阳不能没有阴，阴阳二气不能有所偏，不偏则气和而生，偏则气乖而死。"张景岳潜心研究《内经》30 余年，编成《类经》32 卷，并撰有《类经图翼》11 卷、《类经附翼》4 卷，这是对《内经》全面、系统的一次分类编述。他认为，阴阳实乃性命之根本，而阳之于人体尤为重要。他根据阴阳互根、水火同源的理论，认为补阴必须补阳，补阳必须益阴。"善治精者能使精中生气，善治气者能使气中生精，善治阴者必于阴中求阳，善治阳者亦必于阳中求阴"。既重视真阳又重视真阴，并把真阴真阳归根于肾命之水火，从而把阳非有余与真阴不足二者统一起来。其倡导的阳非有余与真阴不足理论，对后世产生了深远的影响。

阴阳学说渗透于中医学的各个方面。景岳在阐述医理时，既保持了阴阳哲理，又以其说明人体生理病理的发展、变化规律，以及精、神、气、血之属性及其相互关系。景岳明确提出了"阴阳者、一分为二"的著名论点。《类经·阴阳类》指出"道者，阴阳之理也，阴阳者，一分为二也。太极动而生阳，静而生阴，天生于动，地生于静，故阴阳为天地之道也"，认为这是自然界的普遍规律。他在《内经》"阴在内，阳之守也；阳在外，阴之使也。阴平阳秘，精神乃治，阴阳离决，精气乃绝"和王冰"阳气根于阴，阴气根于阳"的理论指导下，深入阐发阴阳互根的原理。张景岳将阴阳互根的思想充分应用于医学理论中，体现在以阴阳互根论统摄人体水火以及精气等关系。如论"水火同原"，张景岳说："道产阴阳，原同一气，火为水之主，水即火之源，水火原不相离也。何以见之？如水为阴，火力阳，象分冰炭。何谓同原？盖火性本热，仗火中无水，其热必极，热极则亡阴，而万物焦枯矣；水性本寒，使水中无火，其寒必极，寒极则亡阳，而万物寂灭矣。此水火之气，果可呼吸相离乎？其在人身，是即元阴元阳。"（《景岳全书·传忠录·阴阳》）说明人身之水火即元阴元阳是不可相离的。论"精气互生"，张景岳说："以精气分阴阳，则阴阳不可离。"（《景岳全书·补略》）"故先天之气，气化为精；后天之气，精化为气，精之与气，本自互生"（《类经·摄生类》）。精气虽可分为阴阳两个方面，但在生命活动中，精与气是时刻不能分离的整体：气为阳，阳必生于阴；精为阴，阴必生于阳。因此，生理上阴阳互根，彼此相依，缺一不可。无阳则阴无以生，无阴则阳无以化。在病理上，他指出阴阳亏损的证候表现虽在功能低下或形质受损方面各有所侧重，但在病理本质上又相互影响。所以，在治疗上，提出"善补阳者必于阴中求阳，则阳得阴助而生化无穷；善补阴者，必于阳中求阴，则阴得阳升而泉源不竭"。此乃"阴阳相济之妙用也"（《景岳全书·新方八略引·补略》）。因而景岳首次明确将"阴阳互济"贯彻到阴阳精气水火不足证的立法组方中，使之与实践密切相关。而最具代表性并为后世医家广泛应用的方剂当属左、右归丸，左、右归饮。

张景岳认为"阳非有余"是言人之正气，并从形气、寒热、水火三方面加以阐述。在认识阳在人体重要性的同时，又从真阴之象、真阴之脏、真阴之用、真阴之病、真阴之治五个方面阐述了"真阴不足"。认为阴不能没有阳，无气便不能生形；阳不能没有阴，无形便不能载气，所以物生于阳而成于阴。故阴阳二气，不能有所偏，不偏则气和而生，偏则气乖而死。张景岳既重视真阳又重视真阴，并把真阳与真阴归根于肾命的水火，从而把阳非有余与真阴不足二者统一起来，指导临床。

张景岳早年推崇丹溪之说。朱丹溪处于《局方》盛行的时代，医者每多滥用辛热燥烈药物而致伤阴劫液，故朱氏以"阳有余阴不足"立论。景岳经多年临床实践，逐渐摒弃朱氏学说，私淑温补学派前辈人物薛己。薛己身为明太医院使，主要为皇室王公等贵族诊病，病机多见虚损，故喜用补。景岳出身贵族，交游亦多豪门大贾，故法从薛氏，力主温补。特别针对朱丹溪之"阳有余阴不足"创立"阳非有余，真阴不足"的学说，创制了许多著名的补肾方剂。张氏学说的产生出于时代纠偏补弊的需要，对后世产生了较大影响。因其用药偏于温补，世称王道，其流弊使庸医借以藏拙，产生滥用温补的偏向。景岳十分重视人体正虚为病，基于"阳非有余，阴亦不足"之说，大倡扶正补虚之理。

（五）水火命门说

在中医理论体系中，命门学说的学术思想最为丰富，同时也是争论最多，至今尚未能统一的重要理论。命门一词，首见于《内经》。《素问·阴阳离合论篇》曰："少阴之上，名曰太阳，太阳根起于至阴，结于命门，名曰阴中之阳。"命门学说，源于《难经》。《难经·三十六难》云："肾两者，非皆肾也。其左者为肾，右者为命门，诸神精之所舍也，原气之所系也，男子以藏精，女子以系胞，故知肾有一耳。"《难经·三十九难》云："命门者，其气与肾通，故言脏有六也。"明确指出命门的位置在右肾，即左肾为肾，右肾为命门。同时指出命门的生理功能有二：其一，命门是机体生命活动的原动力所在，乃"原气之所系"，且"其气与肾通"；其二，命门是男女生殖功能的基础，"男子以藏精，女子以系胞"。然而，自汉代到北宋的一千多年间，命门学说并没有多大的发展，始终只被当做肾脏的一部分来看待，肾命一家。自金元之后，随着金元四大家的出现，中医学发生了根本性的变革，而医家们对命门学说的深入探讨，也正是此时医学理论革新的一个重要组成部分。刘完素首创命门相火说。他在《素问病机气宜保命集·病机论》中说："左肾属水，男子藏精，女子以系胞；右肾属火，游行三焦，兴衰之道由于此，故七节之傍，中有小心，是言命门相火也"。易水学派的创立者张元素在同一时期也论及命门相火，并进一步将之与"元气"联系起来，认为"命门为相火之源，天地之始，藏精生血，……主三焦元气"。此说大大提升了命门的重要性。到了明代，有关命门位置和功能的研究逐渐兴起。如赵献可提出"君主命门"说，他认为，命门位居两肾中间，独立于肾脏之外，是主宰十二官的

"真君真主"。认为两肾有形属水，命门无形属火，其位居两肾中间，即"一阳陷于二阴之中"，阴中有阳才能化气而产生生命，而命门火的作用始终居于主导地位。孙一奎创立"命门为肾间动气"学说。他将理学当中的"太极"理论融入医学中，结合《难经》原气论来阐发命门。提出："命门乃两肾中间之动气，非水非火，乃造化之枢纽，阴阳之根蒂，即先天之太极。五行由此而生，脏腑以继而成"（《医旨绪余》）。

张景岳在总结前人成就的基础上，批判地继承了《难经》中的命门学说，对命门的认识有其独到之处。对于命门学说进行了系统深入的论述，提出"水火命门"学说。张景岳对命门的见解，主要见于《类经附翼·求正录》中《三焦包络命门辨》、《大宝论》、《真阴论》以及《景岳全书·传忠录》中的《命门余义》、《阴阳篇》诸文中。

景岳认为，命门系"子宫"及"子宫之门户"，位于两肾之间。景岳进一步阐发："子宫之下有一门，其在女者，可以手探而得，俗人名为产门；其在男者，于精泄之时，自有关阑知觉。"认为女子产门、男子精关即是命门。其云："夫身形未生之初，父母交会交际，男之施由此门而出，女之摄由此门而入，及胎元既足复由此出，其出其入，皆由此门，谓非先天立命之门户乎？及乎既生，则三焦精气皆藏乎此。"同时，景岳反对《难经》"左肾右命门"说，认为命门非独立的脏腑，但对于越人"命门其气与肾通"颇为赞同，并作了进一步发挥。其云："子宫者，肾脏藏精之府也；肾脏者，主先天真一之炁，北门锁钥之司也。而其所以为锁钥者，正赖命门之闭固，蓄坎中之真阳，以为一身生化之原也。此命门与肾，本同一气。"阐明子宫为肾脏藏精之府，命门与肾本同一气。又云："肾者主水，受五脏六腑之精而藏之。故五液皆归乎精，而五精皆统乎肾，肾有精室，是曰命门，为天一所居，即真阴之腑。"认为命门系肾之精室，为真阴之腑，蓄有真阴真阳。为进一步阐明两者之间的关系，景岳又取《易》之坎卦而加以说明，"坎卦内奇而外偶。肾两者，坎外之偶也；命门一者，坎中之奇也。一以统两，两以包一。是命门总主乎两肾，而两肾皆属于命门"。他认为太极是天地万物和人类生命的本原，其《类经图翼·太极图论》云："太极者，天地万物之始也。"而命门则起到了人身之太极的作用，成为人体生命的本原。其云："道产阴阳，原同一气，火为水之主，水即火之源，水火原不相离也，其在人身，是即元阴元阳，所谓先天之元气也。欲得先天，当思根柢，命门为受生之窍，为水火之家，此即先天之北阙。"认为"命门居两肾之中，即人身之太极，以生两仪，而水火具焉，消长系焉，故为受身之初，为性命之本"。并谓："命门之火谓之元气，命门之水谓之元精。"元精元气是十二脏之化源。由于命门为水火之宅，内寓元阴、元阳，为五脏六腑之本，故在病理上多表现为真阴虚损、命门火衰。"水亏其源，则阴虚之病叠出"，临床上多表现为戴阳证、格阳证以及口渴咽焦、躁扰狂越、五心烦热、消瘅骨蒸、二便秘结、吐血衄血等症。"火衰其本，则阳虚之证迭生"，临床上多表现为神气昏沉、动履困倦、头目眩晕、七窍偏废、咽喉哽咽、呕恶气短、饮食不化、吞酸反胃、痞满隔塞、水泛为痰、肠鸣滑泄、阳痿精寒、脐腹冷痛等症。

张景岳大量运用太极阴阳理论阐述命门，认为命门为人身之太极，是人体生命的本源，统括阴阳、五行和精气。同时，命门兼具水火，阴阳本同一气，水火之于人身，即是阴阳精气，从而把人体阴阳、精气与水火有机地联系起来。张景岳的水火命门学说，将阴阳、水火、精气理论与命门学说有机结合，使中医学的阴阳学说发展到了一个新的高度，推动了命门学说的发展，为其温补学说奠定了理论基础，丰富和完善了中医学的阴阳学说、脏腑理论。

（六）中年求复，再振元气

《素问·阴阳应象大论》曰："年四十而阴气自半也，起居衰矣"；且认为女子五七至七七，男子五八至八八则阳明脉衰而渐至天癸竭，即标志着人体由此逐步进入了老年期，可出现早衰和老年病。《备急千金要方》谓"四十以上，即顿觉气力一时衰退；衰退既至，众病蜂起，久而不治，遂至不救"。面对早衰现象和渐入老年，前贤反复强调了摄生的重要意义，认为决不可在衰老之后再重保养。因为衰老之体，元气大虚，精血枯竭，脏腑亏弱，欲求复壮延年，其亦难矣。张景岳从中医理论出发，深入解析了这个现象的内在机制，认为："人于中年左右，当大为修理一番，则再振根基，尚余强半。"其在《景岳全书》鲜明地提出了"中兴"养生法。

"中年求复，再振元气"是张景岳关于我国中老年医学的一个独具特色的学术思想。元气乃人身根本，且在体内不能永存。人至中年，元气则由鼎盛而渐衰，因而对之更当惜之再惜。但总有人不明此理，"既已失之，而终不知其所以失也"。整日仍忙于酒、色、财、气、功名之中，以至"坐失机宜，变生倏忽"，令元气早衰。故张氏历陈其损元折寿之害，并针对性地提出了惜元避害之法，曰："酒杀可避，吾能不醉也；色杀可避，吾能不迷也；财杀可避，吾能不贪也；气杀可避，吾能看破不认真也；功名之杀可避，吾能素其形藏也。"（《景岳全书·传忠录·天年论》）张氏这种既正视人的生理和社会需求，同时又提出应当对这些需求有所节制的思想，较之一味勉强无为和压抑人的正当需求的思想来说，无论从认识方面或实践方面均大有进步。这不仅丰富和发展了我国的养生学，而且还为处于社会激烈竞争前沿的中年人如何去惜元保元，顺利步入健康的老年时期，以及对中年心身医学的研究，都提供了正确的思路。

张氏"中年修理"的目的是再振根基，中兴延年，亦即"求复"延年。"然求复之道，其道何居？盖在天在人，总在元气，但使元气无伤，何虑衰败"（《中兴论》）。若中年时期"元气既损，贵在复之而已"（《中兴论》）。元气即人体生命活动的根本和原动力。它由肾中精气所化生，而肾中精气则以父母之精，即"先天之精"为基础，又赖水谷精气，即"后天之精"以培育。先、后二天之精相辅相成，在肾中密切结合即成肾中精气，且在人的生长、发育、衰老过程中起着主导作用。由此可见，张氏所谓再振根基，贵在匡复元气的实质，即是贵在保持真阴真阳的充盈和脾胃的健运。只有精血和形体充盈，元气亦才充盈，故张氏所谓再振根基，贵在匡复元气的实质，又即是贵在保持精血和形体的充盈。否则，"其形既败，其命可知"。

张氏还进一步指出，若能知晓元气、精血、形体三者之间的关系，其于再振根基，"则变化可以无方神用，自有莫测。然用此之法，无逾药饵，而药饵之最于此者，不过数味之间"（《治形论》）。经查，张氏在《景岳全书·新方八阵·补阵》中的一些主要方剂，如大补元煎、左归饮、地黄醴、三阴煎等，以及其医案中习用于中年修理、再振根基之方药中，主要药物有熟地、山茱萸、山药、菟丝子、枸杞、杜仲、人参、当归等。张氏这一见解，对后世医家也产生了深远的影响，如清·叶天士及清末民初的张锡纯亦多填精养血，固本培元治疗中老年元气亏损。当今科学技术更渐昌明，若能对这类方药，应用多学科技术进行深入研究，必将对我国老年医学，尤其是老年前期医学的进一步发展增添新的内容。但值得注意的是，对张氏再振根基，贵在匡复元气之说，切不可片面地理解为"补"之而已。应当辨证看待，补虚固能复元，而祛邪亦能保元。

三、张景岳辨治特色

明代医家张景岳以重视真阴真阳、善用温补而闻名医林，他的以温补为主的思想体系在理论和实践上对中医基础理论的完善起到了推动作用。他在治疗上重补虚，用药偏温补，强调滋阴。主张温补肾阳，慎用寒凉与攻伐方药，创立了左归丸、右归丸以之代替六味丸和八味丸，加强补肾之力，对后世医家产生了较大影响。张氏的辨治特点包括以下几个方面。

（一）凡诊病施治，必先审其阴阳

张景岳认为，"凡诊施施治，必须先审阴阳，乃为医道之纲领。阴阳无谬，治焉有差？医道虽繁，而可以一言蔽之者，曰阴阳而已。故证有阴阳，脉有阴阳，药有阴阳"。同时，"阴中复有阳，阳中复有静，疑似之间，辨须的确。此而不识，极易差讹，是又最为紧要"。景岳还提出"阴阳相济"理论，认为在生理上阴根于阳，阳根于阴，在治疗上当从阳以引阴，从阴以引阳，如求汗于血，生气于精，为从阳引阴，而引火归元，纳气归肾是从阴引阳。张景岳在此理论的基础上，对阴阳精气不足的治疗提出了自己独到的见解，他说："善补阳者必于阴中求阳，则阳得阴助而生化无穷；善补阴者，必于阳中求阴，则阴得阳升而源泉不竭。"（《景岳全书·补略》）又说："善治精者，能使精中生气；善治气者，能使气中生精。"（《景岳全书·传忠录·阳不足再辨》）这种"阴阳相济"的治法，对后世论治阴阳虚损诸病影响很大。

（二）重视问诊，首创"十问歌"，强调四诊合参

张景岳在临证时发现有些医者受"望而知之谓之神"思想的影响，独以切脉诊病，而不重视四诊合参，认为，"古人治病不专于脉而必兼于审证，良有经也。奈何世人不明乎此，往往秀病讳而不言，惟以诊脉而试医之能否脉之。而所言偶中，便视为良医，而倾心付托。其于病之根源，一无所告，药之与否，亦无所番，惟束手听命。于医内循，遂至于死，尚亦不悟，深可悲矣。"因此，他强调四诊诊病，特别强调问诊的重要性，首创"十问歌"。认为一些与病证关系极为密切的情况，如生活环境、饮食起居、情绪状态、某些症状等，只有经过问诊才能得知。为明确问诊的内容使之不致遗漏，提出"十问篇"，即今广为传诵的"十问歌"："一问寒热二问汗，以辨病变之表里；三问头身，以辨病位之上下；四问便，以辨脏腑之寒热虚实；五问饮食，以辨胃气之盛衰，脏腑之阴阳；六问胸腹，以辨胸腹之有无停邪；七问聋，以辨病证之虚实，定病人之死生；八问渴，以辨证型之寒热；九问、十问是了解病人的脉色与用药、气味等等。""十问篇"简单、扼要地把问诊内容顺序等要点概括起来，谓"十问者，乃诊病之要领，临证之首务也。明此十问，则大变俱存，而迈出病形情，俱在吾目中矣"。

在强调问诊的重要性的同时，张景岳仍然主张四诊合参，尤其是对那些症状难辨的病证，必须四诊合参，详问其病由，兼辨其声色，只有四诊合参，才可以避一诊之偏。对那些真假错杂，脉证不符时，一定要正确地判定。

（三）重视辨证，创"二纲六变"，开八纲辨证先河

张氏在《景兵全书·阴阳篇》、《景岳全书·六变辨》中，把阴阳称为"二纲"，把表里、虚实、寒热称为"六变"，明确提出阴阳为"医道之纲领"，认为诊病施治必先审阴阳"二纲"，"阴阳既明，则表与里对，虚与实对，寒与热对。明此六变，明此阴阳，则天下之病，固不能出此八者"。首先提出了"二纲六变"之说，作为对各种病证概括分析的方法。认为诊病施治必先审阴阳"二纲"，指出"证有阴阳，脉有阴阳，药有阴阳"。以证分阴阳，则表、热、上、气为阳，里、寒、下、血为阴；以脉分阴阳，则浮大滑数之类为阳，沉微细涩之类为阴；以药分阴阳，则升散、辛热、行气类为阳，敛降、苦寒、行血类为阴。认为"此皆医中之常法也"。然而阴阳概括证候还有一些抽象变化，故提出了具体的"六变"之说。表是指风寒暑湿燥火由外感人体而致的病证；里是指七情、劳欲、饮食内生之因导致的病证；寒有内寒、外寒，多属阴证、虚证；热有内热、外热，多属阳证、虚是正气不足，实是邪气有余。正如《景岳全书·传忠录·六变篇》说："六变者，表里寒热虚实也，是即医中之关键，明此六变，万病皆指诸掌矣。以表言之，则风寒暑湿火燥感于外者是也；以里言之，则七情劳欲食伤于内是也。寒者，阴之类也，或为内寒，或为外寒，寒者多虚；热者，阳之类也，或为内热，或为外热，热者多实。虚者正气不足也，内出之病多不足；实者邪气有余也，外入之病多有余。"张景岳的"二纲六变"说，至今仍作为临床常用的辨证论治之纲领，而以"八纲辨证"著称。

（四）倡论治形，填补精血

张景岳认为，在生理上，"吾所以有大乐者，为吾有形。使吾无形，吾有何乐？是可见人之所有者惟吾，吾之所赖者惟形耳！无形则无吾矣，谓非人身之首务哉"。病理上，"奈人昧养形之道，不以情志伤其府舍之形，则以劳役伤其筋骨之形。内形伤则神气为之消靡，外形伤则肢体为之偏废。甚至肌肉尽削，其形可知，其形既败，其命可知。然则善养生者，可不先养此形，以为神明之宅，善治病者，可不先治此形，以为兴复之基乎"。在治疗上，张氏说，"治形之法，非止一端，而形以阴言，实惟精血二字足以尽之"。又说，阴为天一之根，形质之祖，故凡损形质者，总曰阴虚"。可见形与真阴、精血同义。形质所在无非精血之用，非精血无以立形体之基，而形成精血的根基，景岳认为是源自命门真阴。所以景岳称命门为真阴之脏，精血形体的生化之源。

由于命门藏精化气，兼具水火，只有火不亢、水不寒才符合其本身既温且润的生理特性，故张氏提出了甘温养阴大法。主张以纯甘壮水、滋润濡养之品来填补真阴精血，而以甘温益火之味补阳以配阴，用温润药法共奏甘温补阴之妙。景岳补肾代表方左、右归丸（饮）集中体现了这一学术思想。

（五）重视温补，不废寒凉

针对当时医家多承河间火热之论，宗丹溪"阳常有余，阴常不足"，"气有余便是火"之理，用药多寒凉攻伐，苦寒滋阴这一时弊，张景岳提出了"阳非有余，真阴不足"论，并在《大宝论》和《真阴论》中作了精辟论述。首先，从阴阳的生理状况及病理变化论述了阳气的生成和衰败都以阳气功能作为主导，并从"形气之辨"、"寒热之辨"和"水火之辨"论证了"阴以阳为主"的思想，指出"天之大宝只此一丸红日；人之大宝只此一息真阳"，"得阳者生，失阳者死"，同时，又在"阴阳互根"理论指导下，强调"阳以阴为根"，偏重阳气而勿忘阴精，认为真阳主"生发"，真阴主"成立"，"阴不可以无阳，非气无以生形也；阳不可以无阴，非形无以载气也"。指出阴虚，阳虚证的病机是"阴中之水亏"和"阴中之火衰"。在治疗上，既然阳非有余则当慎用寒凉攻伐；阴常不足，则侧重于滋补阴精，提出了"温养阳气，填补真阴"的治疗原则。指出"壮即用甘温益火之品补阳以配阴，又用纯甘壮水之剂补阴以配阳，制定了左归丸、右归丸等，用以治疗真阴不足和元阳亏损之主方，并加减化裁。

张景岳善用温补，但也不废寒凉，也擅长用寒凉攻下之法治疗火盛之证，丰富了中医学火证论治的内容。在具体施治方面，他根据火之阴阳、热之上下、药味之轻清重浊、性力之微甚等，辨析精详，切中家要。景岳谓"火本属阳，宜从阴治"，是其对实火、虚火论治特点的概括。对实火，创制了柴胡白虎煎治伤寒火盛、热入阳明，徒薪饮治三焦火热渐起，抽薪饮治火热炽盛之证。景岳还常以大分清饮、茵陈饮、六一顺气汤、承气汤类方等，清利攻下。而对虚火之证，则喜用甘寒滋阴清热之品，而慎用苦寒伤阴之品。

（六）组方精专，活用古方

张景岳处方用药，讲求"精专"二字，从不鱼目混珠，庞杂为用。这一特点在新方八阵中体现得最为明了，淋漓尽致。故其首先大力提倡药力专一。他的自创诸方，药力均纯厚精专。如"补阵"中的左归饮、右归饮、左归丸、右归丸，皆由古方变通而得。此四方均去原方之泻，增培本之补，使其纯补而不杂，药专而有力。集中体现了张景岳"与其制补以消，熟若少用纯补"及"若用治不精，则补不可以治虚，攻不可以祛邪"的用药思想。其次，张景岳还力倡处方用药药味宜精。药杂味多，则药力必不能专。故药味精简，是景岳处方用药的又一大明显特色。据统计新方八阵计186方，每方药物超过10味的仅见13方，约占总方的7%；用药数以6~8味居多，共88方，约占47%；而5味药以下者共有58方，约占31%。平均用药，每方约6味。由此可见，景岳用药确如其言，药力精专，简便廉验。

景岳的许多自创新方，乃在推陈出新基础上别出新途，活用古方并补前人之未备而成。景岳化裁古方妙在不落古人窠臼，而能自出新意。以古方为基础，执古方"意贵圆通"之意，创立了很多新方，临床试用，效果甚显。如六味地黄丸本为补肝滋肾养阴之通剂，景岳以此为基础，举一反三，衍化出5首类方。大补元煎即六味地黄丸中增入人参、当归，即变滋阴养肾之方为大补气血之剂；左归饮即六味地黄丸加枸杞、甘草，改治肾阴不足，腰酸遗泄，舌红脉细；右归饮即六味地黄丸加杜仲、附子、肉桂、枸杞，用治肾阳不足，命门火衰，气怯神疲，肢冷脉细；左归丸即六味地黄丸加菟丝子、牛膝、龟板胶等而成滋补肾阴，填精益髓之剂；右归丸即六味地黄丸加附子、肉桂、当归等而成温补肾阳，用治命门火衰之方。以上衍化新方均不离治肾培元之宗旨，以此为基础，或兼以温补气血，或兼以培补肾阳，或兼以滋肾养阴，或兼以填精补血。由此可见，景岳对六味地黄丸的加减化裁，临证应用已达到运用自如之境地。至于对其他古方的变通应用，借此六味地黄丸一例，已可"管中窥豹，略见一斑"了。

（七）药重四维，善用熟地

张景岳制方用药，有其独到之处。他特别重视人参、熟地、附子、大黄的运用。他在《本草正·毒药部》附子下说："夫人参、熟地、附子、大黄，实乃药中之四维，病云至于可畏势，非庸医所能济者，非此四物不可设"。他把人参、熟地喻作治世的良相，附子、大黄喻为治乱的良将。非将帅之勇，不能平天下，无良相之才，难以安天下，治国如此，治病又何尝不如此？当病势危笃，非用走而不守之附子，不足以回阳救逆；热结硬痛，非用斩将夺关之大黄不为功。但兵能治乱而不能安天下，可暂而不可久。温通或寒泄之药，仅能用于祛邪，不能扶正归元，故平乱不可忘治，祛邪必须扶正，人参、熟地在所常用，亦犹治世之能臣。在附子的应用方面，他主张配合人参、熟地、炙草等甘润之品，才能"制其刚而制其勇"，发挥其培补的作用。他对熟地、人参的论述，尤为中肯。他说："人参、熟地则气血之必不可无，故诸经之阳气虚者，非人参不可；诸经之阴血虚者，非熟地不可。人参有健运之功，熟地察静顺之德，此熟地与人参，一阴一阳，相为表里，一形一气，互主生成。"张景岳一生，喜用善用熟地，几乎每方必有，故有"张熟地"之称。

善用熟地，乃景岳用药极具特色之处。《本草正》中景岳用970字之多对熟地进行了论述，《新方八阵·补阵》29方中，22方用到熟地；新方八阵186方中，50方用熟地。"无论阴阳，凡病至极，皆所必至，总由真阴之败耳！然真阴所居，惟肾为主"；"虚邪之至，害必归阴，五脏之伤，害必及肾。"而熟地秉至静之性，及至甘至厚之味，乃滋培精血形质中第一纯厚之药。景岳对熟地的认识与应用颇具特色，如"阴虚而神散者，非熟地之守不足以聚之"，创左归丸以充精血，敛神气；"阴虚而火升者，非熟地之重不足以降之"，创一阴煎以滋阴清热；"阴虚而躁动着，非熟地之静不足以镇之"，创加减一阴煎治阴虚火热躁烦；"阴虚而刚急者，非熟地之甘，不足以缓之"，创三阴煎以填精补血，柔肝养筋；"阴虚而水邪泛滥者，舍熟地何以自制"，创理阴煎、金水六阴煎以治阴虚水肿、痰饮；"阴虚而真气散失者，舍熟地何以归源？"创贞元饮以填精血纳气归根平喘；"阴虚而精血俱损，脂膏残薄者，舍熟地何以厚肠胃"，创五阴煎以治真阴亏虚、脾虚失血。由此可见，景岳对熟地应用极其灵活，所治病证广泛，如痰饮水肿、外感表证、喘脱危证等前贤所顾忌之证，只要临证符合，即可大胆用之，多获奇效。

（八）疑似之间，活法探病

疾病是错综而复杂的，如症在虚实寒热疑似之间，一时难断者，张氏主张以相反之药探病。他说："如当局临症，或虚实有难明，或寒热有难辨，病在疑似之间，补泻之意未定者，即当先用此法。若疑其为虚，意欲用补而未决，则以轻浅消导之剂，纯用数味，先以探之，消而不投，即知为真虚矣。疑其为实，意欲攻而来决，则以甘温纯补之剂，轻用数味，先以探之，补而觉滞，即知有实邪也。假寒者略温之，必见躁烦。假热者略寒之，必加呕恶，探得其情，意自定矣。"景岳以药探病，此非治疗之常规，乃权宜之活法，

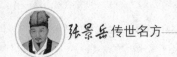

"必不得已而用之"。

(九) 妇科方面的辨治特点

张景岳中医理论造诣深厚，在妇科方面亦有独到见解。《景岳全书·妇人规》二卷，是其妇科学术思想的代表作。景岳认为，"妇人诸病，本与男子无异，而其有异者，则惟经水、胎产之属。故本门亦止列此九证，曰：经脉类，胎孕类，产育类，产后类，带浊类，乳病类，子嗣类，癥类，前阴类。凡此九者，乃其最切之病，不得不另详方论。此外杂证，但与男子相同者，自有各门论治之法，故不以男女分而资赘于此"。先阐述理论，后辨证立方，内容较为完备。该书既有理论，又按病证分门别类，并附方药；广引各家之说，亦不乏作者的独到见解，是一部既有继承又有发展，且较系统的妇科专著。景岳论治妇科病，强调调经贵在补养脾肾，安胎详察寒热虚实，求嗣之术，权在命门。

1. 经病多虚，终归脏腑冲任；调经之要，重在脾肾 张氏在《景岳全书·妇人规·经脉类》篇中首先对月经的生理基础进行了分析，认为生理上，"经血为谷之精气，和调于五脏，洒陈于六腑，乃能入于脉也。凡其源源而来，生化于脾，总统于心，藏受于肝，宣布于肺，施泄于肾，以灌溉一身……妇人则上为乳汁，下归血海而为经脉"。又指出，"五脏之血皆归冲任"，这就明确了脏腑、冲任在月经生理中的重要性，为其论述月经病的病理和诊治奠定了理论基础。病理上，张氏认为月经病的病理，除"血妄行"因"心火动则相火翕然从之"和"血不行"因"气道逆而不行……由肝之滞也"等从实而论的现象之外，又补充了"中气脱陷及门户不固而妄行者有之，此脾肾之虚，不得尽为火"及"若精血败而不行者亦有之，此由真阴之枯竭，其证极多，不得误认为滞也"虚的一面。强调了脾肾之虚在经病中的病理意义。治疗上，《妇人规·经不调》中说："若欲调其既病，则惟虚实阴阳四者为要。"故"调经之要，贵在补脾胃以资血之源，养肾气以安血之室"。指出补肾的同时应特别注重脾胃，强调"凡血病当用苦甘之津以助其阳气而生阴血"、"不可妄行克削、防寒凉等剂再伤脾肾，以伐生气"。确立了甘温益气、益气之源的原则。常用方剂有五福饮、归脾汤、四物汤等15首。然而，"五脏五气，无不相涉"，张氏治疗重点突出脾肾，非谓摒弃他脏于不顾，只为提示临证治疗有所侧重罢了。

2. 带淋之病，病有六因，总因命门不固，务必"各清其源" 带淋之病，张氏将病因归纳为六因，即"一以心旌之摇之也，一以多欲之滑之也，一以房室之逆之也。凡带浊之由乎此者居八九。此三者之外，尚有湿热下流者，有虚寒不固者，有脾肾亏陷而不能收摄者"。张氏强调了人的七情六欲不遂不畅在带下病发病学上的意义。同时张氏认为"妇人淋带，虽分微甚，而实为同类，盖带其微，而淋其甚者也，总由命门不固"。指出肾虚精弱为带、淋之主因。治疗上，如心火不静，动摇命门，引动相火者，清其火；情欲太过、纵肆不节，精道滑泄者，固其元；人事不畅，精道逆而为浊带者，先利后固；湿热下注者，清热利湿；脾气虚弱者，健脾渗湿，阳虚带下色白清冷、腹痛多寒者，温其阳；脾肾气虚下陷者，温补升提。总之，务必"各清其源"。张氏指出人事不畅"最多而最不肯言"。告诫医者，善于问诊，取得病者合作，方能探得真情。张氏还就带下与淋浊作鉴别，指出"白带出于胞宫，精之余也；淫浊出于膀胱，水之浊也"、"带由脾肾之虚滑者多，淫浊由膀胱之湿热者多"。说明带、淋同类，淋重带轻，带与淋同中有异，治亦有别。

3. 辨胎孕之盛衰，随虚实而应变 张景岳诊治妊娠病，每"随证随经，因其病而药之"，并非固守成方不变。他在《安胎》中提出"盖胎气不安，必有所因，或虚或实，或寒或热，皆能为胎气之病，去其所病，便是安胎之法。故安胎之方，不可执，亦不可泥其月数，但当随证、随经，因其病而药之，乃为至善"。

在安胎的具体治疗上，张氏根据病人病情之不同，共分为寒、热、虚、实诸证进行辨治。"胎气有寒而不安者，但温其中而胎自安矣。宜用温胃饮、理阴煎之类加减主之。亦当以平素之脏气，察其何如，酌而用之"；"胎气有因热而不安者，宜凉胎饮、保阴煎之类主之。若但热无虚者，如枳壳汤、一母丸、黄芩散之类皆可择用。清其火而胎自安矣"；"胎气有虚而不安者，先天虚者，由于禀赋，当随其阴阳之偏，渐加培补，万勿欲速，以期保全。后天虚者，由于人事，凡色欲、劳倦、饮食、七情之类，皆能伤及胎气，治此者当察其所致之由，因病而调，仍加戒慎可也。然总不离于血气之虚，皆当以胎元饮为主"，并根据病人心脾气虚于上，肝肾不足于下，气血俱虚，脾肾气虚而兼带浊等多种病证灵活遣方用药，"凡治虚证，贵在随机应变，诚有不可以凿执言者"；"胎气有实滞气滞，凡为恶阻、为胀满不安者，惟其素本不虚，而或多郁滞者乃有之，但察其由而开之、导之"。并列举了呕吐不止、食滞胀满不安、气滞逆胀满不安、怒动肝气兼火、脾肺气滞上攻作痛、气滞兼痰、气滞兼火胀为烦等多种病证进行辨证用药治疗。

由于前人朱丹溪"黄芩、白术乃安胎圣药"之说对后世医家安胎之法影响深远，以致有些医家对孕妇不问寒热虚实，概用芩、术以安胎，误人不少。张氏对前人不良安胎之法进行了批判，明确提出"若谓白术、黄芩乃安胎之圣药，执而用之，鲜不误矣"，并对其误人之理进行了阐述。"夫孕之气，必随母之脏气，大都阴虚者多热气，阳虚者多寒气"，"若谓受胎之后必增内热，自与常人不同，则何以治恶阻者必用二陈、六君、生姜、半夏之属而后效，其果增热者乎？故治热宜黄芩，寒则不宜也，非惟寒者不宜，即平气者亦不宜。盖凡今之胎妇气实者少，气虚者多。气虚则阳虚，而再用黄芩，有即受其损而病者。有用时虽或未觉，而阴损胎元，暗残母气，以致产妇羸困，或儿多脾病者，多由乎此"。"至若白术虽善安胎，然或用不得善，则其性燥而气闭，故凡阴虚者非可独用，气滞者亦当权宜。故张氏大声疾呼"奈今人不能察理，但以圣药二字，以为胎家必用之药，无论阴阳强弱，凡属安胎，无不用之，其害盖不少矣"。并强调安胎用药"当如盘珠"，根据临床具体情况灵活用药是为上策，以纠正先贤安胎错误之法。在其他胎病的治疗中，张氏亦充分体现其辨证祛病，根据病情灵活治疗的特点，如恶阻、妊娠下血、子烦、胎漏、胎动欲堕、子肿、子悬、子淋、子痫、小便不利、胎不长等胎孕诸疾均采用辨证施治之法，灵活化裁方药。

4. 产后诸疾，辨其虚实，审证治之　因生产之时多伤气血，医家每多以虚证论治产后诸疾，如《丹溪心法·产后》云："产后无得令虚，当大补气血为先，虽有杂证，以末治之。一切病多是血虚，皆不可发表。"张景岳一反在其他方面所表现的详虚略实而重补的特点，对产后实证的治疗给予较高的重视，认为丹溪之言虽有理而未免太过。如："产后气血俱去，诚多虚证。然有虚者，有不虚者，有全实者，凡此三者，但当随证、随人，辨其虚实，以常法治疗，不得执有诚心，概行大补，以致助邪"。张氏分别对产后"虚证"、"不虚证"、"全实证"三种情况进行了论述，惟对实证论述最详。张氏列举了产后"表邪之实证"、"内热之实证"、"气逆之实证"、"血逆之实证"、"调摄之实证"、"内伤之实证"等证候，并强调"既有表邪则不得不解，即有火邪则不得不清，既有内伤停滞则不得不开通消导，且人有强弱，产有虚实，病有真假，治有逆从"，当据实情而辨治。若认为产后均是虚证，"执云产后必当大补气血"，"若概行大补，果能堪否？"结果将是"实之病必所不免，而轻者必甚，甚者必危矣。"

对于刘完素所言之"产后三禁"，即不可汗、不可下、不可利小便，张氏也认为"此说虽为产育大法，然病变不同，倘有是证，则不得不用是药，所谓有病则病受之也"。此论充分体现出产后之病应辨虚实、重辨证、因人而治、因病而治、不可拘泥。

5. 种子之方，因人而药 张氏认为："种子之方，本无定轨，因人而药，各有所宜"。强调对不孕不育证的治疗要"因人而药"。"疾病之关于胎孕者，男子则在精，女人则在血，无非不足而然"。"故凡寒者宜温，热者宜凉，滑者宜涩，虚者宜补，去其所偏，则阴阳和而生化着矣"。从辨证来说，病有寒热，有虚实。对精血不足者治宜补肾填精，养血益气，方用还少丹、全鹿丸、无比山药丸之类；肾阳虚衰者，宜温肾助阳，方用右归丸、毓麟珠之类；年老阳痿者，宜温肾壮阳，补血益精，方用赞育丹；阴虚而阳亢者，宜滋肾益阴以制阳方用左归丸，或延年益嗣丹；火盛内热而致水亏于下者，宜补阴以制阳，方用大补阴丸。此外，还可根据不同的体质和脏腑之偏阴偏阳，分别酌用河车种玉丸、乌鸡丸、黑锡丹。妇人血气俱虚，经脉不调而致不受孕者，惟毓麟珠随宜加减，其次，则八珍益母丸亦佳。若脏寒气滞之甚者，可用续嗣降生丹。

（十）儿科方面的辨治特点

张景岳学识渊博，对小儿病的诊治也有极高的造诣，其儿科学术思想对后世医家也产生了深远影响。小儿之病，古人谓之"哑科"。所以自古就有"宁治十男子，莫治一妇人；宁治十妇人，莫治一小儿"之说。针对这一说法，张氏认为，儿病诊治之难，并非尽如前人所言，因为儿科病种毕竟有限，不是外感风寒，便是内伤饮食，添上惊风吐泻、寒热疳痫之类，也不过数种之多，加之小儿脏气清灵，随拨随应，只要辨证准确，疗效立竿见影，不像成人顽疾那样缠绵难愈。因此得出结论，儿病诊治，难中有易，易中有难；难的是辨证困难，易的是治疗容易。

1. 诊病重视脉诊，四诊合参 张景岳非常注重脉诊，他认为："凡小儿形体既具，经脉已全，所以初脱胞胎，便有脉息可辨。"并指出："凡诊小儿，既其言语不通，尤当以脉为主。"张景岳认为"小儿之脉，非比成人之多端，但察其强弱缓急四者之脉，是即小儿之肯綮"。"强弱"含有力与无力；"缓急"示脉之迟与数。小儿脉象比较单纯，只需重点掌握强弱缓急四种脉象，则寒热虚实大致可定。这些观点，于临床切实可行。

张景岳诊病时重视脉象，但不依赖脉象。《景岳全书·小儿则》云："若单以一脉凿言一病，则一病亦能兼诸脉，其中真假疑似，未免胶柱，实有难于确据者"，又云"《阴阳应象大论》曰：'善诊者，察色按脉，先别阴阳。审清浊，而知部分；视喘息、听声音，而知所苦；观权衡规矩，而知病所主。'按此论，虽通言诊法之要，然尤与小儿为最切也"，因此提出要四诊合参。只有将望诊、问诊、闻诊及脉诊结合起来，全面分析，才能做出确切的诊断。

2. 重视培补，纠药饵之误　张景岳的"培补"思想，充分体现在儿科疾病的具体治疗之中。在临床上，不但虚证用补，在某些初病、实证，张氏亦用补法。如：其仲儿初秋忽寒发热，用辛散药治疗，不但热未退，反致大泻，且喘促又作。他用人参后，泄泻止、喘促平、发热退而愈。在《腹胀腹痛》条中，张景岳认为："故凡小儿肚腹或胀或痛，虽曰多由积滞，然脾胃不虚，则运化以时，何致作胀？是胀必由于虚也。若胃气无伤而腹中和暖，则必无留滞作痛，是痛多由乎寒也。故治痛治胀者，必当以健脾暖胃为主。"

同时，张景岳在《景岳全书·小儿则》强调"小儿气血未充，而一生盛衰之基，全在幼时，此饮食之宜调，而药饵尤当慎也"。小儿原本血气未充、脏腑娇嫩，有是病才能用是药，一旦滥用无度，只会伤了脾胃，并影响生长发育。指出"今举世幼科既不知此本，又无的确明见，而惟苟目前。故凡遇一病，则无论虚实寒热，但用海底兜法，而悉以散风、消食、清痰、降火、行滞、利水之剂，总不出二十余味，一套混用，谬称稳当，何其诞也"。在《景岳全书·小儿则·药饵误》中，景岳首举滥用肥儿丸、保和丸、抱龙丸之弊。"见有爱子者，因其清黄瘦弱，每以为虑，而询之庸流，则不云痰火，必云食积。动以肥儿丸、保和丸之类使之常服，不知肥儿丸以苦寒之品，最败元阳，保和丸以消耗之物，极损胃气。谓其肥儿也，适足以瘦儿。谓其保和也，而适足以违和耳"。景岳特别对滥用抱龙丸提出警告，"即如抱龙丸之类，亦不宜轻易屡用。余尝见一富翁之子，每多痰气，或时惊叫，凡遇疾作，辄用此丸，一投即愈。彼时以为神丹，如此者不啻十余次，及其长也，则一无所知，凝然一痴物而已，岂非暗损元神所致耶，凡此克伐之剂，所以最当慎用"。

四、张景岳组方用药特色

著名医家张景岳最具代表性著作《景岳全书》乃其晚年所成，影响深远，是其毕生学术成就及临证经验的结晶。书中第51卷"新方八阵"，更是其学术思想在组方用药方面的集中体现。该卷共载方 186 首，均系景岳新创者，故称新方。每方均详明药物、用法、主治，部分新方后尚附有基本辨证加减用药法或精辟议论。张景岳在治疗上长于温补，并倡导阴阳两调，精气并补，填精补血，在用药与配伍上，强调用药以精一为贵，运用灵活，加减有则，并善于配合药物的升降动静等以纠正病气之偏，立法精当，配伍严谨，用药精专。其用药特点是：

（一）以法分类，八阵论方

作为方剂分类，明代之前就有七方、十剂及十二、十四、二十四剂不同分类法。张景岳以其从军的经历中寻找到灵感，巧妙地将古代朴素的军事辩证法渗透于中医药学中，首创了医方中的"补、和、攻、散、寒、热、固、因"八阵分类新法。这样的分类法，在方剂发展史上也有举足轻重的地位，是一个大胆创新。它不但在当时有很大影响，尔后，汪昂的"二十一类"、程钟龄的"八类"分类等法，均是在其基础上的发展。其特点如下。

1. 以法分类，方宜从简　景岳在《新方八阵·新方八略》中明确指出了："方以立法，法以制宜，此方之不可无也。"强调了方与法的密切关系。在新方的编排中，紧扣着治法，使众多方剂归结于补、和、攻、散、寒、热、固、因八大治法，有纲有目，以类相众。弥补了明代以前或过于繁杂，或过于简略之弊端，更好地指导临床选用。景岳选方，"余因选古方之得宜者共若干首……若夫犹有未尽，因复制新方八阵，此其中有心得焉，有经验焉，有补古之未备焉"。景岳力倡方宜从简，"此制方之意也"。

2. 法中寓法，识见超卓　张氏虽将众多方以八阵之法而列，然每一法中无不包涵有多种之法，即法中寓法，足资玩味。如补阵中不仅有补气（益气煎）、补血（左归丸）、补阳（右归丸）、阴阳并补（两仪膏），又含有润下（济川煎）之法，祛疟（休疟饮）等之法。因阵之方，因其为"凡病有相同者，皆可按证而用之"而设，故更为突出。如因阵中含有理血、理气等法。

3. 以法带方，匠心独运　细析景岳 186 方，可发现"八阵"之方，均以"八略"之法而制定。这种以法定方的构思法，实是历代医家之罕见。如在和略中，张氏曰："和方之制，和其不和者。"具体之法，又应根据兼虚、兼滞等不同，兼用补、行、温、凉等法。并还认为，用和剂之时尤当知宜知忌，才不致顾此失彼，反失其和。如"阴虚于下忌利尿，阴虚于上忌辛燥，阳虚于上忌消耗……"总之要求平调元气不失中和为贵。根据上述原则制定了和阵方 20 首，如金水六君煎、二陈汤等新方为后世所常用。

（二）制方用药，重视药性

张氏承药物归经理论又有发微之论，在《景岳全书·新方八略》中谓："咸谓黄连清心，黄芩清肺，石斛、芍药清脾，龙胆草清肝，黄柏清肾，今之用者，多守此法，是亦胶柱法也。大凡寒凉之药皆能泻火，岂有凉此不凉彼者。"提示后学，在运用归经理论时尚须灵活变通，不可拘泥。又曰"但当分其轻清重浊性力微甚"，告之医者运用归经须与药物轻重厚薄性能相结合，避免局限于某一经、某一脏腑。

1. 药性分阴阳 张景岳重视药性理论的探析，在《景岳全书·传忠录》中曰："使不知气味之用，必其药性未精，不能取效。"说明为医必须把握药性，用之才能取效，张氏结合临证，将气味之阴阳、升降、动静理论应用于制方用药。张景岳在《传忠录·十问篇》指出：气味有阴阳，"阴者降，阳者升；阴者静，阳者动……"，在此基础上又认为："升散者为阳，敛降者为阴，辛热者为阳，苦寒者为阴，行气分者为阳，行血分者为阴"。还须注意药性"阴中有阳"、"阳中有阴"，在《类经·阴阳中复有阴阳》篇中云："然于阴阳之中复有阴阳……此虽以四时针石言，而凡药石之类，无不皆然。"因而在《本草正》中详尽地论述了所载药物的阴阳分类。以阴药而言，芍药、天门冬为阴药；黄芩、黄连、红花为阴中微阳；当归、熟地为阴中有阳；丹皮、威灵仙为阴中阳药；大黄则为阴中之阴药。以阳药而论，麻黄、川芎为阳药；人参、黄芪为阳中微阴；柴胡、白术为阳中有阴；麦门冬、半夏、天南星为阳中阴药；附子、肉桂则为阳中之阳药。

2. 药性有刚柔 景岳对药性刚柔论理透彻，在《传忠录》又曰："气味之刚柔，柔者纯而缓，刚者躁而急，纯者可和，躁者可劫。"刚燥药因性峻猛，其药效维持时间较为短暂；阴柔性缓之药其效发挥较为缓慢，然而在体内维持时间较长。刚急之性可祛急暴之疾，柔和之药有调节功能、补养正气之功。又指出："非刚不足以去暴，非柔不足以济刚。"启示医者药性刚急祛邪之余，必须防止刚躁之药对人体的损害；反之，阴柔药物有碍脾胃之阳，对脾胃虚弱、内有痰浊者用之不可不慎；只有刚柔相济才是用药的最佳选择。

3. 药性有升降 张景岳在《传忠录·十问篇》指出，"气味之升降：升者浮而散，散者沉而利。宜升者勿降，宜降者勿升"。分析张景岳制方，既重升降，又重动静，玉女煎主治阳明胃火有余，少阴肾水不足之证。取石膏、知母清其阳明胃火，熟地黄滋补少阴肾水，麦冬养育肺胃阴津，牛膝性沉，导热下行，火在清、滋、降中得消。谓凡属阴虚有火者，惟此煎为最妙。又如济川煎，方中以甘咸酸温之肉苁蓉温肾益精，暖腰润肠；味甘而重之当归养血和血，润肠通便；苦而微寒之枳壳下气宽肠以助通便；甘寒之泽泻渗利水湿；苦酸而平，性善下行之牛膝补肾强腰；然在诸沉降药中，巧用一味升举清阳之升麻，使清阳升，浊阴降，同时又防止他药过于润下之弊，为虚损便秘另辟蹊径。

（三）药贵精专，切忌杂芜

景岳诊治疾病力求"精一"，在用药时也大力提倡药精力专，其自创新方补阵药力皆纯厚精专。如左归丸、左归饮、右归丸、右归饮，均由古方六味地黄丸、八味丸，去掉茯苓、泽泻、丹皮，增加枸杞子、菟丝子、鹿角胶、龟板胶等，而成纯补无泻之方。景岳自释为"今之人欲用之补阴，而必兼以渗利，则焉知补阴不利水，利水不补阴，而补阴之法不宜渗。"体现了景岳"与其制补以消，孰若少用纯补"及"若用治不精，则补不可以治虚，攻不可以祛邪"的用药思想。

其次，景岳还力倡处方用药药味宜精，药杂味多则药力分散不专，故量大味少是景岳处方用药的一大特色。张氏曾言"观仲景之方精简不杂，至多不过数味，圣贤之心，自可概见。若不得已而用行中之补，补中之行，是亦势所当然。如《伤寒论》之小柴胡汤以人参、柴胡并用，……此正精专妙处，非若今医之混用也"。观新方八阵补阵29首方子中，药味超过10味的仅1首，约占总方的3.5%；用药数以5～8味居多，共23方，约占79%。正如景岳所云"既得其要，用一味二味便可拔之，既或深固，则五六七八味亦已多矣，然虽用至七八味，亦不过帮助之，引导之，而其意则一也，方为高手。"另外，景岳在其所创新方补阵中，用药药量一般为数钱或数两，少有几分者。景岳曾云："但用一味为君，二三味为佐使，大剂进之，多多益善，性缓者可用至数两，性急者可用至数钱，若三五七分之说，亦不过点名具数，儿戏而已。"体现了景岳"治病用药，本贵精专，尤宜勇敢"的思想。由此可见，景岳用药，确如其言"贵乎精一"。

（四）灵活加减，规矩井然

张氏创制新方，不仅配伍严谨，用药精专，且运用灵活，能将不同的方剂加减组成许多新方，从而体现《新方八阵》又一特色。具体表现在：

1. 精通古方，另立新方 景岳制方善于借鉴古方。张景岳认为古方是历代医家实践经验的产物，其组织配伍"自有一定不易之道"。善于借鉴古方，但对古人之成方，并非生搬硬套地运用，强调"意贵圆通，用嫌执滞，则其要也"。故其新方脱胎于古方者甚多，然守法严而不拘，变法活而不乱，在掌握古方的基础上，对古方进行巧妙的增损变化，又另成新方，此在新方中占有一定比例。如补阴益气煎，在继承李东垣注重脾胃清阳之气时，发现东垣偏颇脾阳，忽视脾阴，故在补中益气汤的基础上，变通其法，于方中减去黄芪、白术，加入偏于补阴的山药、熟地，药虽二味之变，然法度严谨，药证相合，为劳倦而伤脾阴者另辟了治疗新径，诚补东垣脾胃学说之罅漏。另如变通六君子汤为金水六君汤，拓宽了健脾化痰的适用范围；变肾气丸、六味地黄丸为左、右归丸，开创了调治命门水火的新法；改归脾丸为菟丝煎，为劳倦思虑而苦遗精者创立了新方。此类方占新方总数的45%。

2. 新方加减，又创新方 张氏善于变通古方，另创新方。景岳所制新方，除了在变通古方而成者外，其余均是在长期临证实践中，经过认真总结而成的结晶。如玉女煎，它针对少阴不足，阳明有余，以致烦热、干渴、牙疼出血之证，认为此乃火盛阴虚相因为病。治应清胃滋肾，标本兼顾。方中选用了大寒之石膏与甘温之熟地相配，并辅佐了知母、麦冬、牛膝以邪正兼顾，寓滋于清，使热彻阴存，变"有余"与"不足"而至平调，补充了刘河间、朱丹溪关于邪热耗伤阴精之不足。另如理阴煎，张氏针对临证脾肾阴虚而兼感寒邪的胀满呕哕，创制了从古未有的理中焦之阴虚方，弥补了理中汤、六君子汤类之不足。又如正柴胡饮减去防风、生姜，加黄芪、生地，成为一柴胡饮，以解表邪、去内热，治感受风寒而兼内热者；正柴胡饮减去防风、芍药，加半夏、细辛、厚朴，成为二柴胡饮，以疏风退热、温经发散，治感受寒胜为病者；正柴胡饮减去防风，加当归，成三柴胡饮，以养血和营、解表散寒，治感受风寒而阴血不足者。根据表证的不同兼挟增损变化成为10多首柴胡饮类方。其他如参姜饮，五物煎类方等亦如此衍变而成，构成了《新方八阵》特有的"类方"体系。探讨其间的衍变关系、结构及主治异同，对临床应用具有重要的实际指导意义，是研究景岳新方的一个重要方面。

3. 方后加减，扩大应用 张景岳通过对方剂药物的加减化裁，不仅构成了许多新方，而且为了适应更多病证，使医者灵活掌握。在186首方中，竟有122首方后列举了加减方法，即"凡各方下之多附加减等法"，构成了《新方八阵》另一特点。具体加减法，如约阴煎之加减法既有根据兼挟症状的病因病机，又斟酌病情之轻重缓急，以使勿失于药轻证重，或药重证轻之偏颇；又如小分清饮之加减法，根据疾病的病位不同，加入与该病相适应的具有归经或引经的药；芍药枳术丸之加减法，根据邪正虚实标本而加减。

张氏对药物的加减，有如此活泼的构思法，充分反映了他对药物研究之精深，更启发我们在应用前人药方时，要熟悉其制方之理，在选药时能达权宜之变。既执持，又圆活，是我们今天继承、研究和临床应用古代方剂的一个重要原则。

（五）先列补剂，善用熟地

张氏临证推崇补法，其在《景岳全书·传忠录·论治篇》中云"凡临证治病，不必论其有虚证无虚证，但无实证可据而为病者，便当兼补，以调营卫精血之气；亦不必论其有火证无火证，但无热证可据而为病者，便当兼温，以培命门脾胃之气"。张氏对于补剂的应用，不仅广泛用于虚证，更有意义的是，对虚实夹杂之证，也主张以扶正为要，从而达到祛邪目的。如积聚病证，别有卓见地提出"养正积自除"的论点，认为"凡脾肾不足及虚弱失调之人，多有积聚之病。……若此辈者，无论其有形无形，俱当察其缓急，皆以正气为主"。故在《景岳全书·杂证谟》"积聚"篇中，主张用其创制的新方养中煎、暖肝煎、何人饮等扶中、暖肝、补气血之方，使"主气日强，经气日通，则积瘀自削"。这对目前临床上广泛应用益气、扶脾、补肾等扶正固本之方药治疗中、晚期肿瘤及肿瘤经手术、放疗之后的患者有一定指导意义。另如景岳主张以温补之法来托散表邪，从而创制了新方理阴煎。粗看此方，并无表散之药，但细析之，因阴根于阴，汗液生化于血，方以熟地、当归补阴养血，干姜温散，炙草和中，诸药相配，实收到峻补托散之功。这种温补托邪之法，诚补前人之未备，可谓别具一格。

张景岳制方用药，有不同常人之处，特别推崇人参、熟地黄、附子、大黄。在《景岳全书·本草正》附子下说："夫人参、熟地、附子、大黄，实乃药中之四维，病而至于可畏势，势非庸所济者，非此四物不可设……"善用熟地，对其填精补血，滋肾培元功效的运用，发挥得淋漓尽致，匠心独具，妙巧灵活，乃景岳用药极具特色之处。景岳云"形体之本在精血，熟地至静之性，以至甘至厚之味，实精血形成中第一纯厚之药"。新方八阵补阵 29 方中，用熟地者达 22 方，约占 76%。景岳认为"无论阴阳，凡病至极，皆所必至，总由真阴之败耳！然真阴所居，惟肾为主"、"虚邪之至，害必归阴，五脏之伤，害必及肾"。而熟地秉至静之性，及至甘至厚之味，乃滋培精血形质中第一纯厚之药。景岳对熟地的认识与应用颇具特色，如"阴虚而神散者，非熟地之守不足以聚之"，创左归丸以充精血，敛神气；"阴虚而火升者，非熟地之重不足以降之"，创一阴煎以滋阴清热；"阴虚而躁动着，非熟地之静不足以镇之"，创加减一阴煎治阴虚火热躁烦；"阴虚而刚急者，非熟地之甘，不足以缓之"，创三阴煎以填精补血，柔肝养筋；"阴虚而水邪泛滥者，舍熟地何以自制"，创理阴煎、金水六阴煎以治阴虚水肿、痰饮；"阴虚而真气散失者，舍熟地何以归源？"创贞元饮以填精血纳气归根平喘；"阴虚而精血俱损，脂膏残薄者，舍熟地何以厚肠胃"创五阴煎，以治真阴亏虚、脾虚失血。由此可见，景岳对熟地应用极其灵活，所治病证广泛，如痰饮水肿、外感表证、喘脱危证等前贤所顾忌之证，只要临证符合，即可大胆用之，多获奇效，故有"张熟地"之称。

(六) 各阵处方用药特点

张景岳在新方八阵中，以"补"、"和"、"攻"、"散"、"寒"、"热"、"固"、"因"八法统领全方，形成八阵特色。

(1) 补阵最完整呈现景岳阴阳命门学说与真阴论的生理、病理及论治层次；将阴阳互根、精气互生、先天生后天及后天济先天等环环相扣。

(2) 和阵重在调和气机，实有二陈汤、平胃散、四苓汤等加减变化之。

(3) 攻阵设立欲以攻实，主用皂角祛邪实积。

(4) 散阵解表以治外感诸疾，丰富了柴胡解表的立论及组方，与运用甘草、当归、芍药益阴血以助柴胡和解散。

(5) 寒阵以寒药除热，治疗实热为主，清热类药物使用较多。

(6) 热阵主温热药除寒，重用干姜、附子或肉桂。

(7) 固阵主要用于固涩遗精、带下、经水不固等，以补而兼固的药使用最多。

(8) 因阵的方剂最多也最杂，包括妇科、痘疹、疟疾、外科、外用方等，强调辨别标本，标本合参才是因阵真正的涵意。

1. 补阵 景岳认为，"补方之制，补其虚也"。而虚又包括气虚、精虚、阴虚和阳虚者。于补阵中共制新方29首，其中人参熟地共用者有8方，加减用药算在内则有17方。单用熟地黄者达21方，其余未用熟地黄之方，或于加减中应用，或代之以生地黄一味。在《新方八阵》中用到的158种药物中，补益药应用频次最高，占总用药频次的 43.5%。其中，补气补阳药和补阴补血药频次大致相当，为 242：211，说明其组方用药是基于"阳非有余"、"阴亦不足"的认识。而补气补阳药的频次略高于补阴补血药，则恰好体现了他在生理上重视阳气，治疗上强调温补的学术特点。通过统计，从整个药物使用频次情况来看，补虚药使用了 603 次，占全部用药的 31.42%。进一步对补益药进行分类统计发现补阳药为 16 种，使用 71 次；补气药为 11 种，使用 297 次；补阴药为 10 种，使用 46 次；补血药 6 种，使用 189 次。据张氏"气为阳，血为阴"的论点，张氏所用广义补阳药物无论从药物的种类上（27 种）还是从药物的使用频率上（368 次）来说都远远超过广义补阴药（16 种，235 次）。据此，论证了张氏重视"阳气"的学术思想。

2. 和阵 有些疾病病机错杂，有虚实夹杂者，有气血皆病者。这类疾病，单用补法治疗反而助邪，单用攻法治疗又会伤正。张景岳认为，治疗这类疾病，应该缓图，就是采用"微温和中"的药物健运脾胃。张景岳所谓的"和剂"并非和解剂，而是和中之剂。张景岳在解释和阵用法时曰："病有在虚实气血之间，补之不可，攻之又不可者，欲得其平，须从缓治，故方有和阵。"《新方八阵》中为和阵共立新方 19 首，用药总以调理气血为基础，再进行加减配伍，用药灵活多变。应用和方时，还应根据疾病兼虚、兼滞、兼寒、兼热之不同，配以补、行、温、凉诸法。目的在于"调平元气，不失中和"。因为只有温药才能够健运，而过温过热的药物不符合"病有在虚实气血之间"的病机，所以取微温之品。脾胃为后天之本，通过调理脾胃，脾胃得健，疾病自然痊愈，这就是他所谓的"欲得其平，须从缓治"的意思。

张景岳所归入"和阵"的方剂，并非全由微温之品组成，也包含寒热温凉之品。张景岳所言："凡病兼虚者，补而和之。兼滞者，行而和之。兼寒者，温而和之。兼热者，凉而和之，和之为义广矣。亦犹土兼四气，其于补泻温凉之用，无所不及，务在调平元气，不失中和之为贵也。"最基本的和法就是微温健运脾胃之法，在此基础上又可以灵活加减。和阵之中，最具特色的当推张氏以二陈汤为基础，加减化裁所形成的一系列治痰新方。二陈汤加减化裁之新方约占全阵的 30%，其中陈皮、半夏同用之方占总数的 32%，包括加减用药在内则高达 50%。方中配伍多以虚实并治、温凉并用、润燥同施、升降相合为法度，如二陈煎、和胃饮、六安煎、和中饮等多数和方，均以微温健运脾胃为主，无论是佐以补药、行药、寒药，还是佐以热药、温药、凉药，都不失"和中"之意，因为只有脾胃健旺，才可以把药物运化并输送到需要的脏腑，达到"平调元气"的作用。

3. 攻阵 张景岳虽长于温补，但攻邪一法，亦为其所重视。攻阵之中，新方最少，共设7方。景岳认为，"攻方之制，攻其实也"。对于实邪，无论气聚、血瘀、积聚、痰凝，若有确证为实，可以攻之，但"诸病之实有微甚，用攻之法分重轻。大实者，攻之未及，可以再加；微实者，攻之太过，每因致害，所当慎也"。7方之中，有5方使用牙皂角，4方用巴豆，1方用大黄。用药方面虽多性属峻猛，但用量较小，且多制为丸剂，故不致为害。他认为："用攻之法，所以除凶剪暴也，亦犹乱世之兵，必不可无。然惟必不得已乃可用之。"景岳攻法之用，在于攻气聚、血瘀、坚积、痰结等证，做到恰到好处，只可祛邪，不能伤正，并量邪所在及其轻重而酌用攻法。攻补之间，张氏毕竟偏重于补，故曰："实而误补，不过增病，病增者尚可解；虚而误攻，必先脱元，元脱者无治矣。"所以，张氏用攻法，除非必不得已，否则决不轻易使用。即使应用，亦当小心谨慎，中病即止。

4. 散阵 张景岳认为，"用散者，散表证也，观仲景太阳证用麻黄汤，阳明证用升麻葛根汤，少阳证用小柴胡汤，此散表之准绳也"。张景岳所谓的"散阵"包含甚广。他说："邪在肌表，当逐于外，拒之不早，病必日深。"张景岳认为，三阳经皆有表证，小柴胡汤就是发散邪在少阳之表的方剂，所以归入"散阵"。景岳共制散阵方17首。散阵用药，一大特色是使用柴胡。无论是峻散、平散、温散、凉散诸法之中，无一不用柴胡。17方中单以柴胡命名者即达12方之多。柴胡气平性寒，能泄能散，贯走十二经脉，善解少阳之邪。凡邪实之病均可用之。配陈皮、生姜、半夏则成温散之剂，如二柴胡饮；配人参、生姜、炙甘草则可峻补托散，如大温中饮。总之，景岳于散阵中运用柴胡治疗表证，手段高明，洒脱自如，悉取柴胡解表散邪之功加以运用，屡收奇效。

张景岳所谓的"散阵"，并非用来治疗单纯的表证，还治疗兼有各种里证的表证。张景岳在大温中饮时说："尝见伤寒之治，惟仲景能知温散，如麻黄、桂枝等汤是也；亦知补气而散，如小柴胡汤之属是也。至若阳根于阴，汗化于液，从补血而散，而云腾致雨之妙，则仲景犹所未及，故予制此方，乃邪从营解第一义也，其功难悉，所当深察。"提示"散阵"不单纯用辛温解表之品，还需要补气、补血、补阳、补阴之品来辅助治疗。如归柴饮治疗里阴虚而兼有表证，大温中饮治疗阳虚而兼有表证，小柴胡汤治疗气虚兼有表证等，因此表里双解剂隶属于"散阵"。

在散法的运用中，景岳指出，"用散之法，当知表散诸药之性力缓急及气味寒温，不必固执于某经某药不可移易，不过分其轻重，如用得其宜，诸经无不妙也"、"后世宗之，而复不能用之，在不得其意耳。盖麻黄之气，峻利而勇。凡太阳经阴邪在表者，寒毒既深，非此不达，故制用此方，非谓太阳经药必须麻黄也。设以麻黄治阳明、少阳之证，亦寒无不散，第恐性力太过，必反伤其气，岂谓某经某药必不可移易，亦不过分其轻重耳。故如阳明之升麻、干葛，未有不走太阳、少阳者。少阳之柴胡，亦未有不入太阳、阳明者"。所以，用散之法，当知性力缓急，及气味寒温之辨，用得其宜，诸经无有不妙。依据病情之寒热、兼邪之类别及正气之虚实等情况，结合表散药性及气味的不同，景岳又提出峻散、平散、温散、凉散、上行而散、去湿而散等用散诸法。

5. 寒阵 景岳认为，"寒方之制，为清火也，为除热也"。即凡属寒凉之药，均具清火除热之功。针对当时医家喜欢拘泥于"据古方书，咸谓黄连清心，黄芩清肺，石斛、芍药清脾，龙胆清肝，黄柏清肾"，景岳认为不必过分强求其入某经某脏。"大凡寒凉之物，皆能泻火，岂有凉此而不凉彼者"。只要"当分其轻清重浊，性力微甚，用得其宜则善矣"。所以，他在"寒略"中提出：轻清清上者，宜黄芩、石斛、连翘类药；重浊清下者，宜栀子、黄柏、龙胆、滑石之类；性力厚清大热者，宜石膏、黄连、苦参、芦荟之类；性力缓清微热者，宜地骨皮、玄参、贝母、童便之类；攻实去郁热者，宜大黄、芒硝；下利去癃闭之热者，宜木通、猪苓、茵陈、泽泻；补虚去阴虚枯燥之热者，宜二冬、生地黄、梨浆、芍药之类等。李东垣有升阳散火法，主要是为伏火所设，与实热不同，因此景岳还借《内经》"高者抑之"之论点，认为"实热在上，不可升提"。此实热与伏炎内炎者不同，实热在上，"宜从阴治，从阴者宜降，升则反从其阳矣"。

基于以上原则，景岳于寒阵中共制新方20首，处方用药的明显特点是在运用清热药物的同时，每多配以养阴之品，如生地黄、山药、熟地黄、知母等，以防热邪过耗阴精。

6. 热阵 景岳提出，"热方之制，为除寒也"。凡属温热之药，均具祛寒之功。寒邪之为病，分外寒、内寒，生冷之邪伤脾胃和直中脏腑，可用温中散寒法。还有一种寒，称为"本来之寒"，即"生于无形无响之间，初无所感，莫测其因"，景岳根据朱丹溪的"气有余便是火"接续为"气不足便是寒"。原因是"气不足便是寒，……或因禀受，或因衰败，以致阳气不足者，多见寒从中生，而阳衰之病，无所不至"。治此之法，或祛其寒，或助其火，此阵共立新方25首。用药方面，以干姜、附子、甘草、人参最为常见。四味药中又以"能温能散"之干姜使用最广。25方之中，用干姜者即达18方之多。另有2方在加减之法中亦有应用。由于药物均具正反作用，故景岳又对热阵常用药使用应注意的问题进行了说明。如姜辛能散，多汗者忌之；肉桂性热，善入血助阳，故失血者忌之；附子暖五脏，回阳气，性刚悍，独任为难，当佐以人参、熟地黄、炙甘草等大甘之品，制其刚而济其勇，便可无往不利等。热阵中最具代表性的方剂有四味回阳饮、暖肝煎、参姜饮、温胃饮等，此四方是景岳创制的温热内服药的代表方剂。

7. 固阵 景岳对固法的运用十分灵活，根据病证的不同互有区别。如久嗽为喘而气泄于上者，宜固其肺；久遗成淋而精脱于下者，宜固其肾；小便不禁者，宜固其膀胱；大便不禁者，宜固其营卫等。此阵新方不多，共出10首，用药方面多以菟丝子、五味子等收敛固涩之品为主，配以人参、山药、白术、甘草等健脾益肾、大补气血之品。固阵之中，固精之方所占比例最大，共6方。其中用菟丝子者有5方，因菟丝子能固能补，正合景岳用固宗旨。固阵的一半方剂均把菟丝子用为主药，此为景岳固阵用药的一个显著特点，值得进一步研究。

8. 因阵 景岳认为，"因方之制，因其可因者也"。景岳"因方"即辨证求因，按因施治之义。即"凡病有相同者，皆可按证而用之，是谓因方"。如一些外伤虫毒所伤，因其外在表现相同，且"证"相同，故治法相同。"如痈毒之起，肿可敷也；蛇虫之患，毒可解也；汤火伤其肌肤，热可散也；跌打伤其筋骨，断可续也，凡此之类，皆因证而可药者也"。但要注意的是，当病证的外在表现相同，但发病的病因病机不同时，若再一味地辨证求因、按因施治的话，那就出现了景岳所谓的"因中有不可因者"的情况。所以，因阵之方，必须辨证施治，切不可因循固守，贻误病情。因阵共设新方62首，附方1首。此阵中涉及到中医内、外、妇、儿各科杂病共计24种。处方用药方面，药类庞杂，各具特色，是景岳新方八阵中惟一处方用药规律性不明显的一阵。

参考文献

[1] 王三虎. 军事生涯对张景岳医学思想的影响［J］. 中华医史杂志，1999，29（2）：

74－76.

［2］高晶晶．论儒侠互补对张景岳学术思想的影响［J］．中医研究，2009，22（1）：13－14.

［3］肖巍．张景岳医学思想与宋明理学关系之浅探［J］．文史博览，2007，（1）：36－37.

［4］杨红英，史凤磊，刘荣奎．张景岳的元气学说浅识［J］．长春中医学院学报，2001，17（1）：4－5.

［5］谢文英．浅析张景岳的阴阳观［J］．河南中医，2003，23（11）：9－12.

［6］师建梅．张景岳阴阳论核心观初探［J］．山西中医，1998，14（6）：6－8.

［7］薛松，张其成．张景岳阴阳思想探析［J］．山西中医，2008，24（2）：42－43.

［8］邓奕晖，陈大舜，喻嵘．景岳真阴论面面观［J］．中医药学报，2000，（5）：3－6.

［9］班秀文．略论张景岳的学术思想及辨证论治的特点［J］．广西中医药，1983，6（2）：7－11，17.

［10］薛公忱．张介宾的太极命门论［J］．南京中医药大学学报（社会科学版），2006，7（2）：63－67.

［11］谢鸣，徐寿生．易水"肾命门观"形成及其意义［J］．中国中医基础医学杂志，2000，6（9）：4－7.

［12］张昱．张景岳"中年求复再振元气"思想［J］．中华中医药学刊，2007，25（9）：1913－1914.

［13］谢贻智．张景岳"中年修理，再振根基"学术思想初探［J］．成都中医药大学学报，1999，22（2）：5－7.

［14］王志文．张景岳辨证论治思想探讨［J］．国医论坛，1991，25（1）：19－22.

［15］喻嵘，吴勇军，陈大舜．明清医家对张景岳阴阳互济法及其左、右归方的探析［J］．中国中医基础医学杂志，2000，6（3）：49－51

［16］朱志华．浅释张景岳二纲六变辨证体系［J］．光明中医，2009，24（2）：226－228

［17］吴承艳．对张景岳《新方八阵》的研究［J］．中国中医基础医学杂志，1999，5（2）：44－47.

［18］唐伟华，孙世发．景岳方剂用药规律研究［J］．中医药学报，2010，38（4）：53－54.

［19］吴小明．张景岳药论的特色［J］．安徽中医临床杂志，2002；14（2）：148－149.

［20］陈天祥，沈钦荣．张景岳制方用药特色研讨［J］．中医临床与保健，1989；1（4）：41－43.

［21］李慧琴．新方八阵制方用药特点［J］．中医杂志，2003；44（5）：388－389，392.

［22］易自刚．张景岳补肾方配伍特色浅析［J］．新中医，2007；39（11）：88－89.

［23］王鹏，张家英．《景岳全书》新方八阵处方用药探析［J］．安徽中医学院学报，1997，16（4）：4－7.

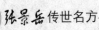
[24] 张云龙，丁晓，高金金，等．《新方八阵·补阵》用药思想初探［J］．中国中医药报，2009，（4）：1－2．

[25] 刘盛斯．景岳新方八阵浅解与应用［M］．第一版，北京：人民卫生出版社，2003．

[26] 许红峰，吕光耀，周铭心，等．"新方八阵"用药规律分析［J］．辽宁中医杂志，2011，38（8）：1535－1537．

[27] 朱元洁，汤川安．张景岳"和阵"以及"和解剂"［J］．中医研究，2009，22（10）：1－2．

中 篇
屡试屡效方

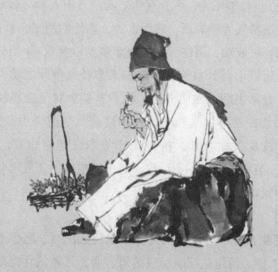

第一章 补 阵

大补元煎

【来源】《景岳全书》卷五十一。

【组成】人参补气补阳，以此为主，少则用一二钱，多则用一二两　山药炒，二钱　熟地补精补阴，以此为主，少则用二三钱，多则用二三两　杜仲二钱　当归二三钱，若泄泻者，去之　山茱萸一钱，如畏酸吞酸者，去之　枸杞二三钱　炙甘草一二钱

【用法】水二盅，煎七分，食远温服。

【主治】治男妇气血大坏，精神失守危剧等证。此回天赞化，救本培元第一要方。

加减：如元阳不足多寒者，于本方加附子、肉桂、炮姜之类，随宜用之；

如气分偏虚者，加黄、白术；

如胃口多滞者，不必用；如血滞者，加川芎，去山茱萸；

如滑泄者，加五味子、补骨脂之属。

【方解】本方具救本培元，大补气血之功。方中人参与熟地相配，即是景岳之两仪膏，善治精气大耗之证。对于人参、熟地的用量，景岳曾言："阳性速，故人参少用亦可成功；阴性缓，熟地非多难以奏效。"当归补血和血，助滋阴养血之力；伍以山药补益脾胃，增加人参补气健脾之功；枸杞子补肾益精，养肝明目，共助主药以滋阴养血；杜仲补益肝肾，强筋壮骨；山茱萸补益肝肾，收敛固涩；甘草益气和中，调和诸药。诸药合用，共奏补养元气，滋阴补血之功，故对气血大坏，精神失守危剧证甚为相宜，诚如景岳所述"凡元气大虚者，虽有寒邪，亦不可攻，必单培根本，正复邪将自散，或真寒假热等证皆宜用此"。

【临床应用】

1. 癌症化疗副反应　马氏运用大补元煎辨证加减，配合不同的化疗方案治疗各种癌症44例。两组化疗副反应结果表明，在防治化疗副反应、改善患者症状、提高生存质量等方面，大补元煎辨证治疗组均明显优于单纯化疗组。

两组对比有显著差异，$P < 0.01$。[马东升. 大补元煎辨证加减防治癌症化疗副反应44例. 四川中医. 2000，18（11）：18－19]

2. 慢性乙型肝炎 曾氏运用大补元煎加味治疗慢性乙型肝炎148例，其中男68例，女80例；年龄7～68岁，平均37.5岁，病程2年以内30例，2～5年60例，6年以上58例。诊断依据：全部病例符合1990年上海全国病毒性肝炎会议修订的诊断标准。治疗方法治以补肾解毒，方用大补元煎加减，药物组成：山茱萸、炙甘草、山药、杜仲、当归、枸杞、党参、熟地、虎杖、半枝莲、䗪虫、水蛭、丹参、三七粉（吞服）。1日1剂，1个月为1疗程，3个月后复查。结果：痊愈60例（症状消失，两对半大三阳转阴，两次肝功能复查均正常，B超检查肝脾恢复正常）；好转62例（主要症状消失，肝功能基本恢复正常）；无效26例（症状、体征及肝功能、两对半无任何改变）。[曾倩一. 补元煎加味治疗慢性乙型肝炎148例. 中西医结合肝病杂志. 1998，8：52]

3. 子宫发育不良 刘某，女，27岁，工人。1996年2月16日初诊。婚后4年未孕。丈夫精液常规检查一切正常，月经17岁来潮，周期为35～45天，每次2～3天。经量少，色暗淡，质稀，经期少腹痛。食欲欠佳，头晕乏力，腰膝酸软，四肢不温，小腹隐痛喜按，得温则减，小便清长，白带量多。妇科检查：外阴正常，阴道通畅，宫颈光滑，宫体中位，形如鸡蛋黄大，活动良。B超测量子宫长径为4.5cm，厚径为2.5cm，横径为4.3cm。行子宫输卵管造影显示：双侧输卵管欠通畅。西医诊断：子宫发育不良症。来诊时，月经已干净第5天。诊见患者面色苍白无华，上下眼胞发绀，舌淡，舌边齿印，苔薄白，脉沉细。证属脾肾阳虚，冲任虚寒，寒凝经脉，胞宫失养。治宜补脾肾，调冲任，温经行滞。用大补元煎加肉桂、熟附子各10g。服药20剂后，食欲增加，精神好转，手足转温。于3月9日月经来潮（上次月经是2月8日来潮），经色、经量均较前好转，行经4天。经期腹痛明显减轻。在经净后第5天，于上方加减去肉桂、附子，加穿山甲10g、皂角刺10g、路路通10g，继续服用至4月7日，月经再次来潮，行经5天，经色、经量进一步好转。4月15日进行B超和妇科检查，子宫有明显的增大，输卵管通液术后，证实双侧输卵管畅通。于是将前方中穿山甲、皂角刺、路路通减去，继续服至5月8日第3次月经来潮。此次月经的期、量、色、质四者都正常，其他诸症消失。经净后，经妇科检查和B超测量，子宫发育正常，双侧输卵管畅通，停药后不久即怀孕，于1997年2月顺产一女婴。[段汉峨，罗国和. 大补元煎加味治疗子宫发育不良症8例. 湖南中医杂志. 2002，18（3）：57]

4. 眩晕症 蔡氏等应用大补元煎治疗老年眩晕症的疗效观察，选择门诊老年眩晕患者99例，随机分为实验组和对照组。实验组采用大补元煎治疗，对照组采用传统西药治疗。结果：实验组治愈率71.93%，总有效率96.49%；对照组治愈率45.24%，总有效率73.81%。两组治愈率和总有效率差异显著，有统计学意义（$P < 0.05$）。[蔡东红，张后群．大补元煎治疗老年眩晕症的疗效观察．中国中医药现代远程教育．2009，7（9）：138]

5. 肾虚带下 黄某某，女，43岁。1987年8月17日来诊。平素自带较多，每因劳累则带下淋漓不断，虽多质稀，无臭味。纳呆食少，神疲消瘦，时觉头脑空痛，耳鸣，腰痛，小便清长而频，夜间尤甚，舌质淡，脉细数。诊断为肾虚带下。拟大补元煎加味：潞党参、熟地、山药、枸杞子各20g，杜仲、山萸肉、当归各15g，桑螵蛸、巴戟天各10g，乌贼骨30g，甘草3g。服药5剂，白带大减，食量倍增，体重增加。原方去当归桑螵蛸，加白术、莲米健脾益气。调理半月，病即告愈。[谭浚淮．大补元煎治带下．四川中医．1989，11：48]

6. 不孕 袁某，女，28岁，2008年9月18日初诊。继发不孕3年，月经量少，点滴即净，色鲜红，头晕，腰酸软，五心烦热，多梦，舌红，苔少，脉细数。既往有2次过期流产史。妇科检查：正常。诊断为不孕症，症属肾阴虚。治宜滋肾养血，调补冲任。方以大补元煎加味。药后，月经量增多，诸症均减轻；继服原方30剂，诸症均消失，并于2008年11月30日复诊，停经35天，妊娠试验阳性，喜获妊娠。[程力，曾莉，马卫东．大补元煎治妇科疾患举隅．辽宁中医杂志，2010，37：285]

7. 惊恐 患者甲，男，28岁。初诊：2008年5月19日。主诉：惊恐1年余。症见：不敢独处，不敢独自上街，一种恐惧心理不时侵袭心头。并感身倦乏力，头重脚轻，夜寐不宁，多有恶梦，健忘，脱发，有声响则心悸，食欲不振，二便尚可。患者自诉不会饮酒，去年春节强饮酒后，醉之不醒，渐成此症。其面色白，精神萎顿，叙述病情时左顾右盼，似畏人倾听。舌苔薄白，舌质稍暗，脉细。方药：大补元煎合保元汤，加枣仁以宁神安魂。7剂，久煎，日3服。二诊：2008年5月26日。恐惧之症大减，能独自上街，面色红润，头发光亮，夜寐已安，再无闻声则悸之象，脉缓和而有力。病已向愈，仍须巩固，药证合拍，无须更方，前方7剂，隔日1服，用以善后。[周云霞，张景华，李泉云．李泉云主任惊恐治验．中华实用中西医杂志．2011，11（23）：48]

8. 顽固性鼻衄 患者谢某，男，34 岁，1986 年 8 月 15 日初诊。患者 12 年前开始出现鼻衄，多在气候干燥或进食辛温食物后发生。在某地区医院五官科诊断为"鼻中隔歪曲，右侧李氏区重度糜烂"，长期服用中西药物，采用玻棒烧灼法，滴用麻黄素液或以麻黄素药棉塞鼻，症状不减。近年来反逐渐加重，鼻衄每于洗脸、喷嚏或高声谈笑时发生，由原来 10～20 天 1 次，发展到最严重时 1 天 3 次，一次出血量最多达 150mL。患者深以为苦，故邀笔者诊治。患者诉：鼻衄屡发难止，长期头晕目眩，神疲乏力，记忆力减退，耳如蝉鸣，腰疼，潮热。诊见患者形体消瘦，牙龈有少量渗血。舌质红，苔少乏津，脉弦细而数。证属肾精亏虚，相火妄动。治宜补肾益精，滋阴降火。方选大补元煎加味：山茱萸、人参（另煎）各 10g，炒山药、熟地黄各 30g，杜仲、枸杞子、全当归、淮牛膝、地骨皮各 15g，炙甘草 3g。5 剂，每日 1 剂，水煎凉服。并嘱忌食辛温燥热之品。二诊：服药期间曾鼻衄 2 次，量少，牙龈已无渗血，眩晕、耳鸣缓解，精神转佳，仍感腰痰、潮热。药已中病，以原方去人参，加党参 20g，续断、龟板各 15g，续服 12 剂，诸症完全消失。嘱其常以银耳、核桃或鳖（团鱼）炖服以善后，随访迄今，未见复发。[谢会长. 顽固性鼻衄 1 例治验. 中华现代中西医杂志. 2005, 3 (15)：1408]

9. 斑秃 刘氏等应用加味大补元煎治疗斑秃 30 例，其中男 17 例，女 13 例，年龄 16～44 岁，病程 10 个月。方药组成：人参 6g，炙甘草 10g，熟地 15g，当归 15g，枸杞子 15g，山茱萸 10g，杜仲 10g，山药 10g，（以上为大补元煎方药），何首乌 15g，女贞子 10g，旱莲草 15g，桑椹子 10g，楮实子 10g，沙苑子 10g，紫河车 3g（研末冲服），肉苁蓉 10g，桑寄生 10g，补骨脂 10g，柴胡 10g，香附 10g，夜交藤 15g，石斛 10g，丹参 15g，红花 10g，川芎 10g，蝉蜕 10g，桑叶 10g，菊花 10g，白僵蚕 10g，白鲜皮 15g，水煎服，每日 1 剂，1 个月为 1 个疗程，连服 1～3 个疗程。结果：30 例中，痊愈 25 例（占 83.3%），好转 3 例（占 10%），无效 2 例（占 6.7%），总有率效为 93.3%。[刘书珍，张菊香. 加味大补元煎治疗斑秃 30 例. 长春中医学院学报. 1998, 14 (69)：38]

【临证提要】 大补元煎主要用于体质虚弱，久病体虚者的调补，亦可以用于治疗休克前期症状者。对于气血阴阳俱虚之神经衰弱、阳痿、贫血、不孕、早衰、眩晕等病证亦可用本方随症加减治之。

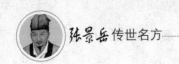

左归饮

【来源】《景岳全书》卷五十一。

【组成】熟地二三钱，或加至一二两　山药二钱　枸杞二钱　炙甘草一钱　茯苓一钱半　山茱萸一二钱，畏酸者，少用之

【用法】水二盅，煎七分，食远服。

【主治】此壮水之剂也。凡命门之阴衰阳胜者，宜此方加减主之。

加减：如肺热而烦者，加麦冬二钱；

血滞者，加丹皮二钱；

心热而躁者，加玄参二钱；

脾热易饥者，加芍药二钱；

肾热骨蒸多汗者，加地骨皮二钱；

血热妄动者，加生地二三钱；

阴虚不宁者，加女贞子二钱；

上实下虚者，加牛膝二钱以导之；

血虚而燥滞者，加当归二钱。

【方解】左归饮源于六味地黄丸，为一阴煎、四阴煎之主方也。方中重用熟地，滋肾填阴为主；山萸、枸杞加强滋肾阴养肝血为辅；茯苓渗湿健脾为佐；炙草，山药益气健脾和中，诸药合用而具有益肾养肝健脾之功效。其与六味地黄丸不同处，在于本方适用于真阴虚而火不旺者，故不用泽泻、丹皮之清泻而纯为壮水之剂。

【方论】《血证论》：《难经》谓左肾属水，右肾属火，景岳此方，取其滋水，故名左归，方取枣皮酸以入肝，使子不盗母之气；枸杞赤以入心，使火不为水之仇；使熟地一味，滋肾之水阴；使茯苓一味，利肾之水质；有形之水质不去，无形之水阴亦不生也。然肾水实仰给于胃，故用甘草、山药，从中宫以输水于肾。景岳方多驳杂，此亦未可厚非。

清代王泰林（字旭高）认为："此为壮水之正法。不用苦寒泻火，独伍甘温补阴，可师可师。"本方着根于虚，用于纯虚证侯，重在滋肾填精。方中重用熟地，配伍山茱萸、枸杞子、山药、甘草等，确为纯甘育阴壮水之剂。

【临床应用】

1. 精子过多不育症 黄氏等应用左归饮加减治疗精子过多不育症临床研究。方法：将45例患者随机分成2组，治疗组31例，以左归饮加减为基本方治疗；对照组14例，以六味地黄丸治疗。结果：治疗组治愈率45.2%，有效率93.5%；对照组分别为7.1%、50.0%。2组比较均有显著性差异（$P < 0.01$）。治疗组治疗后精子密度改善明显，治疗前后有显著性差异（$P < 0.01$），病情轻重未见明显差异（$P > 0.05$）；治疗组对精子活动力有显著提高（$P < 0.01$），对精子畸形率、顶体异常率均有显著降低（$P < 0.01$）。对照组治疗前后比较均无显著性差异（$P > 0.05$）。[黄震，解文翰等. 左归饮加减治疗精子过多不育症临床研究. 中医药临床杂志. 2011, 23 (7): 615–616]

2. 更年期综合征 朱官喜应用左归饮（熟地、山药、白芍、枸杞子各15g，山茱萸、丹皮、制香附各12g，女贞子、旱莲草各20g，菟丝子、炙甘草各9g。水煎，每2日服1剂，分2次服）治疗更年期综合征96例，疗效显著。[朱官喜. 左归饮加减治疗更年期综合征. 胡北中医杂志. 1999, 21 (6): 268]

3. 高血压病 李某，女，43岁，主诉血压高已持续1年，神疲面色萎黄，不寐已多月，查血压当日达185/123mmHg，头胀目眩，双目通红，心悸，唇舌干燥，夜尿1~2次，胃纳尚可，脉浮软，诊为肝阳上亢、血虚生风之高血压，坚持不服降压西药，遂以镇肝熄风汤加减治疗。连服2天，血压稍有下降，为175/113mmHg，但神疲不寐如故，其脉数虽稍缓，但心悸未能改善，遂劝其作一全面体检。报告心血管、脑血管血常规、肝功能无异常，诊为原发性高血压。镇肝熄风汤原为治疗肝肾阴虚、阴不制阳、肝阳上亢、肝风内动、气血上逆之高血压症，但病者药后血压并不下降，且头痛、眼红不舒。则可见药不对症。患者平素饮食失调，夜睡不宁、口干、腰倦神疲、加以因夜尿频，脉细数，乃知此为肝肾阴虚所致，投以左归饮1剂。翌日来诊，早上血压降至146/105mmHg，而夜睡能有5小时，目赤减退，头重胀感稍减，效不更方，只以原方加大熟地用量30g，加人参6g，杜仲6g，连进数剂以固疗效。[王淑然. 明代张景岳之补方分析及左归饮临床举隅. 云南中医中药杂志. 2010, 31 (2): 32]

4. 咳嗽 陈某，女，33岁。患者初诊时发热39.5℃，面色萎黄神疲、寒冷、多痰、二便常、纳呆，晚上卧时即咳嗽不能入睡，彻夜不眠，诊断为风热感冒；投以银翘散，热减退，但咯痰不爽，声低气短。服1剂后，翌日晚上卧床时咳嗽较少，眠纳可，二便常，但咳仍乏力，神疲意倦仍然。患者长期睡眠不足，劳累虚损，平素脉沉濡数，手足心热，乃真阴亏损，虽然外感困顿，再以寒凉之药攻之，元气必更为耗散，正气不易来复。故拟左归饮 1 剂，补水以制火。则神清气爽，咳、痰即愈八九且精神日渐回复。故知虚损之人，久虚及肾，不从真阴精血着手，难奏其功。故左归饮补其真元，固肾益精；方中以熟地滋阴，山萸肉收敛，枸杞子补肝，炙甘草补脾，茯苓化痰利水。景岳治咳不在治痰而重在治本，温脾化痰补水之不足，实为治本之道。

[王淑然．明代张景岳之补方分析及左归饮临床举隅．云南中医中药杂志．2010，31（2）：33]

5. 继发性闭经 周氏等应用左归饮加减治疗继发性闭经 57 例，其中 20 岁以下，例，20 ~ 30 岁 32 例，30 ~ 40 岁 18 例。临床表现为月经逐渐减少甚至闭经，或人流手术后数月经血不行。基本方：熟地 30g、淮山 15g、枸杞 15g、茯苓 10g、枣皮 10g、炙甘草 6g。每日 1 剂，并结合分型辨证加减，肝肾不足用原方，气血虚弱型加党参 30g、当归 15g，气滞血瘀型加香附 10g、泽兰 10g、红花 10g、枳壳 12g；寒湿凝滞型加桂枝 8g、干姜 10g、香附 10g、艾叶 10g。疗程：肝肾不足型、气血虚弱型多数应服药 1 ~ 2 个月，少数须用 3 个月；气滞血瘀型及寒湿凝滞型一般 7 ~ 10 天即能治愈。本组 54 例全部有效，服药最短时间为 7 天（5 例），最长 3 个月（18 例）见效。

典型病例：李某，女，31 岁。因不全流产行人流术，术后阴道流血反复不止，之后闭经 3 个月，曾服西药及人工周期疗法，疗效不显而转中医治疗。初诊见：面色晦暗，腰痛，头晕耳鸣，舌质红，苔薄黄，脉细数。证属：肝肾不足，治以补肾填精，方选左归饮治之，服药 1 个月后，月经复潮，但量少，色较暗红，继用药半个月，第二个月行经准时，经、色量均较为正常。

[周利华，龙晋祥．左归饮加减治疗继发性闭经 57 例体会江西中医药．1993，24（1）：40]

6. 三叉神经痛 刘氏等以左归饮为基本方加味治疗三叉神经痛 110 例，疗效满意。110 例中，女性 78 例，男性 32 例，年龄最大者 72 岁，最小者 19 岁，110 例均为单侧疼痛，病史在半年以内者 73 例，半年以上者 28 例，1 年以上者 9 例。方药组成基本方：熟地 12g，茯苓 6g，山药 10g，枸杞 10g，五味子 6g，肉苁蓉 10g，川芎 10g，白芷 6g，细辛 3g，蝉蜕 10g，全蝎 6g，甘草 3g。文火煎 2 遍，约 500mL，分 2 次温服。结果：疼痛消失，半年以上未复发者为近期治愈，98 例，剧痛明显缓解或疼痛基本消失达 3 个月以上者为显效，8 例．总有效率为 96.4%。剧痛无明显缓解或疼痛虽有所减轻，但发作频繁者为无效，4 例，占 3.6%。[刘素秋，宋修亭．加味左归饮治疗三叉神经痛 110 例．

山东中医杂志.1990, 9 (4)：24]

【现代研究】

1. 延缓卵巢衰者　赵氏等采用围绝经期大鼠动物模型，分别给予低、中、高剂量左归饮（13.78，20.67，31.00g/kg）灌胃处理8周。用 RT - PCR 和免疫组化法检测卵巢血管内皮生长因子（VEGF）mRNA 及蛋白的表达，用 RT - PCR 方法检测卵巢含半胱氨酸的酸性分泌蛋白（SPARC）mRNA 的表达水平。结果：围绝经期大鼠卵巢 VEGFmRNA 的表达明显高于青年组（$P <$ 0.01），中、高剂量左归饮可有效降低其表达水平（$P < 0.01$）。围绝经期大鼠卵巢 SPARCmRNA 的表达明显低于青年组（$P < 0.01$），中、高剂量左归饮可使其表达显著升高（$P < 0.01$）。结论：VEGF 和 SPARC 表达异常可能在卵巢衰老过程中起一定作用。滋阴补肾中药左归饮能通过下调 VEGF 的表达、上调 SPARC 的表达，从而促进衰老大鼠卵巢的血管生成，延缓卵巢衰老过程。[赵薇，温海霞，郑慧丽，孙世晓等. 左归饮对围绝经期大鼠卵巢 VEGF 及 SPARC 表达的影响. 中国中药杂志.2009, 11 (34)：2932 - 2936]

2. 延缓衰老　王氏等为探讨左归饮延缓衰老的部分作用机制。以雄性老年小鼠为研究对象，自由饮用常规水煎左归饮及其部分组方混合液75天，测定血清中丙二醛（MDA）含量和超氧化物歧化酶（SOD）活性；测定胸腺指数、脾指数，MTT 法测定脾脏 T 淋巴细胞增殖活性，酶联免疫吸附（ELISA）法测定血清中 IL - 2 水平。结果：左归饮能明显降低老年小鼠血清中 MDA 含量，同时能明显升高 SOD 活性；单味熟地组能明显降低老年小鼠血清中 MDA 含量；去熟地组能明显升高老年小鼠血清中 SOD 活性。左归饮能显著提高老年小鼠的胸腺指数和脾指数，T 淋巴细胞增殖活性，血清中 IL - 2 含量；单味熟地组仅能显著增强老年小鼠 T 淋巴细胞增殖活性。结论：左归饮明显增强老年小鼠的抗氧化能力和细胞免疫功能。[王燕，董群. 左归饮延缓衰老作用研究. 中药药理与临床.2006, 22 (3, 4)：9 - 10]

【临证提要】 本方为壮水之剂，主要用于真阴不足，命门之阴衰阳胜者，常症见腰酸遗泄，盗汗、口燥咽干，口渴欲饮，舌尖红，脉细数等。临床上常用于治疗妇科疾病证属阴衰阳盛者，如月经过少，不孕不育，继发性绝经、更年期综合征、产后缺乳、产后失音等均可以本方随症加减治疗。且该方尚有滋阴养血，平肝明目，补虚开窍，濡养官窍之功，故也可用于五官科相关疾病，比如视网膜病变，耳鸣、耳聋等。

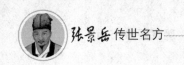

右归饮

【来源】《景岳全书》卷五十一。

【组成】熟地　山药炒,二钱　山茱萸一钱　枸杞二钱　甘草炙,一二钱　杜仲姜制,二钱　肉桂一二钱　制附子一、二、三钱

【用法】水二盅,煎七分,食远温服。

【主治】凡命门之阳衰阴胜者,宜此方加减主之。此方与大补元煎出入互用。如治阴盛格阳,真寒假热等证,宜加泽泻二钱,煎成用凉水浸冷服之尤妙。

加减:气虚血脱,或厥或昏,或汗或运,或虚狂,或短气者,必大加人参、白术,随宜用之;

火衰不能生土,为呕哕吞酸者,加炮干姜二三钱;如阳衰中寒,泄泻腹痛,加人参、肉豆蔻,随宜用之;

小腹多痛者,加吴茱萸五七分;

淋带不止,加补骨脂一钱;

血少血滞,腰膝软痛者,加当归二三钱。

【方解】本方为益火之剂,系从肾气丸化裁而来。盖肾阳虚乏,阴寒内盛,故见气怯神疲,腹痛腰酸,肢冷,舌淡苔白,脉沉细。故治宜培补肾元。方中肉桂、附子温阳散寒以益命火;熟地甘温滋肾填精;山药、山茱萸、枸杞助其培补肾阴,使阳有所生,意在阴中求阳也,山药尤可益气健脾;杜仲强壮益精;炙甘草补中益气和胃,调和诸药。凡肾阳不足所和之虚寒证候,甚至出现假热者,均宜使用本方。故景岳谓其"凡命门之阳衰阴胜者,宜此方加减主之"。

【方论】此益火之剂也。凡命门之阳衰阴胜者,宜此方加减主之。此方与大补元煎出入互用。根据《内经》阴阳互根之旨,"阴生于阳,阳生于阴;孤阴不生,独阳不长。阴阳相互依存而又相互转化","故此方重用熟地黄滋补肾中真阴,配伍山茱萸、枸杞子等滋肾养阴,共奏"阴中求阳"之功。本方重用熟地黄,配合滋肾补阴之品,旨在水中生火,微微而发,不在急急回阳,迅猛飞腾。正如徐大椿《医略六书·杂病证治》称此方是"补肾回阳之剂"、"为阳虚火发之专方"。

【临床应用】

1. 阴缩症 杨某某，男，32岁。工人。1975年10月29日初诊。其妻代述，患者平日小便清长，手足不温，婚后5年未育。近1年来，每当受寒后，尤其同房后，常常自觉阴茎向小腹抽缩、疼痛，每次发作约1~2分钟后自行缓解。此次发作5~6分钟仍感小腹痛甚而就诊。刻诊：面青唇黑，神疲畏寒，疼痛抱腹，不能站立。阴茎、阴囊缩小、发凉。舌谈红，舌苔薄白嫩滑，脉弦紧。此为肝肾阳虚，治当益火消阴。先用盐熨会阴部，急投温里回阳之剂：附子10g，肉桂3g，小茴香6g，1剂，水煎服。药后阴茎、阴囊遂见温暖，小腹疼痛见减。次日，改用右归饮加减温补肾阳，药用：肉桂3g，山萸肉12g，菟丝子12g，小茴香6g，杜仲12g，水煎服，日1剂。服10剂而痊愈。半年后，其妻怀孕，至今未再发。[赵华.右归饮证治举隅.湖南中医杂志.1994，11 (10)：35]

2. 骨质疏松症 李天强采用中医补肾方"右归饮"为基础方（熟地黄、山药、枸杞子、炒杜仲各20g，山茱萸10g，制附子、肉桂各3g，炙甘草5g；肾阴虚加制龟板、制黄精；腰腿痛较甚加桑寄生、川断、巴戟天；血压偏高加仙茅、淫羊藿），治疗骨质疏松症60例，疗效满意。[李天强.右归饮治疗骨质疏松症疗效观察.浙江中西医结合杂志.2006，16 (1)：50]

3. 体位性低血压 赵某，女，23岁，银行职员。2000年03月09日初诊。因头晕、乏力伴心悸1年余就诊。经详细检查后，诊断为神经衰弱、低血压症。服用谷维素、维生素B_1、刺五加片等药后症状仍不能缓解。刻诊：头晕、乏力，经内科检查除血压低外，其他均未见异常。观察其形体瘦弱，血压160/80mmHg，寐差，喜卧，寒，舌质淡，苔薄白，脉沉细。诊断为体质性低血压，证属肾阳亏损，髓海不足，治宜温补肾阳之法，方用右归饮加减。药物组成：熟地黄24g，山药12g，山茱萸9g，枸杞子10g，鹿角胶10g，菟丝子10g，杜仲12g，当归9g，肉桂6g，制附子6g，炙远志10g，夜交藤30g，炙甘草10g。日1剂，水煎服。服用6剂后复诊，述眩晕减轻，睡眠尚可，精力提高，测血压160/90mmHg，宗前方加减，继服6剂，再诊后述其症状，头晕减轻，有时出现耳鸣，前方鹿角胶减为6g，加磁石20g，继服5剂，四诊时症状已基本消失，面色红润，查血压160/110mmHg，遂嘱患者可停服药物，加强体育锻炼和增加营养。[杨尊彝.右归饮治疗体质性低血压临床体会.河北中医.2005，27 (7)：521]

4. 妊娠高血压综合征 孙氏用右归饮加减治疗妊娠高血压综合征8例，

效果满意。诸患者皆以补肾为主，佐以健脾利水，以右归饮为主方。饮食不振加白术、砂仁、焦山楂，恶心呕吐加陈皮、竹茹，水肿严重者加车前子、桑白皮、赤小豆、泽泻、大腹皮，头晕、两眼视物不清者加钩藤、菊花、草决明，内热明显者加红藤、黄芩、板蓝根。结果：8 例患者经治疗后，浮肿消退，饮食增加，血压正常，小便化验正常，痊愈出院。[孙立兰. 右归饮加减治疗妊娠高血压综合征 8 例. 山东中医杂志. 1988, 7 (4)：33]

5. 席汉综合征 李某某，女，28 岁，营业员，于 1977 年 11 月初诊。患者于 1976 年生育第 2 胎时，产后流血过多，继而觉腰膝酸软，毛发脱落，闭经，性欲减退。在某医院检查确诊为"席汉综合征"。曾用激素治疗，病情反复无常。此次停用激素 1 个多月，以上症状日渐加重，并伴有形寒肢冷，气怯神疲，口淡不渴，大便稀溏，小便清长，舌淡红、苔白润，脉沉细。证属肾阳亏虚，治以温阳补肾，方用右归饮加减。处方：熟地黄、山药、枸杞子各 20g，黄芪、附子（先煎 1 小时）各 30g，肉桂（研泡）5g，山茱萸 25g，杜仲、炒白术、白参（蒸兑）、鹿角胶（蒸兑）各 15g，当归 12g。水煎，分 2 次服，每日 1 剂。服用 20 剂后，自觉形寒肢冷，气怯神疲明显减轻，毛发未继续脱落，大便转硬。继上方减鹿角胶加鹿茸 3g，服 15 剂后性欲增进，继以原方去鹿茸，加阿胶 20g，附子改为 15g，服 30 剂后，月经来潮，余症消失，临床治愈，随访 8 年未见复发。[周秋兰. 右归饮治疗疑难杂症. 新中医. 1997, 29 (6)：31]

按 本例因生育致肾之元气虚衰，又因失血过多使精血大耗，其气随血耗散于外，使元阳之气受损而成。治当温肾扶阳，养阴益精，故用附子、鹿角胶（或鹿茸）、肉桂、杜仲、山茱萸温阳补肾；熟地黄、当归、阿胶、黄芪、山药、白参、枸杞子益气养血填精；炒白术以防熟地之滋腻碍脾滑肠之弊。药证相符，故其效满意。

6. 男性不育症（肾阳虚型） 周氏以右归饮治疗 102 例肾阳虚型男性不育少精子患者，取得较好的疗效。选择 165 例肾阳虚型不育症患者随机分为 2 组，其中治疗组 102 例，年龄 22～45 岁，平均年龄 32.5 岁，婚龄 2 年 35 例，3 年 27 例，4 年 17 例，5 年 12 例，6～10 年 11 例。本组患者外生殖器均正常，双侧睾丸容积均 >10mL，性功能正常；对照组 63 例年龄、病史及外生殖器检查与治疗组均无显著性差异。治疗组以右归饮为主方，药物组成：淫羊藿 15g，菟丝子 15g，党参 15g，续断 15g，熟地 12g，山药 12g，枸杞子 12g，覆盆子 12g，山萸肉 12g，巴戟天 10g，制附片 10g，当归 10g，肉桂 6g，五味子 6g。每日 1 剂，分 2 次服，每个疗程为 60 天，停药 30 天进行疗效观察，再继续下 1 个疗程。服药期间不服激素和其他生精药物，忌食或少食酸、辣、酒等刺激性食物和油腻食物，不禁房事。本组服用 1 个疗程者 74 例，2 个疗程者 23 例，3 个疗程者 5 例。对照组常规服用甲基睾丸素。结果：治疗组中治愈 42 例（包括 14 例怀孕者），占 41.2%；显效 28 例，占 27.5%；有效 12 例，占 11.7%；无效 20 例，占 19.6%。总有效率 80.4%。对照组治愈 7 例（包括 2 例怀孕），占 11.1%；显效 8 例，占 12.7%；有效 19 例，占 30.2%；无效 29 例，占 46.0%。总有效率为 54.0%。2 组比较 $P < 0.001$。[周来民. 右归饮治疗肾阳虚型男性不育症 102 例. 南京中医药大学学报. 1998, 14 (6): 376 - 377]

7. 强直性脊柱炎 许氏等为观察右归饮治疗强直性脊柱炎的临床疗效，将 64 例患者随机分为 2 组，治疗组 34 例，口服右归饮煎剂；对照组 30 例，口服 SASP（柳氮磺胺吡啶）。服用 3 个疗程（90 天）后统计疗效。结果：治疗组总有效率为 85.3%，对照组为 83.3%。两组治疗后 ESR、CRP、IgA 明显下降，且治疗组优于对照组，表明右归饮对于强直性脊柱炎有确切的疗效。[许超，童培建等. 右归饮治疗强直性脊柱炎临床疗效观察. 中医正骨. 2005, 17 (2): 6 - 7]

8. 闭经 孙氏用右归饮加味治疗闭经 30 例，均为继发性闭经门诊患者，17 ~ 21 岁未婚 11 例，28 ~ 42 岁已婚 19 例；病程 3 个月 ~ 2.5 年。症状常从月经周期拖迟起始，继而经量逐渐减少，血色转淡。伴有腰膝酸软，形寒（畏寒）肢冷，白带多而清稀，小腹发凉，食少，或便溏，精神不振，舌体胖大或瘦小，口淡，脉沉弱无力或细涩。处方：制附子 15g，肉桂 9g，枸杞 12g，鹿角胶 12g（烊服），山药 12g，山茱萸 9g，熟地 12g，杜仲 12g，当归 15g，淫羊藿 12g，甘草 9g。煎 3 次混合后分早中晚 3 次服，15 剂为 1 疗程，3 个疗程后统计结果。结果：痊愈 18 例，显效 8 例，有效 3 例，无效 1 例，总有效率 96.67%。随访痊愈者均未复发。

典型病例：彭某，38 岁，2009 年 5 月 6 日就诊。1 年半前流产手术后月经失调，经期逐渐后延，经血量少色淡，曾用西药人工周期疗法和中医治疗不效。查面色晦暗，畏寒怕冷，精神不振，腰膝酸软，食少便溏，小腹发凉，舌质淡胖大，脉沉细无力。诊断为肾阳虚闭经。治宜温补肾阳，填精补髓通经。方用右归饮加味。制附子 15g，肉桂 9g，枸杞 12g，鹿角胶 12g（烊服），山药 12g，山茱萸 9g，熟地 12g，杜仲 12g，当归 15g，淫羊藿 12g，甘草 9g。治疗 1 个疗程月经来潮，续用 2 个疗程后月经周期正常，随访半年未复发。[孙显祥. 右归饮加味治疗闭经 30 例. 实用中医药杂志. 2011, 27 (5): 299]

9. 早期激素性股骨头坏死　倪氏等使用右归饮联合金葡液治疗早期激素性股骨头坏死72例。方法：72例患者口服右归饮，3个月为1疗程，连续服用2个疗程；同时患侧注射金葡液注射液，8周为1疗程，连续注射3个疗程。结果：72例治愈28例，显效31例，有效13例。总有效率100%。结论：右归饮联合金葡液治疗早期激素性股骨头坏死能有效改善患者的症状和体征，在一定程度上促进坏死的修复。[倪云锋，金星等．右归饮联合金葡液治疗早期激素性股骨头坏死72例．山东中医杂志．2011，30（8）：548－549]

【现代研究】

1. 神经内分泌免疫网络调节　蔡氏等为观察温补肾阳代表名方右归饮的对神经内分泌免疫网络的调节作用，用皮质酮（CORT）造成大鼠下丘脑—垂体—肾上腺—胸腺轴（HPAT）抑制模型，使用200%右归饮连续灌胃（10g/kg体重）14天。结果表明模型大鼠HPAT轴从功能到形态出现抑制，血浆CORT、ACTH降低，脾细胞减少，淋巴细胞增殖反应减弱；室旁核CRF神经元及正中隆起CRF神经纤维、垂体前叶ACTH细胞等免疫组化染色明显变淡，数量变少，肾上腺、胸腺萎缩。因此得出结论，右归饮可以有效保护CORT对HPAT轴的抑制。[蔡定劳，沈自尹，张玲娟，王文健．右归饮对大鼠下丘脑－垂体－肾上腺－胸腺轴抑制模型的影响．中国免疫学杂志．1994，7（10）：236－239]

2. 改善肾功能　孙氏等观察右归饮对慢性肾功能衰竭（肾衰）肾阳虚大鼠保护作用的机制。方法：采用大鼠5/6肾皮质切除加丙硫嘧啶（PTU）灌胃造成慢性肾衰肾阳虚模型；将模型大鼠按随机数字表法分为慢性肾衰模型组、右归饮组和假手术对照组。右归饮组大鼠制模的同时灌胃右归饮，模型组和假手术对照组制模的同时灌胃等量凉开水，每日1次，连续28天。实验结束时测定各组大鼠血清尿素氮（BUN）、肌酐（Cr）和血脂水平。结果：右归饮能明显降低模型大鼠血清BUN和Cr水平〔BUN（13.65±1.37）mmol/L比（15.88±1.16）mmol/L，Cr（67.27±11.80）μmol/L比（85.92±13.93）μmol/L，P均<0.01〕；升高降低的甘油三酯〔TG（0.64±0.25）mmol/L比（0.40±0.10）mmol/L，P<0.05〕。结论：右归饮对慢性肾衰大鼠模型有显著的保护作用。[孙景波，徐大基等．右归饮对慢性肾功能衰竭肾阳虚大鼠保护作用的研究．中国中西医结合急救杂志．2006，13（3）：139－141]

【临证提要】　右归饮有温补温阳，填精补血之功用。故临床上可用于治疗元阳不足，精血虚少所至之不育症、男子妇人阴缩、闭经及低血压等症见气怯神疲，腹痛腰酸，手足不温，阳痿遗精，大便溏薄，小便频多，舌淡苔薄，脉来虚细者；如治阴盛格阳，真寒假热等证，宜加泽泻二钱，煎成用凉水浸冷服之尤妙。

左归丸

【来源】《景岳全书》卷五十一。

【组成】熟地八两　山药炒，四两　枸杞四两　山萸肉四两　川牛膝酒洗，蒸熟，三两，精滑者，不用　菟丝子制，四两　鹿角胶敲碎，炒珠，四两　龟板胶切碎，炒珠，四两，无火者，不必用

【用法】上先将熟地蒸烂，杵膏，加炼蜜丸，桐子大。每食前用滚汤或淡盐汤送下百余丸。

【主治】治真阴肾水不足，不能滋养营卫，渐至衰弱，或虚热往来，自汗盗汗，或神不守舍，血不归原，或虚损伤阴，或遗淋不禁，或气虚昏晕，或眼花耳聋，或口燥舌干，或腰酸腿软，凡精髓内亏，津液枯涸等证，俱速宜壮水之主，以培左肾之元阴，而精血自充矣。宜此方主之。

加减：真阴失守，虚火炎上者，宜用纯阴至静之剂，于本方去枸杞、鹿胶，加女贞子三两，麦冬三两；

火烁肺金，干枯多嗽者，加百合三两；

夜热骨蒸，加地骨皮三两；如小水不利不清，加茯苓三两；如大便燥结，去菟丝，加肉苁蓉三两；

气虚者，加人参三四两；

血虚微滞，加当归四两；

腰膝酸痛，加杜仲三两，盐水炒用；

脏平无火而肾气不充者，加补骨脂三两，去心莲肉、胡桃肉各四两，龟胶不必用；上凡五液皆主于肾，故凡属阴分之药，无不皆能走肾，有谓必须导引者，皆见之不明耳。

【方解】本方是张景岳由六味地黄丸化裁而成。证为真阴不足，精髓亏损所致。肾藏精，主骨生髓，肾阴亏损，精髓不充，封藏失职，故头晕目眩、腰酸腿软、遗精滑泄；阴虚则阳亢，迫津外泄，故自汗盗汗；阴虚则津不上承，故口燥舌干、舌红少苔；脉细为真阴不足之象。治宜壮水之主，培补真阴。方中重用熟地滋肾填精，大补真阴，为君药。山茱萸养肝滋肾，涩精敛

汗；山药补脾益阴，滋肾固精；枸杞补肾益精，养肝明目；龟、鹿二胶，为血肉有情之品，峻补精髓，龟板胶偏于补阴，鹿角胶偏于补阳，在补阴之中配伍补阳药，取"阳中求阴"之义，均为臣药。菟丝子、川牛膝益肝肾，强腰膝，健筋骨，俱为佐药。诸药合用，共奏滋阴补肾，填精益髓之效。

左归丸是张景岳由六味地黄丸化裁而成。他认为："补阴不利水，利水不补阴，而补阴之法不宜渗"（《景岳全书·新方八阵》），故去"三泻"（泽泻、茯苓、丹皮），加入枸杞、龟板胶、牛膝加强滋补肾阴之力；又加入鹿角胶、菟丝子温润之品补阳益阴，阳中求阴，即张景岳所谓："善补阴者，必于阳中求阴，则阴得阳升而泉源不竭。"（《景岳全书·新方八略》）本方纯补无泻、阳中求阴是其配伍特点。

左归丸与六味地黄丸均为滋阴补肾之剂，但立法和主治均有不同。六味地黄丸以补肾阴为主，寓泻于补，补力平和，适用于肾虚不著而兼内热之证；左归丸纯甘壮水，补而无泻，补力较峻，适用于真阴不足，精髓亏损之证。故《王旭高医书六种·医方证治汇编歌诀》中说："左归是育阴以涵阳，不是壮水以制火。"

左归丸与左归饮均为纯补之剂，同治肾阴不足之证。然左归饮皆以纯甘壮水之品滋阴填精，补力较缓，故用饮以取其急治，适宜于肾阴不足较轻之证；左归丸则在滋阴之中又配以血肉有情之味及助阳之品，补力较峻，常用于肾阴亏损较重者，意在以丸剂缓之。

【方论】徐镛《医学举要》卷5："左归宗钱仲阳六味丸，减去丹皮者，以丹皮过于动汗。阴虚必多自汗、盗汗也；减去茯苓泽泻者，意在峻补，不宜于淡渗也。方用熟地之补肾为君；山药之补脾，山茱萸之补肝为臣；配以枸杞补精，川牛膝补血，菟丝子补肾中之气，鹿胶、龟胶补督任之元。虽曰左归，其实三阴并补，水火交济之方也。"

【临床应用】

1. 妇女更年期综合征　李氏对72例妇女更年期综合征患者采用左归丸治疗，20天为1个疗程，共治疗3个疗程。结果：总有效率为90.28%；月经紊乱、汗出、潮热、睡眠等症状均有不同程度的改善。提示左归丸对更年期综合征有较好的临床疗效。[李莉，等. 左归丸治疗更年期综合征72例。上海中医药杂志2001；35（3）：26]

2. 男性不育症（肾阴不足、肾精亏虚型）　韩氏等应用左归丸治疗肾阴不足、肾精亏虚型精液异常男性不育症患者200例，观察和比较治疗前后患者精液参数及生殖内分泌激素水平的变化。所有患者均口服左归丸（由熟地、山药、枸杞子、山萸肉、川牛膝、菟丝子、鹿角胶、龟板胶组成），9g/次，每日3次。4周为1个疗程，连续治疗3个疗程。结果：临床总有效率为87.8%；治疗前后精液量、精子密度、精子活力、精子活率比较差异均有统计学意义（$P<0.05$）；治疗前后血浆睾酮和促黄体生成激素水平比较差异有统计学意义（$P<0.01$）。促卵泡生成素、泌乳素、雌二醇变化不显著，差异均无统计学意义（$P>0.05$）。结论在中医辨证的基础上应用左归丸治疗肾阴不足、肾精亏虚型不育症患者具有较好的疗效。[韩亮，李海松等.左归丸治疗精液异常男性不育症200例临床报道.北京中医药.2012，31（3）：192－194]

3. 不孕症 韦氏等在应用左归丸治疗黄体功能不健不孕症的临床研究中，将60例黄体功能不健性不孕症患者随机分为治疗组30例和对照组30例，治疗组予左归丸，对照组予六味地黄颗粒。观察2组治疗后中医证候改善情况，子宫内膜活检情况，血清雌二醇（E_2）、孕酮（P）水平，基础体温以及妊娠率。结果：治疗组妊娠12例（40%），对照组妊娠5例（17%），治疗组高于对照组（$P<0.05$）。治疗组中医证候改善程度优于对照组（$P<0.05$），治疗组血清P水平明显高于对照组（$P<0.05$）；2组血清E2水平虽较治疗前有所降低，但均无显著性差异（$P>0.05$）。结论：左归丸通过舒肝补肾法能升高P水平，健全黄体功能，提高子宫内膜表达，从而影响子宫内膜容受性治疗不孕症。[韦艳萍，李远珺等.左归丸治疗黄体功能不健不孕症的临床研究.现代中西医结合杂志.2010，19（32）：4106－4110]

典型病例：黄某，女，26岁，1988年1月21日初诊。结婚同居3年不孕，配偶身体健康。平素头晕，夜眠多梦，易疲劳，烦躁，偶有腰膝酸软，月经延期且量少，经期腰酸痛。曾在多家医院经妇科及B超检查，诊断为子宫发育不良，黄体不健，原发性不孕。诊见：形体矮小、消瘦，面色苍白少华，舌淡、苔薄白，脉沉细。证属先天不足，肾精亏损，治宜滋补肝肾，补血填精。方用左归丸加减。处方：熟地黄、龟板各20g，枸杞子、山茱萸、山药、当归、艾叶、菟丝子、白芍、黄精、肉苁蓉各15g，鹿角胶（烊化）10g。水煎服，每天1剂。月经期暂停服药。治疗3个月，患者体重增加，疲倦、腰酸痛症状消失，月经渐趋正常、经量较前增多。继续调治半年。查小便人绒毛膜促性腺激素（HCG）阳性，嘱慎房事，适饮食。于1989年3月顺产1女婴。[黄时浩.左归丸治验3则.新中医.2004，36（3）：64]

4. 白细胞减少症 黄某，女，48岁，1988年5月20日初诊。患者于

1987年12月因胃淋巴肉瘤行胃大部切除术，术后化疗，身体虚弱，常头晕、疲倦无力，纳差，食之无味，偶有恶心，胃脘不适，腰膝酸软，夜眠多梦，时有盗汗，大便干结。诊见：面色苍白无华，舌淡、苔薄白，脉沉细。查血白细胞2.8×10^9/L，中性粒细胞0.5，红细胞4.0×10^{12}/L，血红蛋白100g/L。证属正气损伤，精血亏虚。治宜补肾益血，填精益髓，兼补脾益气。处方：熟地黄、山茱萸、枸杞子、山药、女贞子、当归、菟丝子、肉苁蓉、阿胶（烊化）各15g，黄芪、白花蛇舌草各30g，红参（另炖）20g。水煎服，每天1剂。服药2周后，症状明显好转，纳增，恶心消失，夜寐正常。药已对症，上方加黄精、何乌续服30余剂，白细胞升至4.5×10^9/L，诸症消失。
[黄时浩. 左归丸治验3则. 新中医. 2004, 36（3）：65]

5. 格林-巴利综合征 赵某，男，13岁，2000年10月12日初诊。患者6年前患急性感染性多发性神经炎，经中西医治疗，病情缓解。2个月前因感冒发热后复发，出现四肢远端麻木、疼痛、无力，运动障碍，不能行走，肌肉萎缩。经当地医院诊断为格林-巴利综合征复发型，给予激素等药治疗2个月，症状有所缓解。求诊于中医继续治疗。诊见：四肢细弱，肌肉萎缩，不能行走，面色苍白，纳差少食，舌红、少苔，脉细无力。中医诊断：痿证。证属肝肾阴虚，精血不足。治宜滋补肝肾，方用左归丸加味。处方：熟地黄、山药、枸杞子、山茱萸、川牛膝、菟丝子、鹿角胶、龟板胶、茯苓、党参、白术各10g，陈皮、炙甘草各5g，焦三仙30g。每天1剂，水煎服。治疗半月后，四肢渐有力，能行走，纳食好。连服中药3个月余，四肢肌肉萎缩渐愈，能自由行走，体重增加5kg。随访半年无复发。[镁日斯. 左归丸新用. 新中医. 2003, 35（10）：67]

6. 震颤麻痹 张某，男，76岁，教师。2001年10月28日初诊。西医诊断为震颤麻痹，曾服用左旋多巴、安坦治疗，效果不佳。患者头倾视深，下颌、舌肌、手指不自主震颤，脑鸣，目眩，耳鸣，语言缓慢、单调，口干欲饮。刻诊：手指呈搓丸样，面部表情呆板，舌质暗红，少苔，脉弦细数。证属脑络受损，阴虚风动，治宜滋补肾阴，熄风通络。予左归丸改为汤剂加减，药用：熟地黄24g，山药15g，枸杞子10g，山茱萸10g，怀牛膝15g，菟丝子12g，鹿角胶（烊冲）6g，龟板胶（烊冲）15g，白芍药15g，白僵蚕10g，砂仁6g，蜈蚣2条。每日1剂，水煎，分2次服。10剂后诸症减轻，守方继进2个月，诸症好转，继用左归丸巩固治疗6个月症状明显好转。[杨士珍贾世复. 左归丸临床应用举隅. 河北中医. 2006, 28（3）：202]

7. 脑梗死恢复期（肝肾阴虚型） 陈氏等为观察左归丸治疗肝肾阴虚型脑梗死恢复期的临床疗效。将 100 例肝肾阴虚型脑梗死恢复期患者随机分为 2 组各 50 例。对照组采用西药基础治疗；治疗组在对照组治疗基础上加用左归丸治疗。疗程均为 30 天。观察患者治疗前后临床神经功能缺损程度评分和治疗前后日常生活能力评定及 2 组临床疗效。结果：治疗后 2 组患者的临床神经功能缺损程度评分均有改善，与治疗前比较，差异有显著性或非常显著性意义（$P < 0.01$），且治疗组的改善作用尤为明显，2 组治疗前后差值比较，差异有显著性意义（$P < 0.05$）。总有效率治疗组 92.0%，对照组 7.0%，2 组治疗后总有效率比较，差异有显著性意义（$P < 0.05$），表明治疗组疗效明显优于对照组。结论：左归丸治疗肝肾阴虚型脑梗死恢复期疗效满意。[陈武杰，陈秀玲等. 左归丸治疗肝肾阴虚型脑梗死恢复期 50 例临床观察. 新中医. 2010，42 (8)：14 - 15]

8. 慢性疲劳综合征（肾虚型） 张氏等为观察左归丸治疗肾阴虚型慢性疲劳综合征的临床疗效。临床上选择肾阴虚型慢性疲劳综合征患者 35 例。口服左归丸 4 周。观察治疗前后患者的肾阴虚症状及体征积分。结果：左归丸可以明显改善慢性疲劳综合征患者肾阴虚症状及体征，治疗前后比较，差异有显著性（$P < 0.01$），结果有统计学意义；疗效评定：显效率 42.9%，总有效率 88.6%。对缓解各个症状、体征的疗效，依次以腰膝酸软、五心烦热、眩晕、口燥咽干为佳，治疗前后比较，（$P < 0.01$）；其次为潮热、盗汗、耳鸣、遗精、月经不调、牙齿松动等症状，治疗前后比较，（$P < 0.05$）。结论：左归丸是治疗肾阴虚型慢性疲劳综合征的有效中药制剂。[张惟郁，许建中等. 左归丸治疗肾虚型慢性疲劳综合征的临床观察. 中成药. 2009，31 (12)：1815 - 1817]

9. 继发性闭经 安氏等为观察加味左归丸治疗继发性闭经的临床疗效。对 40 例继发性闭经患者以加味左归丸为基本方随症加减治疗，并与激素治疗的 40 例患者作对照，比较两组 1 个疗程后临床症状改善程度。治疗组基本方：熟地 15g，淮山药 15g，山茱萸 10g，枸杞子 15g，菟丝子 15g，川牛膝 20g，鹿角胶 10g，炙龟板 10g，阿胶 6g，女贞子 15g，当归 15g，柴胡 10g。水煎服，每日 1 剂，分 2 次服。若患者面色萎黄、神疲乏力、脉细弱者，加黄芪 30g、党参 15g；胸胁胀闷、脉弦细者，加制香附 15g、广郁金 15g；纳食不香、脾运不健者，加焦山楂 15g、六神曲 15g、茯苓 15g。3 个月为 1 个疗程。治疗期间嘱患者忌辛辣及寒凉食品，并保持良好心理状态，停用其他治疗药物。对照组：口服己烯雌酚 0.5mg，1 次/天，连服 22 天，最后 5 天加服安宫黄体酮片10mg，1次/天，月经建立后改为月经第5天开始服药，连续3个周期为1个疗程。结果：两组患者症状和指标均有改善。治疗组总有效率93.33%，对照组总有效率80.00%，治疗组有效率优于对照组，但差别无统计学意义（$P > 0.05$）。结论：加味左归丸对继发性闭经有较好的临床疗效，与激素治疗相比，安全可靠，作用持久，且副作用少。

典型病例：患者王某，女，29岁，2007年4月前来诊，自诉月经已9个月未行。2年前开始出现紊乱，主要是经量少、色紫黯、经期长，月经周期45～60天一行，有时甚至3～4个月1次，数次服用活血化瘀中药效果不显。现闭经9个月余，伴潮热汗出、腰膝酸软、面色萎黄有色斑沉着、头晕耳鸣、五心烦热、夜寐多梦、舌质淡、苔薄白、脉细弦。妇科B超：子宫及双侧附件未见明显异常。E 232pmol/L，FSH 91.21IU/L，LH 62.32IU/L。诊断为卵巢早衰。中医诊断：继发性闭经，属肝肾阴虚型。治以滋阴益肾，方用加味左归丸加减煎服：熟地15g，淮山药15g，山茱萸10g，菟丝子15g，枸杞子15g，川牛膝20g，鹿角胶10g，炙龟板10g，当归15g，阿胶（烊冲）6g，女贞子15g，柴胡6g，制首乌20g，鸡血藤20g，红花6g。服用1个疗程后，月经来潮，临床症状减轻，面部色斑淡化。上方稍作加减，再服1个疗程，全身不适情况消除，脸部色斑基本消退。实验室复查，E 125pmol/L，FSH 15.8IU/L，LH 12.4IU/L。随访半年，月经一直保持正常。[安莲英，石国令. 加味左归丸治疗继发性闭经40例. 中国民康医学. 2011，23（6）：704－705]

10. 慢性肾病蛋白尿　王氏等应用左归丸加味治疗慢性肾病蛋白尿68例，取得较好的疗效。68例患者均来自本院门诊，均经临床和实验室检查后确诊。其中男40例，女28例；尿蛋白（＋＋＋）者42例，尿蛋白（＋＋）者20例，尿蛋白（＋）者6例。熟地25g，怀山药、山茱萸各12g，枸杞子、怀牛膝、龟板胶（另炖）、鹿角胶（另炖）各15g，金樱子30g，覆盆子、菟丝子（包煎）、桑螵蛸各20g。尿检有隐血者加仙鹤草、白茅根各20g，伴白细胞者加石韦10g，鱼腥草20g；有管型尿者加丹参20g；气虚者加黄芪20g；阳虚者加仙茅、淫羊藿各20g；伴食欲不振者加陈皮6g，焦山楂20g；伴高血压者加杜仲10g，夏枯草15g；水肿明显者加茯苓、泽泻各10g，车前子（包煎）15g。每日1剂，水煎分服，7天为1疗程。经1～3个疗程治疗后统计疗效，结果：45例明显好转（患者尿常规检查尿蛋白消失，腰痛、乏力、浮肿等全身症状减轻或消失）；23例缓解（患者尿常规检查尿蛋白较前减少，全身症状有好转）；0例无效（患者尿常规检查尿蛋白未减少，且全身症状无改善）。

典型病例：赵某某，男，46岁。2004年9月6日初诊。患慢性肾小球肾炎6年，近10日又出现腰酸乏力、脸面浮肿。体检：血压升高，尿隐血（+++），尿蛋白（+++），白细胞阴性。曾西药治疗症状未见好转，尿检蛋白仍为（+++），隐血（+++）。舌红、苔白，脉二尺虚弱。予左归丸加味。处方：熟地、炙龟板（先煎）、桑螵蛸、白茅根、车前子（包煎）各20g，怀山药12g，山茱萸10g，枸杞子、鹿角片（先煎）各15g，金樱子、覆盆子各30g，炙甘草6g。7剂。药后复诊，患者精神好转，腰痛消失，浮肿消退。查尿常规：尿蛋白（+）、隐血（+），原方续服7剂。再次复诊时患者已无腰膝酸软疼痛，无脸面浮肿，血压正常，予原方减车前子、白茅根再服7剂，嘱药后转中成药左归丸以固肾益精，随访6个月，病情无反复。[王伯成，郭胜．左归丸加味治疗慢性肾病蛋白尿68例．浙江中医杂志．2008，43（12）：700]

【现代研究】

1. 骨质疏松症 鞠氏为探讨左归丸对骨质疏松症的治疗作用，以卵巢切除所致的骨质疏松大鼠为动物模型，采用骨组织形态计量学方法测定胫骨骨小梁体积百分比（TBV%）、骨小梁吸收表面百分比（TRS%）、骨小梁形成表面百分比（GFS%）、活性生成表面百分比（AFS%）、骨小梁矿化率（MAR）、骨小梁骨生成率（BFR）、类骨质平均宽度（OSW）和骨皮质矿化率（mAR）。结果：大鼠切除卵巢后，胫骨TBV%显著降低，TRS%以及TFS%、AFS%、MAR、BFR、OSW和mAR显著提高，从而表明卵巢切除所造成的是一种骨吸收大于骨形成的高转移型骨质疏松症。给大鼠灌服左归丸后，能使上述指标发生逆转。结论：左归丸对去卵巢所致大鼠骨质疏松症具有一定的治疗作用。[鞠大宏等．左归丸对去卵巢所致大鼠骨质疏松症的治疗作用．中国中医基础医学杂志．2001，7（3）：17]

2. 变态反应性脑脊髓炎 王蕾等应用髓鞘碱性蛋白（MBP）与完全福氏佐剂（CFA）按1:1（体积比）制成抗原，给动物两后足皮下注射MBP抗原免疫，建立大鼠EAE模型。以醋酸泼尼松作对照，利用髓鞘染色及免疫组织化学染色观察各组大鼠造模后14，28天大脑和脊髓髓鞘和轴突损伤及再生的变化。结果：左归丸成右归丸干预后大鼠髓鞘脱失程度均较模型组明显减轻，MBP及神经丝蛋白（NF200）表达显著高于模型组（$P < 0.05$）。结论：左归丸和右归丸能够修复EAE大鼠神经髓鞘和轴突的损伤，可能是其促进神经康复的分子机制之一。[王蕾，樊永平等．左归丸和右归丸对实验性变态反应性脑脊髓炎大鼠髓鞘及轴突再生的影响．中国实验方剂学杂志．2008，14（04）：42-45]

3. 老年性痴呆 朴钟源等将 84 只 Wistar 雄性大鼠随机分成 6 组：A 组腹腔注射生理盐水再脑内海马注射生理盐水，B、C、D、E、F 组以 D－半乳糖腹腔注射合并 β 淀粉样蛋白 1－40 注射海马制备老年性痴呆（AD）动物模型，C、D、E、F 组同时分别灌胃抗脑衰胶囊、哈伯因和左归丸 [5.4 和 2.7g/（kg·d）]。采用生化法检测各组大鼠脑匀浆过氧化氢酶（CAT）、单胺氧化酶（MAO），尼氏染色观察各组大鼠海马神经元尼氏体及电镜观察各组超微结构变化。结果灌服后左归丸组均能明显提高 AD 大鼠脑组织 CAT 活性、抑制 MAO 活性（$P < 0.05$）；左归丸治疗组尼氏体溶解明显减少；F 组神经纤维结构完好，尼氏体丰富，突触结构尚可。结论左归丸通过提高抗氧化能力和改善神经元细胞损害对 AD 大鼠有一定的防治作用。[朴钟源，江新梅等．左归丸对痴呆鼠抗氧化作用及尼氏体的影响．山东医药．2008，48（37）：17－19]

4. 造血调控 郑氏等观察左归丸对骨髓抑制小鼠外周血、造血干细胞增殖能力、骨髓细胞周期和凋亡的影响，并探讨其可能的造血调控机制。方法：将 48 只大鼠随机分为 6 组，即正常对照组、模型组、阳性对照组和左归丸低、中、高剂量组，各 8 只，除正常对照组外，其余各组采用 60Coγ 射线和环磷酰胺联合制作骨髓抑制大鼠模型，于造模结束后第 2 天开始给药，模型组、正常对照组予 0.9% 氯化钠注射液，左归丸低、中、高剂量组予相应浓度左归丸，阳性对照组予重组人粒细胞集落刺激因子注射液。各组均给药 7 天。用全自动血细胞分析仪、白细胞计数法、造血祖细胞培养和流式细胞术分别检测左归丸对骨髓抑制小鼠外周血、骨髓有核细胞数、体外培养各系造血祖细胞的集落数以及骨髓细胞周期和凋亡的影响。结果：左归丸中、高剂量均能明显升高外周血红细胞、血红蛋白、骨髓有核细胞（$P < 0.05$，$P < 0.01$），左归丸中剂量对血小板和左归丸高剂量对白细胞有明显升高作用（$P < 0.05$）。左归丸中剂量组和阳性对照组能提高体外培养各系造血祖细胞的集落数（$P < 0.05$，$P < 0.01$），左归丸高剂量组粒单系细胞集落生成单位、红系细胞集落生成单位和爆增型红细胞集落生成单位数提高显著（$P < 0.05$，$P < 0.01$）。左归丸各剂量组均能促进骨髓 G0/G1 期细胞向 S 期细胞以及 S 期细胞向 G2/M 期细胞的转化，从而导致 G2/M 期细胞比例和增殖指数（PI）明显升高（$P < 0.05$，$P < 0.01$）。左归丸各剂量组的骨髓细胞凋亡比例与模型组比较均显著下降（$P < 0.01$），与阳性对照组比较差异无统计学意义（$P > 0.05$）。[郑轶峰，张力华等．左归丸对骨髓抑制小鼠造血调控的影响．河北中医．2009，31（5）：759－762]

5. 改善肾虚大鼠骨髓间充质干细胞增殖作用 丁氏等探讨补肾益精代表

方左归丸对肾虚大鼠骨髓间充质干细胞（MSCs）增殖的影响。方法：SD 雌性大鼠双侧卵巢切除增龄 3 个月法复制肾虚模型，用左归丸给予部分模型大鼠灌胃。分离、培养正常组、模型组、左归丸组大鼠 MSCs。观察各组大鼠 MSCs 细胞形态，生长周期，P3、P5 代细胞生长曲线，β-半乳糖苷酶衰老细胞染色结果。结果：模型组大鼠 P3、P5 代 MSCsOD 值明显低于正常组、左归丸组（$P < 0.05$）。各组大鼠 MSCs 细胞周期无明显差异（$P > 0.05$）。模型组衰老细胞阳性率最高，明显高于正常组（$P < 0.01$），但与左归丸组间差异不明显（$P > 0.05$）。结论：去卵巢大鼠 MSCs 增殖能力减弱，左归丸一定程度上改善肾虚大鼠 MSCs 增殖能力。[丁富平，黄进等．左归丸对肾虚大鼠 MSCs 增殖的影响．时珍国医国药．2011，22（5）：1062－1064]

6. 免疫性卵巢早衰 李氏等为观察左归丸对免疫性卵巢早衰（POF）小鼠外周血抗透明带抗体（AZpAb）、FSH、E_2 水平变化的影响，进一步揭示中药补肾养血活血法在调节卵巢功能方面的作用机制。以小鼠透明带 3 所合成透明带多肽为免疫原，免疫 SPF 级 BALB/C 雌性小鼠，建立小鼠免疫性 POF 模型，随机分为模型组、左归丸高、中、低剂量组，泼尼松组、己烯雌酚组和对照组，共灌胃给药 4 周。采用 ELISA 法检测外周血 FSH 及 E_2、AZpAb 值。结果：FSH、AZpAb 组间的比较测定值都有显著性差异；各用药组之间对正常组及模型组比较：己烯雌酚组的 FSH 值有极显著的意义，左归丸高、低剂量组的 E_2 值有显著的意义，左归丸高、中、低剂量组及己烯雌酚组的 AZpAb 值都有极显著的意义。结论：左归丸能使阴虚小鼠外周血中雌二醇含量增加，减缓 POF 小鼠外周血 FSH 的升高，抑制 AZpAb 产生，改善 POF 小鼠卵巢免疫性炎症的损伤。[李红梅，苗竹林等．左归丸对免疫性卵巢早衰小鼠性激素的影响．中国现代应用药学．2010，27（13）：1161－1164]

【临证提要】 本方为治疗真阴不足证的常用方。临床应用以头目眩晕，腰酸腿软，舌光少苔，脉细为辨证要点。可用于男子肾精气不足而不育，妇女先天不足，肾精亏虚而不孕及再生障碍性贫血、白细胞减少症、骨质疏松、慢性疲劳综合征等疾病的治疗。如加菖蒲、远志、天麻、白僵蚕、路路通之品，也可用于治疗老年性痴呆、麻痹性震颤等神经性疾病。若真阴不足，虚火上炎，去枸杞子、鹿角胶，加女贞子、麦门冬以养阴清热；火烁肺金，干咳少痰，加百合以润肺止咳；夜热骨蒸，加地骨皮以清热除蒸；小便不利、不清，加茯苓以利水渗湿；大便燥结，去菟丝子，加肉苁蓉以润肠通便；兼气虚者可加人参以补气。

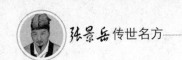

右归丸

【来源】《景岳全书》卷五十一。

【组成】大怀熟地_{八两} 山药_{炒，四两} 山茱萸_{微炒，三两} 枸杞_{微炒，四两} 鹿角胶_{炒珠，四两} 菟丝子_{制，四两} 杜仲_{姜汤炒，四两} 当归_{三两，便溏勿用} 肉桂_{二两，渐可加至四两} 制附子_{自二两，渐可加至五六两}

【用法】上丸法如前，或丸如弹子大。每嚼服二三丸。以滚白汤送下，其效尤速。

【主治】元阳不足，或先天禀衰，或劳伤过度，以致命门火衰，不能生土，而为脾胃虚寒，饮食少进，或呕恶膨胀，或反胃噎膈，或怯寒畏冷，或脐腹多痛，或大便不实，泻痢频作，或小水自遗，虚淋寒疝，或寒侵溪谷而肢节痹痛，或寒在下焦而水邪浮肿。真阳不足者，必神疲气怯，或心跳不宁，或四体不收，或眼见邪祟，或阳衰无子等症，俱速宜益火之源，以培右肾之元阳，而神气自强矣，此方主之。

加减：阳衰气虚，必加人参以为之主，或二三两，或五六两，随人虚实，以为增减。盖人参之功，随阳药则入阳分，随阴药则入阴分，欲补命门之阳，非加人参不能捷效。

阳虚精滑，或带浊便溏，加补骨脂酒炒三两；

飧泄肾泄不止，加北五味子三两，肉豆蔻三两，面炒去油用；

饮食减少，或不易化，或呕恶吞酸，皆脾胃虚寒之证，加干姜三四两，炒黄用；

腹痛不止，加吴茱萸二两，汤泡半日，炒用；

腰膝酸痛，加胡桃肉连皮四两；

阴虚阳痿，加巴戟肉四两，肉苁蓉三两，或加黄狗外肾一二付，以酒煮烂捣入之。

【方解】本方具温补肾阳，填精益髓之功。系肾气丸去三泻，加菟丝子、杜仲、鹿胶、当归、枸杞，桂枝改为肉桂而成。盖肾为水火之脏，内寄命门之火，为元阳之根本。肾阳不足，命门火衰，失于温煦，甚则火不生土，影响脾胃运化，故见腰膝酸冷，面色㿠白，精神不振，食少便溏，男子阳痿遗精，或水邪泛滥浮肿，按之皮肤凹陷不起等症。治宜"益火之源，以培肾之元阳"。方中以附子、肉桂、鹿角胶为君药，温补肾阳，填精补髓。臣以熟地黄、枸杞子、山茱萸、山药滋阴益肾，养肝补脾。佐以菟丝子补阳益阴，固精缩尿；杜仲补益肝肾，强筋壮骨；当归补血养肝。诸药合用，以温肾阳为主而阴阳兼顾，肝脾肾并补，意在阴中求阳，使元阳得以归复矣。

本方与右归饮均为张景岳所创温补肾阳名方，但右归丸较右归饮多了鹿角胶、菟丝子、当归，而不用甘草，起温补肾阳，填精补血之力更强。

【方论】《景岳全书》卷51："元阳不足，或先天禀衰，或劳伤过度，以致命门火衰，而为脾胃虚寒，饮食少进；或呕恶膨胀；或反胃噎膈；或怯寒畏冷；或脐腹多痛；或大便不实，泻痢频作；或小水自遗，虚淋寒疝；或寒侵溪谷，而肢节痹痛；或寒在下焦而水邪浮肿；阳亏精滑，阳痿精冷。真阳不足者，必神疲气怯，或心跳不宁，或四体不收，或眼见邪祟，或阳衰无子等症，俱速宜益火之源，以培右肾之元阳，而神气自强矣，此方主之。"

徐大椿《医略六书》卷18："肾脏阳衰，火反发越于上，遂成上热下寒之证，故宜引火归原法。熟地补肾脏，萸肉涩精气，山药补脾，当归养血，杜仲强腰膝，菟丝补肾脏，鹿角胶温补精血以壮阳，枸杞子甘滋精髓以填肾也。附子、肉桂补火回阳，专以引火归原，而虚阳无不敛藏于肾命，安有阳衰火发之患哉？此补肾回阳之剂，为阳虚火发之专方。"

【临床应用】

1. 淀粉样变性 文某，女，52岁。主诉双小腿前侧皮肤瘙痒。初起局部皮肤发红，伴胸闷、气喘，予以四物汤合三拗汤加味治疗，气喘减轻，皮肤瘙痒未减，经皮肤组织活检诊为淀粉样病变。下肢小腿前侧皮肤逐渐变黑，并出现肾功能减退，尿素氮及肌酐值异常。诊见：双小腿前侧皮肤发黑、瘙痒，伴腰隐痛、胸闷、气喘、舌淡、苔白、脉细。证属肺肾亏虚，肺失宣肃。治以温肾宣肺，佐以活血通络，方以右归丸合三拗汤加减。处方：熟地黄、山药、山茱萸、杜仲、枸杞子、附子、赤芍、牡丹皮各15g，鹿角、茯苓各30g，菟丝子、续断各20g，刺猬皮、苦杏仁、当归各12g，麻黄、穿山甲（炮）各10g，蜈蚣2条。每天1剂，水煎服。服4剂，胸闷气喘、皮肤瘙痒稍减轻。守方去苦杏仁，加川芎、桑白皮各15g。按此比例，5剂为1料，制成丸药，每次15g，每天3次口服。胸闷气喘时加服三拗汤加味，及西药沙美特罗替卡松粉吸入剂吸入治疗。在上方基础上加减服丸药5料，双小腿前侧皮肤黑色明显减退，无胸闷、气喘，瘙痒基本消失。复查肾功能、尿素氮及肌酐恢复正常。[杨明高．杨仁旭主任医师应用右归丸经验介绍．新中医．2004，36

（12）：11]

2. 甲状腺功能减退症　党某，女，56 岁。诊为甲状腺功能减退症 8 年，长期服用甲状腺片治疗。诊见：头顶部隐痛，吹风后尤甚，剑突上隐痛，眼外眦干涩，背心冷痛，小腹胀，大便稀溏，夜尿频，每晚 6～7 次，舌淡红、苔白润，脉缓，左关脉独大。证属脾肾阳虚，机体失于温养。治以温补脾肾，方以右归丸加减。处方：熟地黄、山药、山茱萸、杜仲、茯苓、枸杞子、附子各 15g，覆盆子、怀牛膝、鹿角胶（烊）各 30g，菟丝子、续断各 20g，独活 12g。每天 1 剂，水煎服。服 7 剂，头身疼痛减轻，便溏消失，夜尿次数稍减。守方加豨莶草 30g，鹿角胶易老鹿角 30g，水蜜为丸剂，每次服 15g，每天 3 次。服 3 料丸药后，诸症基本消失。[杨明高．杨仁旭主任医师应用右归丸经验介绍．新中医．2004，36（12）：11]

3. 胸痹　患者，男，67 岁，2002 年 5 月 4 日初诊。胸闷、胸痛 5 年。于 2000 年 4 月在本院诊断为冠心病，经治疗好转，但 2 年来仍发生心绞痛 6 次，平时间歇性早搏 10 次/分左右，重时可达 15～20 次/分，屡用活血化瘀及益气养阴方药效不佳。诊见胸闷、胸痛，痛引肩背，心悸、怔忡，胸背畏寒，时有冷汗，面色暗不华，肢麻不温，口不渴，舌紫暗、苔滑润，脉沉细结。查体：血压 130/90mmHg。心率 70 次/分，心律不齐，早搏或心搏间歇 18～22 次/分。心电图示：冠状 T 波，Ⅱ度房室传导阻滞。西医诊断：心肌梗死（缺血型）。中医诊断：胸痹，证属心肾阳虚，精血不足，兼寒凝痰阻血瘀。治以温阳散寒、填精养血、化痰祛瘀，方用右归丸加减。处方：熟地黄 30g，鹿角胶（烊化）20g，白芍 15g，红花、制附子各 6g，桃仁、炙甘草、当归、炮干姜各 12g，桂枝、菟丝子各 9g，麻黄 5g，细辛 3g，加米酒 10mL 同煎。每天 1 剂，水煎服。复诊：服 2 剂，胸闷、胸痛大减，胸背畏寒、肢麻好转，心悸、怔忡减轻，冷汗止。原方去制附子，加炙黄芪 30g，枳实 9g，白芍减为 9g。续服 5 剂，诸症缓解，心搏间歇 3 次/分，继续调理。处方：熟地黄 30g，鹿角胶（烊化）20g，香橼、桂枝、白芥子各 9g，麻黄 3g，黄芪、炙甘草各 15g，加米酒 10mL 同煎。隔 2 天 1 剂，服用 2 个月。患者诸症皆除，复查心电图正常，心律齐。随访 1 年无复发。[杨雪英．右归丸加减治疗胸痹证．新中医．2008，40（1）：85]

4. 阴茎勃起功能障碍　朱氏使用中药右归丸加味（右归丸加淫羊藿 15g，蛇床子 30g）治疗阴茎勃起功能障碍（ED），采用专业仪器阴茎勃起测量器测量勃起角度及国际标准的勃起功能障碍症状评分进行 ED 的诊断及疗效评估，治疗效果满意。[朱锦祥．右归丸加味治疗阴茎勃起功能障碍 30 例．福建中医药．2005，

36（3）：43]

5. 更年期综合征 张氏为观察右归丸治疗更年期综合征的临床疗效，将120 例更年期综合征患者随机分成 2 组，治疗组 65 例，采用右归丸加减治疗，对照组 55 例，采用雌激素替代治疗。治疗组处方：熟地黄 20g，山药 20g，山茱萸 15g，枸杞子 10g，鹿角胶 10g，菟丝子 10g，杜仲 10g，当归 15g，肉桂10g，制附子 7.5g。脾肾阳虚者加补骨脂、淫羊藿；肾阴阳俱虚者加生龟板、女贞子；偏肝郁血虚者加芍药、牛膝、枳壳；偏心血虚者加柏子仁、五味子、菖蒲。均由本院制剂室统一煎煮为袋煎剂（每袋 100mL），每日 1 剂（2 袋，早晚各 1 袋口服）。结果：治疗组有效率 92.3%，对照组有效率 60.0%，两者比较差异显著（$P<0.05$）。结论：右归丸治疗更年期综合征疗效显著。[张永生．右归丸治疗更年期综合征的临床观察．光明中医．2010，25（9）：1632－1633]

6. 老年性皮肤瘙痒症 朱氏等用右归丸加减治疗老年性皮肤瘙痒症 83例，取得了满意的疗效。基本方：熟地 18g，山茱萸 12g，菟丝子 12g，鹿角胶 8g，杜仲 10g，山药 12g，枸杞子 12g，当归 10g，川芎 10g，黄芪 15g，白术 10g，白蒺藜 12g，地肤子 12g，防风 8g。对症加减：偏肾阴虚者加生地黄12g、何首乌 12g、龟板胶 10g；偏肾阳虚者加仙茅 12g、补骨脂 10g、制附片6g；少寐多梦者加枣仁 10g、柏子仁 10g、夜交藤 12g；瘀血者加丹参 15g、红花 6g、赤芍 10g；湿热者减熟地、菟丝子、杜仲、鹿角胶、黄芪、白术，加黄柏 12g、苦参 8g、白鲜皮 15g、萆薢 12g、苍术 10g、薏苡仁 12g；瘙痒剧烈者加全蝎 6g、乌梢蛇 12g、蝉蜕 9g。加水 800mL，煎取汁 400mL，分早晚 2 次口服。15 天为 1 疗程。治疗期间保护皮肤清洁，经常温热浴，戒烟酒，忌食辛辣鱼虾腥发物。结果：83 例治愈 32 例，显效 28 例，有效 19 例，无效 4 例，总有效率 95.2%，未见不良反应。结论：中药治疗老年性皮肤瘙痒症疗效显著，不易复发。[朱红军，赵生文．右归丸加减治疗老年性皮肤瘙痒症 83 例．四川中医．2007，25（7）：91]

7. 阿尔采默病（肾阳虚型） 李氏等应用右归丸加味治疗肾阳虚型阿尔采默病 34 例。患者症状明显改善，生活质量明显提高，生存期延长。方法：将 70 例患者随机分为治疗组和对照组进行观察，疗程 90 天，对比分析治疗前后患者简易智力状态检查（MMSE）、长谷川痴呆量表（HDS）、日常生活能力量表（ADL）评分的变化。治疗组采用中药右归丸（熟地、山药、山萸肉、枸杞子各 12g，当归、白芍各 10g，炒枣仁、茯神、益智仁、巴戟天、杜仲、菟丝子各 15g，甘草 3g，核桃仁 20g）1 剂/天，核桃仁嚼服，余药冷水连煎 2 次，取汁兑匀，250mL/次，3 次/天，连服 90 天。加尼莫地平片 60mg/d，对照组单用尼莫地平片 60mg/d，治疗期间每月对患者进行一次 MMSE、HDS、ADL 测评。结果：64 例患者完成观察，治疗后两组患者 MMSE、HDS 得分均明显上升，ADL 得分明显下降（$P < 0.05$），两组治疗前后 HDS、ADL、MMSE 量表评分差值及治疗后总有效率比较，差异显著（$P < 0.05$）。结论：右归丸加味治疗阿尔采默病具有较好疗效，能在一定程度上改善患者的临床智能状况。[李存新，杨树荣等．右归丸加味治疗肾阳虚型阿尔采默病 34 例．陕西中医学院学报．2009，32（4）：20-21]

8. 肾病综合征 毛氏采用右归丸加减治疗脾肾阳虚型肾病综合征 60 例取得较好疗效。方法：将原发性肾病患者 60 例随机分为治疗组和对照组，对照组以糖皮质激素治疗，治疗组在应用糖皮质激素的基础上加用右归丸。结果：两组经治疗后均取得明显效果，治疗组优于对照组（$P < 0.05$）。结论：右归丸加减联合糖皮质激素治疗原发性肾病综合征疗效确切，具有协同作用，能够提高临床治疗效果。[毛湘屏．右归丸加减治疗肾病综合征 60 例临床观察．求医问药．9（12）：536-537]

9. 老年慢性心力衰竭合并亚临床甲状腺功能减退 郦氏等研究右归丸对合并亚临床甲减老年慢性心力衰竭患者心功能、甲状腺功能的影响。方法：将合并亚临床甲状腺功能减退的老年慢性心力衰竭患者 67 例随机分为治疗组和对照组，两组均接受常规西医治疗，前者再予右归丸治疗，比较两组治疗前后心功能改善情况以及各项心脏指标和甲状腺激素的变化。入选患者均常规给西药治疗，即利尿、强心、扩血管、抑制肾素－血管紧张素－醛固酮系统，酌情适量 β－受体阻滞剂治疗；治疗组在上述基础上加用右归丸治疗：熟地黄 24g，炒山药 12g，山茱萸 12g，枸杞子 12g，鹿角胶 12g，菟丝子 12g，杜仲 12g，当归 9g，肉桂 6g，制附子 10g，每日 1 剂，由本院制剂中心制成合剂，每袋 100mL，每次 1 袋，每日 2 次，两组均以 8 周为 1 疗程。结果：治疗组心功能改善明显高于对照组（$P < 0.05$）。两组治疗后 LVEF、LVED、LED、LVPWT、WST 较治疗前均有明显改善，而治疗组改善更明显。治疗组治疗后 TSH 水平明显低于较对照组（$P < 0.01$），其余各项指标无统计学差异。结论：对于合并亚临床甲减早期（TSH 水平 $\leqslant 101\mu IU/mL$）老年慢性心力衰竭患者，右归丸可以显著改善心功能，减轻甲状腺激素代谢的紊乱，且具有治疗风险较小的特点。[郦旦明，蒋蓝英等．右归丸对合并亚临床甲状腺功能减退老年慢性心力衰竭患者的影响．中华中医药学刊．2010，28（5）：1108-1109]

10. 骨质疏松症（肾虚型）　　梁氏等应用右归丸加减治疗肾虚型骨质疏松症，效果确切。方法：将 60 例肾虚型骨质疏松症患者分为治疗组 30 例应用右归丸加减法治疗，处方：熟地 24g、山药 12g、山茱萸 12g、枸杞子 12g、菟丝子 12g、鹿角胶 15g（烊化）、杜仲 12g、肉桂 3g、当归 10g、制附子 12g 等），每天 1 剂，煎熬 2 次，2 次混合在一起，分成 150mL/袋，共 2 袋，每天 1 剂方药，煎熬成 2 袋，每次 150mL/袋，温服，同时片剂安慰剂 2 片，每天 2 次。对照组 30 例应用骨化三醇胶丸治疗（每日 2 次，每次 2 片，同时口服口服液安慰剂，每次 150mL，每天 2 次）；观察两组患者治疗前、后的临床症状积分变化，并对两组的治疗效果进行比较。两组均连续服用 3 个月，治疗期间，停服其他补肾药、止痛药及与本病有关的西药。结果：两组患者经治疗后在平均积分、骨密度与治疗前对比差异均具有统计学意义（$P < 0.05$）；治疗组治疗后骨密度升高情况与对照组对比，差异具有统计学意义（$P < 0.05$）；治疗有效率及总有效率方面治疗组均明显优于对照组，具有统计学意义（$P < 0.05$）。结论：右归丸加减治疗肾虚型骨质疏松症，可提高骨质疏松患者骨矿含量，改善其生命质量，显示良好的防治骨质疏松的效应，为一种安全、无毒副作用、治疗效果确切的临床用药。[梁启明，许小志等. 右归丸加减治疗肾虚型骨质疏松症的临床研究. 中国医药指南. 2011，9（33）：5 - 7]

11. 男性雄激素缺乏综合征　王氏等观察右归丸治疗中老年男性患者雄激素缺乏综合征（PADAM）的疗效。方法：对 28 例诊断明确的患者给予右归丸治疗 1 个月以上，观察其临床症状及血清睾丸酮的变化。处方：熟地黄 24g，炒山药 12g，山茱萸 9g，枸杞子、杜仲（姜汁炒）、菟丝子各 12g，熟附子、肉桂各 6g，当归 9g，鹿角胶（炒珠）、淫羊藿各 2g，巴戟天、肉苁蓉、覆盆子、蛇床子各 10g，加水 500mL 煎汁，浓缩至 200mL，分 2 次服，连服 1 个月。结果：患者的自觉症状评分均有显著改善，血清睾丸酮显著上升。与治疗前比较，$P < 0.01$。结论：右归丸对 PADAM 有较好的疗效，未发现明显不良反应。[王琦，王灿晖. 右归丸加减治疗男性雄激素缺乏综合征. 浙江中西医结合杂志. 2004，14（11）：678 - 679]

12. 月经过少　段氏运用右归丸加减治疗月经过少 56 例，取得较好疗效。56 组例中，年龄最小的 16 岁，最大 45 岁，平均年龄 33 岁；病程最短的 3 个月，最长 15 个月。处方：熟地 20g，山萸肉、山药、杜仲、鹿角片、枸杞子各 15g，当归 10g，菟丝子 30g，附子、肉桂各 6g。加减应用：若肾虚兼有血瘀，经血色暗有小块，或经行腹胀痛，在补肾的基础上加活血化瘀之丹参、鸡血藤各30g；脾虚食少者，酌加炒白术，茯苓，党参、鸡内金、砂仁；形寒肢冷者，酌加淫羊藿、人参；夜尿频数者，酌加益智仁、桑螵蛸；心悸失眠者，酌加炒枣仁、五味子；兼少腹冷痛者，酌加吴茱萸，并加重肉桂用量。结果：56例中临床治愈45例，占80.35%，显效6例，有效4例，无效1例，总有效率98.20%。

典型病例：黄某，女，24岁。于2006年5月4日就诊。月经量少伴后期4年；既往月经规律，近4年月经7/30~45天，经量较前减少1/2。血色暗红，质稀，伴腰酸，面色淡暗，怕冷，末次月经2006年4月27日，舌淡苔白，脉沉细。辨证为肾气不足，精亏血少。治以补肾益精，养血调经；处方：熟地20g，山萸肉、山药、杜仲、鹿角片、枸杞子各15g，附子、肉桂各6g，白芍、川芎、香附、当归、巴戟各10g，菟丝子30g，沉香4g。水煎服，200mL，2次/天，服药11剂，月经于5月25日如期来潮，经量增多，色鲜红。前方加减巩固3个月，随访3个月，周期、经量、经色均正常。[段玮玮，夏阳. 右归丸加减治疗月经过少56例. 陕西中医. 2007，28（11）：1464－1465]

【现代研究】

1. 延缓衰老 姚氏等为观察自然衰老大鼠下丘脑—垂体—肾上腺（HPA）轴功能变化，通过右归丸干预，探索补肾方延缓衰老的机制，而以自然衰老SD雄性大鼠（24个月）为肾虚衰老模型，大鼠随机分为老年对照组和右归丸组，每组35只，另设青年对照组（5个月）35只，共3组。老年对照组大鼠常规喂养至24月龄。右归丸组大鼠自20月龄始，按相当于右归丸生药量7.5g/kg自由饮用稀释药液，每周停药2天，连续4个月；采用放射性配体结合分析法观察大鼠血中促肾上腺皮质激素（ACTH）和皮质酮（CORT）含量；反转录聚合酶链式反应（RT－PCR）和蛋白印迹（Western-Blot）技术观察大鼠下丘脑促肾上腺皮质激素释放激素（CRH）mRNA及其多肽表达。结果：与青年组比较，老年组大鼠下丘脑CRHmRNA和CRH表达、血浆ACTH及血清CORT含量升高；与老年组比较，右归丸组大鼠下丘脑CRHmRNA和CRH表达、血浆ACTH及血清CORT含量显著下降（$P < 0.05$）。结论：自然衰老大鼠神经内分泌调控紊乱，HPA轴功能亢进；右归丸可调节HPA轴，使亢进的HPA轴功能得以改善，减轻对机体的危害而延缓衰老。[姚建平，金国琴等. 右归丸对衰老大鼠下丘脑－垂体－肾上腺轴功能变化的影响. 中药药理与临床. 2005，26（1）：8－10]

2. 影响造血功能 郑氏等观察右归丸对骨髓抑制小鼠外周血、造血干细胞增殖能力、骨髓细胞周期和凋亡的影响，并探讨其可能作用机制。方法：小鼠 48 只，随机分为正常组、模型组，右归丸低、中、高剂量组和阳性对照组，每组 8 只。除正常组外，余五组均予造模，连续 3 天给予腹腔注射环磷酰胺制备骨髓抑制模型。造模后各组应用相应药物治疗 7 天。用全自动血细胞分析仪、白细胞计数法、造血祖细胞培养和流式细胞术（FCM）分别检测右归丸对骨髓抑制小鼠外周血、骨髓有核细胞数、体外培养各系造血祖细胞的集落数以及骨髓细胞周期和凋亡的影响。结果：右归丸中、高剂量均能明显升高外周血红细胞（RBC）、血红蛋白（Hb）、骨髓有核细胞（BMC）数，高剂量对血小板（PLT）和白细胞（WBC）有明显升高作用。右归丸能明显提高体外培养各系造血祖细胞的集落数，以中、高剂量效果显著。右归丸低、高剂量均能促进骨髓 G0/G1 期细胞向 S 期细胞以及 S 期细胞向 G2/M 期细胞的转化，提高 G2/M 期细胞比例，增殖指数（PI）明显升高。右归丸中、低剂量组的骨髓细胞凋亡比例显著下降。结论：右归丸可能通过促进 G0 期造血干细胞进入细胞周期，进行增殖；加速骨髓细胞修复受损的 DNA，通过 G1/S 和 S 期监测点；抑制造血细胞的凋亡；调节造血细胞增殖与凋亡之间的平衡等机制，从而促进损伤骨髓造血功能恢复。[郑轶峰，张力华等．右归丸对骨髓抑制小鼠造血功能的影响．浙江中西医结合杂志．2009，19（4）：212 - 215]

3. 排卵障碍性不孕 方氏观察右归丸对雄激素致排卵障碍性不孕大鼠血清中 E_2、T 和 IGF - 1 水平的影响，以进一步探讨右归丸治疗不孕症的作用机制。方法：将 43 只 9 日龄 SD 雌性大鼠随机分为空白对照组、模型组、右归丸组、克罗米芬组。于颈背下注射丙酸睾丸酮建立 ASR 大鼠模型，第 80 天开始灌服右归丸制剂，5 周后股动脉取血，并取出新鲜卵巢组织，观察卵巢形态学，用放免法检测血中 E2 和 T 水平，用酶联免疫法检测血清中 IGF - 1 水平。结果：右归丸能够促进卵泡生长发育及排出，并有黄体生成，降低病理性囊性卵泡数。右归丸能够增加血清中 E2 含量（$P < 0.05$），降低血清中 T 的含量（$P < 0.05$），右归丸有降低 IGF - 1 趋势。结论：右归丸有可能通过降低 IGF - 1 和 T，促进 T 转化为 E2 这一途径，从而促进卵泡生长发育及排出。[方云芸，黄金珠等．右归丸对雄激素致排卵障碍型不孕大鼠血清 E2、T 和 IGF - 1 水平影响研究．世界中医药．2010，5（6）：427 - 429]

【临证提要】 本方用治肾阳不足，或先天禀赋不足，以及命门火衰，兼有畏寒肢冷，阴寒内盛之证。症见腰膝酸冷，面色㿠白，精神不振，食少便溏，男子阳痿遗精，或水邪泛滥浮肿，按之皮肤凹陷不起等。现代多用治疗月经过少、性功能减退、慢性肾炎、肾病综合征、老年骨质疏松症、精少不育症，及贫血、白细胞减少等证属肾阳不足者。如阳衰气虚，可酌加人参；如阳虚精滑或便溏，加酒炒补骨脂；如久泻不止，加五味子、肉豆蔻；如脾胃虚寒，饮食减少，食不易化，或呕恶吞酸，加干姜；如腹痛不止，加吴茱萸；如腰膝酸痛，加核桃仁；如阳痿，加巴戟肉、肉苁蓉，或加黄狗外肾。

七福饮

【来源】《景岳全书》卷五十一。

【组成】人参随宜，心　熟地随宜，肾　当归二三钱，肝　白术炒，一钱半，肺　炙甘草一钱，脾　枣仁二钱　远志三五分，制用

【用法】水二盅，煎七分，食远温服。

【主治】治气血俱虚，而心脾为甚者。

【方解】此乃在五福饮补养五脏气血的基础上，再加酸枣仁、远志以养血宁心安神，着重于调养心脾。

【临床应用】

1. 血管性痴呆　李雪琴等运用七福饮（人参20g（另炖），黄芪15g，白术15g，熟地黄15g，制何首乌20g，当归10g，川芎15g，酸枣仁10g，远志10g，石菖蒲10g，煅牡蛎15g，珍珠母15g，益智仁15g，炙甘草3g）加减治疗血管性痴呆患者30例，效果满意。[李雪琴，王致道. 七福饮加减治疗血管性痴呆30例疗效观察. 中国中医急症. 2010，19（3）：417]

2. 神经衰弱　赵玉华于2004～2006年运用七福饮加减（人参12g，炒白术10g，熟地黄15g，当归10g，酸枣仁15g，远志8g，炙甘草5g。并根据病情随症加减：失眠严重者，加柏子仁15g，莲子10g；头痛者，加川芎10g，元胡10g；头晕者，加菊花10g，蔓荆子10g；烦恼者，加栀子10g，知母10g；焦虑者，加柴胡10g，白蒺藜10g；心悸者，加龙眼肉15g，茯神10g；纳差者，加山楂10g，鸡内金10g。每日1剂，水煎分2次服）治疗神经衰弱56例，疗效满意。[赵玉华. 七福饮治疗神经衰弱56例. 世界中医药. 2009，4（3）：171]

3. 心力衰竭　师元明等运用口服中药汤剂景岳七福饮（人参30g、白术20g、熟地黄20g、当归25g、酸枣仁10g、远志20g、炙甘草10g）配合参麦注射液，治疗心力衰竭24例，收到较好疗效。[师元明，崔爱国. 参麦注射液与景岳

七福饮联合治疗心力衰竭 24 例. 心血管康复医疗杂志.1999, 8（4）: 172]

【现代研究】

增强学习记忆能力　将 84 只 SD 大鼠随机分为空白组、假手术组、模型组、盐酸多奈哌齐组和七福饮高、中、低剂量组，采用立体定位仪将凝聚状态 β - 淀粉样蛋白 1 - 42（Aβ1 - 42）定向注入海马区制备 AD 动物模型。通过 MorriS 水迷宫的定位航行试验检测各组大鼠学习记忆的能力。采用免疫组织化学 SP 方法和病理图像定量分析技术检测海马区生长抑素（SS）蛋白的表达水平。结果，与假手术组比较，模型组平均逃避潜伏期显著延长（$P <$ 0.05），大鼠海马区 SS 蛋白表达也明显降低（$P < 0.05$）；与模型组比较，七福饮各剂量组 [2.15、4.30、8.60mg/（kg·d）] 平均逃避潜伏期显著缩短（均 $P < 0.05$）。与假手术组比较，模型组 SS 蛋白表达明显降低；与模型组比较，七福饮各剂量组 SS 蛋白表达均显著升高（$P < 0.05$）。因此，可以说七福饮可能通过上调 AD 模型大鼠海马区 SS 蛋白的表达，进而改善 AD 大鼠的学习记忆能力，发挥防治 AD 的作用。[兴桂华，林春荣，胡南等. 七福饮对 Aβ1 - 42 诱导的老年性痴呆模型大鼠学习记忆能力及海马区生长抑素表达的影响. 中国中医药信息杂志.2010, 3（17）: 34 - 35]

【临证提要】　本方主要用于五脏气血具虚，而心脾为甚者。故临床上失眠、神经衰弱、记忆力下降、痴呆，甚则心力衰竭等病证见心脾两虚，或兼气血具虚者，可参本方随症加减治之。若失眠严重者，加柏子仁、莲子；头痛者，加川芎、元胡；头晕者，加菊花、蔓荆子；烦恼者，加栀子、知母；焦虑者，加柴胡、白蒺藜；心悸者，加龙眼肉、茯神；纳差者，加山楂、鸡内金等。

一阴煎

【来源】《景岳全书》卷五十一。

【组成】 生地二钱　熟地三五钱　芍药二钱　麦冬二钱　甘草一钱　牛膝一钱半　丹参二钱

【用法】 水二盅，煎七分，食远温服。

【主治】 此治水亏火胜之剂，故曰一阴。凡肾水真阴虚损，而脉证多阳，虚火发热，及阴虚动血等证，或疟疾伤寒屡散之后，取汗既多，脉虚气弱，而烦渴不止，潮热不退者，此以汗多伤阴，水亏而然也，皆宜用此加减主之。

加减：火盛躁烦者，入真龟胶二三钱，化服；

气虚者，间用人参一二钱；

心虚不眠多汗者，加枣仁、当归各一二钱；

汗多烦躁者，加五味子十粒，或加山药、山茱萸；

见微火者，加女贞子一二钱；

虚火上浮，或吐血、或衄血不止者，加泽泻一二钱，茜根二钱，或加川续断一二钱，以涩之亦妙。

【方解】景岳云："此治水亏火胜之剂，故曰一阴。"但凡肾水真阴虚损，而脉证多阳，虚火发热，及阴虚动血者，当以"壮水之主，以制阳光"。方中生、熟地同用，重在壮水滋阴，水充则虚火可撤。麦冬甘寒养阴，可补上焦津液，除胸膈烦热，增强二地滋阴清热之力。佐芍药、丹参以补血虚，凉血清心安神；牛膝补益肝肾，导诸药下行；甘草甘缓和中，清热解毒。诸药合用，则肾水真阴得复，而虚火自消矣。

【方论】张景岳云："此治水亏火盛之剂，故曰一阴。"方中熟地、生地同用，重在壮水滋阴，水充则虚火自灭。

【临床应用】

1. 慢性肝炎（胁痛）　吴某某，男，58岁，1981年10月8日初诊。患者于1967年9月2日始患"无黄疸型肝炎"，谷丙转氨酶200U以上，硫酸锌浊度试验14单位，麝香草酚絮状试验（＋＋），脑磷脂胆固醇絮状试验（＋）。经某医院住院治疗后，谷丙转氨酶逐渐恢复正常，但慢性指标及血清蛋白电泳γ球蛋白始终偏高及异常，并遗留右胁作痛，神疲乏力，食欲不振等症状。14年来曾先后用过各种保肝西药及疏肝健脾中药治疗，其症未能明显改善。来院就诊时，面色黧黑，颈部可见蜘蛛痣数枚，肝肋下1.5cm，质中。超声波提示：较密1级微小波。乙型肝炎抗原阴性，甲胎蛋白阴性，环卵试验阴性，血清球蛋白γ31.2%，麝香草酚絮状试验（＋），硫酸锌浊度试验15.5U。西医诊断为"慢性肝炎，早期肝硬化"。中医诊察患者神倦体困，下肢酸软，右胁掣痛，胸腹胀闷，纳谷不馨，舌苔薄，质红，口干，脉弦，辨证属肝阴不足，气滞血瘀。治拟滋阴柔肝，理气活血，方予一阴煎加味：生地9g，熟地9g，白芍9g，麦冬9g，炙甘草3g，丹参9g，牛膝9g，炒苍术9g。10剂后，胁痛减轻，精神转佳，胃纳增进。再继原方加龙葵9g、虎杖9g。治疗2个月，胁痛基本消失，纳谷尚可，但有时夜寐欠安，于原方去苍术，加酸枣仁 9g、茯苓 9g，以助养心安神，调理善后。1982 年 2 月 6 日复查蛋白电泳：白蛋白 57.8%，γ 球蛋白 18.1%，肝功能正常，超声波显示；稀疏—较密微小波，肝脾不大。右胁掣痛消失，肢体轻健，恢复工作，停服药物。随访 4 个月余，无自觉症状。[王华明，周荣根. 老中医周光英运用一阴煎的经验. 上海中医药杂志.1983，(8)：7]

2. 中风后遗症 顾某，男，53 岁。1991 年 9 月 7 日入院。因半身不灵活，口角流涎，说话不清入院，经检查，诊为右侧内囊腔隙性脑梗死。经中西药物治疗，症情减轻，但留有半身不遂、语言欠朗等后遗症。刻诊：左半身偏瘫，语言謇涩，头晕，面部时有发火，舌红苔薄黄，脉细弦。证属肝肾阴虚，虚阳上扰，络道失利。拟以滋养肝肾，佐以活血通络。取一阴煎加减：干地黄、白芍、麦冬、肥玉竹、淮牛膝、钩藤、天麻、石菖蒲、远志、丹参、稀莶草各 10g，甘草 5g。3 剂。二诊头晕好转，余症同前，仍宗前方增损。上方去钩藤，加木瓜络、路路通各 10g，5 剂。三诊：左侧肢体较灵活，语言謇涩减轻，继予滋养肝肾，佐以活血通络。处方：干地黄、杭白芍、麦冬、淮牛膝、丹参、木瓜络、稀莶草、路路通、当归、天仙藤各 10g，甘草 6g。任师以上方为基础，稍事出入给患者治疗 1 周，病情大有好转，左侧肢体活动如常，语言清晰，好转出院。现就步行上班，正常工作。[张恩树. 任达然应用一阴煎的经验. 辽宁中医杂志.1993，(6)：7]

2. 巅顶头痛 赵某，男，38 岁。1997 年 5 月 18 日初诊。因剧烈头痛，伴有呕吐住某医院治疗。入院后，诊为"蛛网膜下腔出血"。经用甘露醇以及止血、止痛药后，呕吐虽止，但头痛仍作。刻诊：头痛以巅顶为主，痛苦面容，易于作躁，苔薄黄而干，脉弦细。任师细思此症，证属阴虚火旺，肝阳上亢，拟滋阴潜阳。任师认为：对于斯症切不可用苦寒清凉之品。诚如《静香楼医案》云：欲阳之降，必滋其阴，徒事清凉无益也。予一阴煎化裁：干地黄，杭白芍、麦冬各 10g，石决明 15g（先煎），杭菊瓣、石斛、白蒺藜、淮牛膝、泽泻各 10g，甘草 5g。3 剂。二诊：患者巅顶头痛减轻，效不更方，再服 3 剂。三诊：迭进育阴潜阳之剂，患者巅顶头痛每日隅尔发作，痛势明显减轻。惟夜寐欠熟，此时少为变通可也，原方去泽泻，加茯苓、茯神各 10g，夜交藤 15g，5 剂。药后患者巅顶头痛未发，夜能安寐，后痊愈出院。[张恩树. 任达然应用一阴煎的经验. 辽宁中医杂志.1993，(6)：7]

3. 前列腺炎 王某，男，56 岁，1995 年 10 月 8 日初诊。患者曾有胃脘痛，高血压病史，现血压 180/97mmHg。2 年前前列腺液检查：浅黄脓样、有黏丝，卵磷脂小体减少，上皮细胞较多，红细胞 7～8 个/Hp，白细胞 8～12 个/Hp。诊断为前列腺炎。经各种抗生素治疗，症状无改善。近 2 个月来有带血的精液溢出，并见腰酸肢软，口干，身热，舌质红、苔薄，脉弦。证属肾阴亏虚，湿热下注。治拟滋阴补肾，利水渗湿。处方：生地黄、熟地黄、白芍、麦冬、牛膝、丹参、桂枝、茯苓、生姜各 9g，杜仲 12g，炙甘草 3g，大枣 5 枚。水煎服，每天 1 剂。治疗 2 周后夜尿明显减少，由原来每晚 4～5 次，减少至每晚 1 次。续服上方 6 剂后，尿中血精基本消失，腰酸亦好转。用本方调理 1 年，外院泌尿科检查除前列腺略有增大外，余无异常，血压稳定。[史文祯．一阴煎新用．新中医．2004，2 (36)：67]

【临证提要】本方为治水亏火胜之剂，因其可滋阴壮水制火，临床上常用于治头痛、眩晕、耳鸣、中风后遗症等病证属阴虚阳亢者。亦可用于胁痛或前列腺炎等男科疾病证属肾水真阴亏虚而火不甚者。

加减一阴煎

【来源】《景岳全书》卷五十一。

【组成】生地　芍药　麦冬各二钱　熟地三五钱　炙甘草五七分　知母　地骨皮各一钱

【用法】水二盅，煎服。

【主治】治症如前（一阴煎），而火之甚者，宜用此方。

加减：躁烦热甚便结者，加石膏二三钱。

小水热涩者，加栀子一二钱。

火浮于上者，加泽泻一二钱，或黄芩一钱。

血燥血少者，加当归一二钱。

【方解】本方由一阴煎云丹参、牛膝，加知母、地骨皮组成，故其清虚热之力更强，适用于"证如前（一阴煎所治证候）而火之甚者"证候的治疗。

【临床应用】

1. 异位性皮炎　盐谷雄二以青春期、成人期异位性皮炎患者 34 例（男 16 例、女 18 例）为对象，应用加减一阴煎（干地黄 6g、熟地黄 15g、麦门冬 6g、芍药 6g、炙甘草 3g、知母 3g、地骨皮 3g）加 0～20g 的石膏（按 5g、10g、15g、20g 分包，根据病情进行相应加减），然后加入 600mL 水，以文火煎煮约 40 分钟后去渣，得药液约 300mL，再加入粉末状龟板胶 0~3g（按 0.10g、0.25g、0.5g、1g、1.5g、2g、3g 分包，根据病情进行相应加减），充分搅拌、溶解后，每日 1 剂，分 2 或 3 次口服，治疗效果满意。[盐谷雄二.青春期和成人期异位性皮炎的汉方治疗：加减一阴煎加龟板石膏的应用.中华实用中西医杂志.2001，11（14）：1817]

2. 更年期综合征 刘德芳等根据更年期综合征的病因及发病特点，给予滋阴清虚热的中药，以加减一阴煎合二至丸（地骨皮 18g，生地 20g，熟地 20g，白芍 30g，知母 15g，麦冬 18g，黄柏 18g，女贞子 18g，旱莲草 18g，酸枣仁 30g，甘草 6g）为主方，治疗其阴虚血热型 50 例，取得较理想的效果。[刘德芳，刘太华，郭明阳.滋阴清虚热法治疗更年期综合征阴虚血热型疗效观察.西南国防医药.2007，17（6）：744]

【临证提要】 本方可用于治疗因肾水阴血不足所致之虚热证，如产后血虚发热等症见午后热甚，口干，大便干燥，舌质红，脉细数者。若更年期综合征证属水亏火胜者，可配合二至丸以达到滋阴清虚热的功效。

二阴煎

【来源】《景岳全书》卷五十一。

【组成】 生地二三钱　麦冬二三钱　枣仁二钱　生甘草一钱　玄参一钱半　黄连一二钱　茯苓一钱半　木通一钱半

【用法】 水二盅，加灯草二十根，或竹叶亦可，煎七分，食远服。

【主治】 此治心经有热，水不制火之病，故曰二阴。凡惊狂失志，多言多笑，或疮疹烦热失血等证，宜此主之。

加减：痰胜热甚者，加九制胆星一钱，或天花粉一钱五分。

【方解】 心经有热，水不制火，其本在于阴不足。故治宜滋阴以降火。方中重用生地为君，滋阴补肾，凉血清热。臣以甘寒之麦冬养阴生津；玄参苦寒，滋阴凉血兼清热解毒。更佐以苦寒之黄连及木通以清热泻火利尿，燥湿解毒；茯苓甘淡，渗湿利水，健脾安神。枣仁养肝敛阴，宁心安神；甘草清热解毒，调护中土，二药同为使药。诸药合用，共奏滋阴降火，宁心安神之功。

【方论】 张景岳云："此治心经有热，水不治火之病，故曰二阴。"

【临床应用】

1. 阴虚失眠 辛莉采用二阴煎加减（生地 30g，麦冬 20g，玄参 15g，酸枣仁 30g，茯苓 15g，黄连 6g，竹叶 10g，甘草 10g，女贞子 15g，旱莲草 15g）治疗阴虚失眠 33 例，效果显著。[辛莉，郭仁真等．二阴煎加味治疗阴虚失眠 33 例中国社区医生．医学专业．2010，33：175]

2. 甲状腺功能亢进 胡某，女，50 岁，教师。1997 年 3 月 17 日初诊，诊为甲亢，住院 4 个月后，曾服甲基硫氧嘧啶等药，查 T3、T4 降至正常，但全身不适，心慌惊悸，汗多，咽痛，如有痰窒，口疮反复发作。神疲乏力，夜寐不宁，胸闷欲太息。心电图示快速房颤。舌边尖红苔薄，脉细数弦而结。此为心肾阴虚，元阳火越，痰热瘀结内盛。拟滋阴潜阳泻火、化痰清热安神。取二阴煎加减，参入化痰清解之品。方药：生地 12g，麦冬 10g，柏、枣仁各 15g，玄参 10g，夏枯草、半夏各 12g，黄连 3g，黄芩 10g，龙齿、白花蛇舌草各 30g，猪苓 12g，灯心草 4 束，生甘草 5g，药后 1 周，自觉心悸诸症大减，口疮不发。遂在劳保医院转方服用 3 周。4 月 14 日来诊，精神显振，心电图提示房颤消失，胸闷惊悸诸症未作。已恢复上班。遂去白花蛇舌草、黄连、黄芩，加甘麦大枣汤善后。[张良茂．姚培发老中医临证医案拾萃．辽宁中医学院学报．1999，1（2）：91]

3. 口腔溃疡 杨某，男，59 岁。1997 年 4 月 30 日初诊。有高血压史 30 余年。口腔溃疡亦 30 余年。口腔、舌边尖无明显诱因下，反复发作多发性溃疡，疼痛作甚。2 周来发作大剧。因痛而食少，大便常。口腔内三处溃疡，右舌边处大至 0.4～0.5cm 溃烂面。舌红苔薄，脉弦滑。此真阴不足，阴火上越，拟大补元阴，潜降阴火，引火归原。药用：生、熟地各 10g，知母、黄柏各 10g，黄连 4g，玄参、麦冬各 10g，猪茯苓、龟板各 12g，炮附子 10g，细辛 2.4g，肉桂 3g，生龙骨、牡蛎各 30g，木通 5g，灯心草 4 束，生甘草 5g。又：一枝黄花 30g，另煎汤，漱口用。5 月 7 日 2 诊，药后疼痛减轻，溃疡面缩小。继以原方，加马勃（包）4.5g。5 月 14 日 3 诊，口腔溃疡基本好。但咳嗽，时头晕，头皮麻。4 月 30 日方加紫菀 15g。6 月 4 日来诊，谓就诊来口腔溃疡仅小发作，较以往程度、频率明显好转。彩超示脑动脉硬化，左椎动脉供血不足。遂于原方去附桂，加丹参 15g。[张良茂．姚培发老中医临证医案拾萃．辽宁中医学院学报．1999，1（2）：91]

4. 顽固性失眠 张某，男，48 岁。1998 年 4 月 14 日初诊。自去年 11 月因事紧张急躁，遂成失眠。中西医治疗效不佳。焦虑、紧张，莫名其状。夜间难以入寐，甚至彻夜不眠。情绪低落，面色黧黑。脉细数，苔薄白腻。劳神过度，阴血暗耗，虚火内扰。肝失调畅，心失所养则神不守舍。拟滋阴清热，养心安神，佐疏肝解郁。药用：生地、熟地各 12g，柏、枣仁、茯苓、神曲各 15g，麦冬 10g，小黄连 3g，夜交藤 30g，合欢皮 12g，木通 3g，灯心草 4束，淮小麦 30g，开心果 10g，红枣 7 枚，红花 6g，生甘草 5g。4 月 21 日 2诊，夜寐较前稍好，脉细滑数，苔薄白。毋庸更张，原方继进。4 月 28 日 3诊，较能入睡，易惊醒。苔薄白腻。上方加半夏、北秫米（包）各 10g。5 月12 日 4 诊，夜寐较好，精神较振作。皮肤黧黑之状有似减轻。原方出入，去木通、川连，加杞子、鸡冠花各 10g。[张良茂．姚培发老中医临证医案拾萃．辽宁中医学院学报．1999，1（2）：91]

【临证提要】本方临床上用于治疗心火亢盛所致心烦、失眠，或惊狂失志，多言多笑，或疡疹烦热失血等病证。肾阴水不足，或兼心经有热，水不制火，甚则心经火热上炎所引起的口腔溃疡等亦可以本方加减治之。

三阴煎

【来源】《景岳全书》卷五十一。

【组成】当归二三钱　熟地三五钱　炙甘草一钱　芍药酒炒，二钱　枣仁二钱人参随宜

【用法】水二盅，煎七分，食远服。

【主治】此治肝脾虚损，精血不足，及营虚失血等病，故曰三阴。凡中风血不养筋，及疟疾汗多，邪散而寒热犹不能止，是皆少阳、厥阴阴虚少血之病，微有火者，宜一阴煎；无火者，宜此主之。

加减：呕恶者，加生姜三五片。

汗多烦躁者，加五味子十四粒。

汗多气虚者，加黄芪一二钱。

小腹隐痛，加枸杞二三钱。

有胀闷，加陈皮一钱。

腰膝筋骨无力，加杜仲、牛膝。

【方解】肝脾虚损，精血不足，治宜益精养血，补肝益脾。方中重用甘温之熟地为君，以滋阴补血，益精填髓。臣以甘温之当归，酸甘之白芍共养血和营柔肝。佐以枣仁养肝血补心阴；人参大补元气，充养五脏，益气以养血。甘草健脾益胃，顾护中土是为使药。诸药合用，则肝脾可补，精血可充。

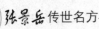
【临床应用】

1. 震颤症 李某某，男，58岁，工人。1978年4月18日初诊。3周前突觉两手颤动，不能自已，近月伴有头摇动，经用莨菪、阿托品、左旋多巴替等药，疗效不著，转中医诊治。诊见：头晕，视物模糊，面色无华，精神不振，四肢乏力腿软，多梦健忘，震颤头摇日重，舌体胖、边有齿痕、舌质淡、苔薄，脉细弱。证属肝血虚亏型震颤证。治宜柔肝养血通络，方用三阴煎加味：当归15g，熟地25g，炙甘草10g，酒芍15g，炒枣仁12g，五味子10g，黄芪15g，牛膝10g，杜仲15g，水煎服，每饭后2小时服药1次，日3次。连续服上方26剂，手颤头摇遂止，疾痊愈。1979年12月追访未再复发。[王雨亭.三阴煎的临床运用.吉林中医药.1999，1（2）：24]

2. 失眠症 赵某某，女，24岁，护士。1975年8月10日诊。患失眠症月余，服多种中西药罔效。诊见：每晚不易入睡，入睡即多作恶梦而醒，醒后再难入眠。神疲乏力，心悸纳少，两目干涩，食后腹胀时有便溏，舌质淡、苔薄白，脉细数。证属肝脾阴虚型失眠。治宜补脾养肝安神，方用三阴煎：当归15g，熟地10g，炙甘草15g，酒芍10g，炒枣仁20g，黄芪15g，党参10g，远志10g，水煎服，每午、晚各服1次。继服11剂，疾愈。[王雨亭.三阴煎的临床运用.吉林中医药.1999，1（2）：24]

3. 遗精 张某，男，38岁，工人。1988年4月20日初诊。半年前常在睡梦中发生遗精，每周3~4次，1个月前经上级医院确诊为"前列腺炎"，曾用庆大霉素、四环素等药，疗效不著，转中医治之。诊见：精神萎靡，形体瘦弱，失眠健忘，头晕耳鸣，腰膝酸软，每日遗精1~2次。舌质淡红，苔薄白，脉沉细。证属遗精，肝肾亏损，精血不足治宜补肝益肾，佐以固涩。方用三阴煎加味：酒芍20g，当归15g，熟地30g，酸枣仁15g，炙甘草10g，党参20g，芡实15g，金樱子15g，牡蛎30g。水煎服，每日2次，每次250mL，饭前服。4剂后，遗精减轻，连服6剂，遗精遂痊。半年后随访，未再复发。[李志文.三阴煎治疗男科病.河北中医.1991，13（6）：34]

4. 阳痿 周某，男，38岁，职员。1988年5月19日初诊。患阳萎半年，曾服多种壮阳药，疗效不著。诊见：精神萎靡，面色不华，食少无味，夜卧不安，腰膝酸软。舌质淡，苔薄腻，脉细弱。此由心脾受损，肝肾亏虚所致。治以补养心脾，填精养血。方用三阴煎加味：党参20g，熟地25g，当归15g，炙甘草10g，酸枣仁15g，酒芍15g，黄芪25g，巴戟20g，菟丝子15g，补骨脂20g。水煎服，日2次。继服12剂，阳痿得愈。半年后随访，体健神爽。

［李志文．三阴煎治疗男科病．河北中医．1991，13（6）：33］

【临证提要】 三阴煎临床上多用于肝肾亏损，阴血不能濡养脏器所致之病证，如不能养脑之失眠，不能化精血之闭经、阳痿、不孕不育，以及不能濡养官窍之失明、耳聋等，均可参本方立法加减施治。

四阴煎

【来源】《景岳全书》卷五十一。

【组成】 生地二三钱　麦冬二钱　白芍药二钱　百合二钱　沙参二钱　生甘草一钱　茯苓一钱半

【用法】 水二盅，煎七分，食远服。

【主治】 此保肺清金之剂，故曰四阴。治阴虚劳损，相火炽盛，津枯烦渴，咳嗽吐衄多热等证。

加减：夜热盗汗，加地骨皮一二钱。

痰多气盛，加贝母二三钱，阿胶一二钱，天花粉亦可。

金水不能相滋，而干燥喘嗽者，加熟地三五钱。

多汗不眠，神魂不宁，加枣仁二钱。

多汗兼渴，加北五味十四粒。

热甚者，加黄柏一二钱，盐水炒用，或玄参亦可，但分上下用之。

血燥经迟，枯涩不至者，加牛膝二钱。

血热吐衄，加茜根二钱。

多火便燥，或肺干咳咯者，加天门冬二钱，或加童便亦可。

火载血上者，去甘草，加炒栀子一二钱。

【方解】 肺阴不足，虚火灼络，血溢脉外。治宜养阴润肺，清金宁络。方中重用甘寒之沙参、麦冬为君，以益阴生津，润肺止咳。臣以百合润肺止咳、清心安神、凉血止血；生地甘寒，养阴生津、清热凉血。更佐以酸甘之芍药补养阴血；茯苓甘淡健脾，培土生金。甘草既能调和诸药，与白芍合用又能酸甘化阴之效，用以为使。如此诸药合用，则肺阴得补，虚火得降，出血可止。

【临床应用】

甲状腺功能减退症　侯某某，女，52岁，2008年5月19日初诊。患者有

"甲亢"病史 10 年。经长期服用抗甲状腺药物他吧唑及丙基硫氧嘧啶治疗，病情虽得以控制，但引起白细胞严重下降，一但停用抗甲状腺药，症情迅速反弹，遂于 2 年前在某医院行放射性碘治疗，"甲亢"得以痊愈。刻诊：自得"甲亢"后，口干舌燥一直延续至今。经常怕冷，纳可，有时便秘，尿黄，舌苔薄，舌质胖大有多处紫斑紫点，脉细缓。经查血常规：白细胞 $2.7 \times 10^9/L$，明显低于正常值，其他各项指标基本正常。甲状腺激素检测：FT3、FT4、IT3、IT4 4 项指标均明显下降，TSH 明显升高，诊断为白细胞减少症合并甲状腺功能减退症。辨证：阴阳两虚，瘀毒内阻。治法：养阴助阳，活血解毒。方药：黄芪 30g，沙参、麦冬、百合、天冬、石斛、黄精、玉竹、当归各 15g，金银花 20g，赤芍 15g，肉苁蓉 10g，甘草 10g。14 剂，1 剂/天，煎服 2 次。2008 年 6 月 2 日复诊：症情好转，口干舌燥明显减轻，舌质紫斑紫点减少变淡，血象检查白细胞已升至 $4.1 \times 10^9/L$，属正常值偏低。大便仍干，有时 2 天行 1 次，遂于上方中加火麻仁 10g，大黄 6g。继服 14 剂。以后患者一直未来复诊，时隔近 2 年，至 2010 年 5 月 17 日来诊时，告知自遵原方服用 28 剂，感觉很好，各种症状基本消失，大便通畅。一如常人，以后未再服药。最近 1 周以来，又感口干，有时心中燥热，有时又觉畏冷，便秘尿黄，舌苔薄，舌质未见紫斑紫点，脉细缓。自感旧病有复发趋势，故来诊。仍守四阴煎与四妙汤合方加减服 14 剂而控制。本想再给患者验血检测甲状腺激素，患者只要开药方，不愿意再做任何检查，故未勉强。[陈大舜.古方今用验案存真（五）.湖南中医药大学学报.2010，30（11）：40]

大营煎

【来源】《景岳全书》卷五十一。

【组成】当归二三钱，或五钱　熟地三五七钱　枸杞二钱　炙甘草一二钱　杜仲二钱　牛膝一钱半　肉桂一二钱

【用法】水二盅，煎七分，食远温服。

【主治】真阴精血亏损，及妇人经迟血少，腰膝筋骨疼痛，或气血虚寒，心腹疼痛等证。

加减：寒滞在经，气血不能流通，筋骨疼痛之甚者，必加制附子一二钱方效。

带浊腹痛者，加补骨脂一钱炒用；

气虚者，加人参、白术。

中气虚寒呕恶者，加炒焦干姜一二钱。

【方解】充任阴血不足，则月事无源，故迟或量少。而精血同源，阴血亦为同源，本方特点在于补精益阴同行而补血。方中重用甘温之熟地为君，以滋补肾阴，养气血，益精髓。臣以当归以益肾养血活血，且又能防熟地过于滋腻。佐以枸杞、杜仲以温经补血，加强温润，滋养先天。牛膝入肾经，引药下行是为使药。诸药合用，则精血得充，阴血得养。如此则经迟血少，腰膝筋骨疼痛等证自可应手而愈。

【临床应用】

1. 男性不育 刘恒太等在临床中运用大营煎加味（熟地黄20g、当归15g、枸杞子10g、肉桂8g、牛膝10g、杜仲12g、陈皮10g、淫羊藿30g、鹿角胶10g、川续断20g、黄芪30g、桑寄生10g。加减：伴有精索静脉曲张者加蜈蚣1条，郁金10g，有睾丸炎病史者加穿山甲10g，香附10g）治疗精子活动率低、活动差所致不育症40例，取得满意疗效。[刘恒太，王淑贞，刘庆春. 大营煎加味治疗男性不育症40例. 黑龙江中医药，1997，1：13]

2. 不孕症 郝某，女，26岁，职工。患者婚后3年，于2年前怀孕3个月时自然流产，产后休息欠佳，而致身体虚弱。平素感觉小腹部发凉，双下肢亦有冷感，腰膝酸软，畏寒怕冷。近期情绪不好，食欲尚可，两便正常。患者16岁月经初潮，月经规律，4/28～32天，量很少，色淡红，无腹痛。自然流产后2年，至今未孕。舌淡红、苔薄白，脉沉。妇科常规检查无异常。证属肾气虚弱，冲任失养，寒凝胞中，而致宫寒不孕。治宜补肾暖宫，调养冲任。处方：熟地10g，牛膝10g，肉桂10g，当归10g，枸杞子15g，杜仲15g，淫羊藿30g，首乌15g，鸡血藤30g，续断15g，川椒6g，甘草6g，6剂水煎服。并嘱患者测基础体温。患者服药后感到小腹部凉感减轻，双下肢已无冷感，腰膝酸软较前减轻，舌脉同前。基础体温呈低温相。上方加吴茱萸6g，白芍15g，继服15剂。服药后，患者症状消失。月经逾期未至，基础体温呈双相。停经50天时，查尿妊娠试验为"阳性"，诊为早孕。后顺产一女。[刘洪英. 大营煎在妇科临床的应用. 中医杂志.1992，4：166]

3. 闭经 吴某，女，21岁，工人。患者月经，16岁初潮，每30天一至，量不多，色紫红，无血块，经期无腹痛，小腹有冷感。后因经期受凉，月经逐渐延至3～4个月1次，有时需服药物方才行经。19岁开始已2年月经未潮。无腰腹痛，有时头晕乏力，饮食、两便正常。舌淡红、苔薄白，脉沉细。肛诊：子宫后位，约为正常 1/2 大小，阴道脱落细胞涂片，激素水平轻度影响。证属肾气虚衰，冲任失养，血海空虚。治宜补肾养血，温养冲任。处方：杜仲 10g，枸杞子 15g，当归 12g，熟地 15g，牛膝 15g，肉桂 6g，川芎 10g，香附 10g，红花 12g，党参 10g，黄芪 18g，卷柏 10g，淫羊藿 12g，生枣仁 5g，鹿角胶 12g（烊化）。患者服上方 6 剂，药后无不适，继服上方 20 余剂，头晕乏力消失，小腹微胀痛，舌淡红、苔薄白，脉细略滑。阴道涂片：激素水平呈中度影响。上方加楮实子 15g，泽兰 10g，服药 6 剂后，月经来潮，经后仍按上方继服，连服 2 个周期，月经按期而至。病告痊愈。[刘洪英. 大营煎在妇科临床的应用. 中医杂志.1992，4：166]

【临证提要】 大营煎主要用于治疗妇女不孕、闭经、经期血少、男子不育等男妇科疾病证属精血亏虚或兼有寒者；若真阴营血亏甚可重用熟地，当归，加用淫羊藿、首乌、鸡血藤之属加强滋阴补血作用。

举元煎

【来源】《景岳全书》卷五十一。

【组成】 人参　黄芪炙，各三五钱　炙甘草一二钱　升麻五七分，炒用　白术炒，一二钱

【用法】 水一盅半，煎七八分，温服。

【主治】 治气虚下陷，血崩血脱，亡阳垂危等证，有不利于归、熟等剂，而但宜补气者，以此主之。

加减：如兼阳气虚寒者，桂、附、干姜随宜佐用。

如兼滑脱者，加乌梅二个，或文蛤七八分。

【方解】 本方系在补中益气汤的基础上稍予精简药味而来。所治之证属气虚下陷，冲任不固，血失统摄所致。治以补气摄血法。方中人参、黄芪、白术、甘草补气摄血，其中黄芪与升麻相配，升麻的作用是引补气药起到"升提"，"举元"的作用，正如李杲所说："升胃中清气，又引甘温之药上升，……人参、黄芪非此引之，不能上行。"《本草纲目》谓其治"崩中、血淋、下血"。上药配合，以补为主，补中寓升，可收补气摄血，升阳举陷之功。本方是一张药简力专的升补方，常用于中气不足，冲任不固，血失统摄

的崩漏、月经过多之证。临床以出血色淡，质稀无块，面色㿠白，小腹空坠，舌质淡红，脉虚大无力为辨证要点。原方加减："兼阳气虚寒者，桂、附、干姜随宜佐用；如兼滑脱者，加乌梅二个，或文蛤七八分。"现临床上对于先兆流产、功能性子宫出血属气虚下陷不能摄血者，亦可用本方加减治疗。阴虚火旺、月经过多之证，均非本方所宜。

【临床应用】

1. 先兆流产 吕某，女，24 岁，2005 年 9 月 11 日初诊。主诉：停经 50 天，阴道少量出血 3 天，伴下腹坠胀。患者 3 天前因阴道出血，在市某医院诊治，给予维生素 E 口服，黄体酮针肌内注射治疗，效果不佳。患者 1 年前曾人流 1 次。诊见：面色白，神疲懒言，舌淡苔薄白，脉沉弱。妇科检查：阴道内有少量血性分泌物，色淡，宫口未开，子宫前位，如孕 7 周大小，与停经周数符合。B 超报告：宫内妊娠囊并见胚芽搏动。西医诊断为先兆流产。中医诊断为胎漏，证属中气不足冲任不固。治宜益气固冲安胎，方用举元煎加减。处方：党参、阿胶（烊化）、杜仲各 20g，黄芪、续断、菟丝子各 30g，白术、艾叶炭各 15g，炙甘草 12g。每天 1 剂，水煎，早晚分服。连服 5 剂，阴道出血停止，下腹坠胀感缓解。又服 5 剂巩固疗效。后用参芪白术散调理至妊娠 12 周，并嘱注意饮食、休息、忌房事。于 2006 年 4 月 25 日顺产一女婴，新生儿发育正常，母女平安。[黄性灵.举元煎治疗先兆流产 87 例.新中医.2007，39（4）：65]

2. 崩漏（功能失调性子宫出血） 张某，女，46 岁，患者于 2007 年 3 月 2 日来本科就诊。经血非时而下，或量多，或淋漓不净 6 年。末次月经至今淋漓，12 天未净，量多，色淡红，质稀，时有血块排出，自觉头晕，乏力，气短，懒言，不欲饮食，睡眠欠佳，经前乳胀，烦躁，舌质淡胖，苔薄白，脉沉弱无力。中医诊断：崩漏；西医诊断：功能失调性子宫出血。证属气虚血瘀型，本着"塞流，澄源，复旧"的治疗原则，方选举元煎加味以益气升提祛瘀止血。处方：黄芪 30g，红参（另包）10g，白术炭 10g，升麻 3g，益母草 30g，贯众炭 30g，茜草 12g，生地榆 30g，墨旱莲 30g，炙甘草 5g，5 剂，水煎服。3 月 7 日二诊，出血停止，仍自觉头晕、乏力、倦怠、饮食、睡眠欠佳。处方：黄芪 30g，当归 15g，党参 10g，白术 10g，茯神 15g，远志 6g，炒枣仁 30g，阿胶（烊化）3g，枸杞子 20g，山茱萸 20g，炙甘草 5g，生姜、大枣引，5 剂水煎服。3 月 12 日三诊，服药后自觉症状减轻，因患者不愿再喝汤药，嘱其口服归脾丸与阿胶胶囊以健脾益气养血，经前 1 周口服逍遥丸。4

月 5 日四诊,月经周期第 2 天量多,腰酸,一诊方加川断 30g,5 剂,水煎服。4 月 10 日五诊,经行 6 天干净,自觉头晕、乏力。嘱患者平时服归脾丸,阿胶胶囊,经前 1 周服逍遥丸,经期服一诊方。按周期治疗 4 个月,周期正常,经行 6 天量较前减少。[许静. 诸玉霞使用举元煎治疗妇科病验案 3 则. 辽宁中医杂志. 2009, 36 (7): 1216]

3. 产后遗尿　赵某,女,28 岁,农民。2008 年 12 月 6 日就诊。患者于 2008 年 12 月 6 日顺产一女婴,重约 3600g,产时出血较多,当时患者疲惫不堪,嗣后患者出现小便频数,咳嗽时小便失禁,未予重视。现症:小便失禁,大声说话时加重,少气懒言,四肢无力,面色少华,舌质淡,苔薄白,脉缓弱。西医诊断:压力性尿失禁。中医诊断:产后遗尿(气虚型)。治法:益气升提,固肾止溺。处方:黄芪 30g,党参、当归、覆盆子、五味子各 15g,白术、陈皮、桑螵蛸各 10g,升麻 3g,柴胡 6g,益智仁 30g,炙甘草 5g,水煎服,每日 1 剂。另外嘱患者配合盆底肌锻炼即缩肛运动,每收缩 5 秒后放松,反复进行 15 分钟,每日 3 次。服药 5 剂后,遗尿减轻,继服 10 剂病愈。[田会霞. 举元煎临床应用举偶. 中外医疗. 2009, 26 (7): 96]

4. 劳淋　李某,女,40 岁,1992 年 3 月 5 日就诊,患者七八年来稍受凉就感少腹不适,腰酸腹胀,小腹自感发凉,尿频,几天前略感受凉,上述症状加重,小便一昼夜 10 余次,夜不能寐,痛苦难以诉说,尿常规检查无异常,肾脏,膀胱做 B 超均正常,脉沉无力,舌淡苔白,证属脾气不足,肾阳亏损,治以益气健脾,温补肾阳。处方:黄芪、山药各 24g,白术、杜仲炭各 15g,升麻、红参另煎各 6g,大枣 5 枚,山茱萸、小茴香各 10g,肉桂 5g,附子 9g,益智仁、荔枝核、橘核各 12g,3 月 18 日二诊,上药服 4 剂后,小便频数十愈七八,夜间尚可安睡,惟腰酸乏力,小腹不适,觉有凉意,治疗仍以前方加狗脊 15g,菟丝子 12g,巴戟天 10g,增强益肾温阳之功,用上方加减先后服 8 剂后,腹部感温,诸症好转,小便次数恢复正常,至今未复发。[孙炳文,孙新云,刘兴明. 举元煎方异病同治应用 4 例. 陕西中医. 2009, 30 (4): 486]

【现代研究】

增强免疫　王氏等设计实验通过改变方中黄芪含量,然后以 NK 细胞活性、RBC - C3b 受体及 RBC 免疫复合物(RBC - IC)花环率为观察指标,结果表明,与对照组比较,不同剂量黄芪组方的举元煎有显著增强小鼠脾脏 NK 细胞的活性和红细胞免疫功能的作用,且作用强度与黄芪剂量有关,具有剂量依赖性。[王国勤,吴敏毓,孙瑞元. 不同剂量黄芪组方的举元煎对小鼠免疫功能的影

响．中成药．1998，20：27-28]

【临证提要】举元煎主要用于中气不足，气虚下陷，冲任不固，血失统摄所致的功能性子宫出血、流产、尿失禁症等妇产科病证的治疗。症见血崩出血量多，漏下淋沥日久，血色均淡红，质清稀；经期量多，过期不止，色淡质稀，面色㿠白，气短懒言，心悸怔忡，小腹空坠，肢软无力等。用于治疗功血可加用茜草、地榆炭等止血药物，达到补气健脾涩血的目的。治疗先兆流产可加杜仲、续断、菟丝子等补肝肾固冲任之品。

两仪膏

【来源】《景岳全书》卷五十一。

【组成】人参半斤或四两　熟地一斤

【用法】上二味，用好甜水或长流水十五碗，浸一宿，以桑柴文武火煎取浓汁。若味有未尽，再用水数碗煎取汁，并熬稍浓，乃入瓷罐，重汤熬成膏，入真白蜜四两或半斤收之，每以白汤点服。若劳损咳嗽多痰，加贝母四两亦可。

【主治】治精气大亏，诸药不应，或以克伐太过，耗损真阴。凡虚在阳分而气不化精者，宜参术膏；若虚在阴分而精不化气者，莫妙于此。其有未至大病而素觉阴虚者，用以调元，尤称神妙。

【方解】景岳云："气因精而虚者，自当补精以化气。"本方为补精以化气之典型方剂。方中重用甘温之熟地为君，以滋补肾阴，养血益精，益真阴，专补肾中元气，阴足则化气有源。臣以人参大补元气而入脾，助气血生化之源。本方药简而效强，共奏滋养阴血，大补元气之功。故凡属精血虚少，元气亏损之证均可用本方或以本方加味治疗。

【方论】张景岳云："人之所以有生者，气与血耳。气主阳而动，血主阴而静。补气以人参为主，而芪、术但可为之佐；补血以熟地为主，而芎、归可为之佐。然在芪、术、芎、归则又有所当避，而人参、熟地则气血之必不可无。故凡诸经之阳气者，非人参不可；诸经之阴血虚者，非熟地不可。人参有健运之功，熟地禀静顺之德，此熟地之与人参，一阴一阳相为表里，一形一气互生互成，性味中正无与逾于此，诚有不可假借而更代者也。"较为鲜明地阐述了人参、熟地的功能和配伍的重要性。故本方，人参和熟地同用，

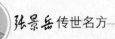

共奏大补气血阴阳之功。

【临床应用】

风湿性心脏病　患者发病已3年,夜不能眠,气喘,时有咯血,头晕,盗汗,食少,乏力,不能走路。面色淡白,呼吸困难,咳嗽,皮肤作痒,夜多尿,脉微弱。化检:血红蛋白(Hb)100g/L,红细胞(RBC)3.4×10^{12}/L,白细胞(WBC)10.8×10^{9}/L,中性细胞0.71,淋巴细胞0.29。诊断:某院断为风湿性心脏病二尖瓣狭窄、充血性心力衰竭。中医初步印象为心阳亢进,肾阴亏损,水火不能相济。治疗:服用两仪膏(将党参、熟地研为细末,和冰糖、清水熬制成膏。每日用一两至一两五钱,分三次服用)后,症状逐渐改善。2个月后,诸症基本告愈,能参加体力劳动。惟二尖瓣狭窄尚未解除,尚在继续服药。[郑幼年.两仪膏治疗风湿性心脏病二尖瓣狭窄及闭锁不全.福建中医药.1963,1]

【现代研究】

抑瘤作用　刘氏等将72只昆明种小鼠分为正常对照组,荷瘤对照组,环磷腺胺(CTX)组,两仪汤高、中、低剂量组6组,每组12只。除正常对照组外,其他组小鼠给予荷瘤造模。24小时后两仪汤各组小鼠以中药汤剂(分别相当于1.64g、0.82g、0.41g生药量,用量分别为成人体质量用量的4,2,1倍)连续灌胃14天;CTX组小鼠于第1天腹腔注射CTX注射液0.5mL(50mg/kg),同时生理盐水连续灌胃14天;荷瘤对照组小鼠生理盐水连续灌胃14天。14天后脱颈椎处死小鼠,观察小鼠实体瘤重量、抑瘤率、脾指数及胸腺指数等指标的变化。结果:两仪汤中剂量组及CTX组小鼠瘤体较荷瘤对照组明显减小;两仪汤中剂量组较荷瘤对照组脾指数明显增高;两仪汤中、低剂量组小鼠胸腺指数较荷瘤对照组明显增高;CTX组小鼠脾指数较两仪汤中剂量组明显降低;胸腺指数较其他组明显降低。结论:两仪汤对S180肉瘤有一定抑制作用,能提高小鼠的免疫力,其两者之间有一定的相关性。[刘培民,宋娟.复方两仪汤对荷S180肉瘤小鼠抑瘤作用的实验研究.中医研究.2010,1]

当归地黄汤

【来源】《景岳全书》卷五十一。

【组成】　当归二三钱　熟地三五钱　山药二钱　杜仲二钱　牛膝一钱半　山茱萸一钱

炙甘草八分

【用法】水二盅，煎八分，食远服。

【主治】肾虚腰膝疼痛等证。

加减：如下部虚寒，加肉桂一二钱，甚者仍加附子。

如多带浊，去牛膝，加金樱子二钱，或加补骨脂一钱。

如气虚者，加人参一二钱，枸杞二三钱。

【方解】本方为治疗肝肾阴亏、腰膝疼痛的常用方。若肾精充足肾府得养而腰壮；肝血盈满则筋府得润而膝强。方中用熟地、山茱萸、山药、当归，补肝肾精血，伍以杜仲、牛膝壮腰强膝，加炙甘草建中。如此，则肾经充足，肾府得滋而腰壮，肝血盈满则筋府得养而膝强，故其为治疗肝肾亏损，精血衰少之腰膝酸痛的常用方。

【临床应用】

1. 偏头痛 张梅友在临床中运用用当归地黄汤（当归15g，熟地12g，川芎9g，白芍9g，防风9g，白芷9g，藁本6g，细辛3g）治疗偏头痛39例，疗效满意。[张梅友. 当归地黄汤治疗偏头痛39例. 湖南中医杂志, 2004.20（6）：34]

2. 腰椎间盘突出 张某某，男，36岁，农民。患者于1996年8月因用力搬重物而致腰痛，10月病情加剧，腰痛不可转侧，双下肢后侧反疼痛、麻木，曾用针灸等治疗无效而要求中药治疗。现步履艰难、弯腰、下蹲均受限，直腿抬高试验左＜5°（＋）、右＜15°（＋），加强试验均为（＋），CT报告：L5椎间盘"中央型"突出、伴L5、S1纤维环膨出，纳呆，舌质红有瘀点，少苔，脉弦细。患者用上方加减15剂，腰痛明显减轻，活动自如，下肢疼痛麻木消失，饮食如常。又服12剂诸症若失，随访1年未反复。[喻晓菊，赵守裙，王琴. 当归地黄汤加味治疗腰椎间盘突出. 中医杂志.1992，4：166]

3. 破伤风 张某某，男，6岁。1981年8月因右手食指刀伤后9天，突然抽搐发病，住某院抢救室，治疗无效，特前来求治。刻诊：患者颜面肌肉痉挛，牙关紧闭，身体强直，角弓反张，抽搐频繁。舌脉未诊（无法诊）。病属刀伤感染，邪毒入里，痰涎壅盛所致。治当祛风解毒，化痰解痉，导邪外出。遂方：白附子15g，蝉蜕15g，南星15g，天麻15g，羌活15g，防风15g，白芷15g，全蝎15g，僵蚕15g，蜈蚣15条。研极细面。撬开牙齿灌服，首次2.5g，黄酒为引，以后每6小时2.0g。服药1天后，抽搐逐渐缓解。3天后转醒，知道要水喝，抽搐停止。为善其后，以防留后遗症，又投以当归地黄汤加味6剂，至今未复发。[姜玉田. 中草药治愈破伤风一例. 中医杂志.1992，4：28]

【临证提要】当归地黄饮主要用于治疗腰膝酸痛之肝肾亏虚证，亦可以治

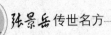

疗阴虚而阴结便秘，以及头痛、腰椎间盘突出等证属肝肾亏虚者。

济川煎

【来源】《景岳全书》卷五十一。

【组成】当归三五钱　牛膝二钱　肉苁蓉酒洗去咸，二三钱　泽泻一钱半　升麻五七分或一钱　枳壳一钱，虚甚者不必用

【用法】水一盅半，煎七八分，食前服。

【主治】凡病涉虚损，而大便闭结不通，则硝、黄攻击等剂必不可用；若势有不得不通者，宜此主之。此用通于补之剂也，最妙最妙。

加减：如气虚者，但加人参无碍。

如有火，加黄芩。

如肾虚，加熟地。

虚甚者，枳壳不必用。

【方解】本方证因肾虚开合失司所致。肾主五液，司开合。肾阳不足则气化无力，故小便清长；肠失濡润，传导不利，故大便不通；肾虚精亏，故腰膝酸软；肾阳亏损，故舌淡苔白、脉沉迟。故治当温肾益精、润肠通便。方中肉苁蓉温肾润肠，为方中君药；当归辛甘而润，补血和血，且能润肠，与牛膝补肾强膝，上下行而为臣药；枳壳下气宽肠，泽泻降气泄浊，升麻升发清阳，三药合用，有升清降浊之效，同为佐药。和而用之，共奏温肾益精，润肠通便之功。

【方论】何秀山《重订通俗伤寒论》："夫济川煎，注重肝肾，以肾主二便，故君以苁蓉、牛膝滋肾阴以通便也。肝主疏泄，故臣以当归、枳壳，一则辛润肝阴，一则苦泄肝气。妙在升麻升清气以输脾，泽泻降浊气以输膀胱，佐蓉、膝成润利之功。"

【临床应用】

1. 耳鸣　王某，女，58 岁，2000 年 10 月初诊。患者有高血压病史，耳鸣反复发作半年，经五官科检查未发现异常。诊见：耳鸣时轻时重，兼见眩晕，腰膝酸软，大便秘结，3 ~ 5 天 1 次，小便清长，手足怕冷，舌淡，脉沉细。证属肾精亏虚，腑气不通。治宜温肾益精，润肠通便，方用济川煎加减。处方：当归、肉苁蓉、熟地黄、山药各 15g，怀牛膝，泽泻、山茱萸各 9g，杜

仲、升麻各6g。3剂，每天1剂，水煎分2次服。药后大便通畅，眩晕、腰膝酸软较前好转，惟耳鸣不减。守方续服6剂后耳鸣渐少，大便趋于正常，1~2天1次。药已对证，守方连服2个月，诸症消失而愈。随访1年未复发。

[廖韩鹏．济川煎新用．新中医．2002，34（10）：67]

2. 偏头痛 赖某，男，57岁，2001年5月8日初诊。患者左侧偏头痛反复发作3个月余。经脑电图检查无异常，西医诊断为血管神经性头痛，服用颅痛定等药疼痛可暂时缓解。诊见：精神萎靡，面色㿠白，大便秘结，小便清长，腰膝酸软，舌淡、苔白滑，脉沉细。中医诊断：头痛（偏头痛）。证属肾虚精少，腑气不通。治宜温肾益精，润肠通便，方用济川煎加减。处方：当归、肉苁蓉、熟地黄各15g，怀牛膝、泽泻各9g，升麻、枳壳各6g。3剂，每天1剂，水煎分2次服。尽剂后大便通畅，偏头痛较前明显缓解，他症均有好转，效不更方，续服6剂而愈。 [廖韩鹏．济川煎新用．新中医．2002，34（10）：67]

3. 痹证 骆某，女，65岁。2001年2月5日初诊。患者右侧腰腿痛1个月余，劳累及寒冷时加重。患侧腰、臀、腿牵引抽痛，翻身、站立、行走困难。腰椎摄片示第1~5椎体均有不同程度骨质增生。诊断为坐骨神经痛，腰椎骨质增生症。诊见：痛苦面容，弯腰行走隐痛，面色少华，腰及四肢冰冷，大便秘结，小便清长，舌淡、苔白，脉沉细濡。证属老年肾亏，阴阳两虚，治宜阴阳双补，润肠通便，佐以散寒除湿，方用济川煎加减。处方：当归、肉苁蓉、熟地黄、党参各15g，怀牛膝、泽泻、附子、全蝎、山茱萸各9g，独活、升麻各6g，肉桂10g。每天1剂，水煎服，同时配合针灸疗法。服6剂，腰、臀、腿疼痛明显减轻，大便通畅。守方续服6剂后行走自如。[廖韩鹏．济川煎新用．新中医．2002，34（10）：67]

4. 高血压病 李某某，男，职员，57岁。2003年10月20日初诊。参加平安保险时发现轻度高血压至今3年，心电图、肝脾肾B超正常，生化全套正常。经长期规则降血压药物治疗2年半未能获效，反而逐渐升高，伴头晕胀疼，头重脚轻，疲乏不支，睡眠障碍，食欲不振，溲清便秘。查体：脉搏80次/分，呼吸16次/分，血压190/115mmHg，形神倦怠，面浮泛红，复查心电图示左室高电压，B超、生化全套、尿液分析均正常，舌质淡红苔自脉缓滑。拟诊脾肾阳虚寒湿郁阻，虚阳上亢之高血压病。治以参附济川煎，以温运脾肾升阳通腑，而经脉得和血压恒常。药用：炮附片30g，生黄芪30g，建泽泻30g，川牛膝20g，炒白术15g，川厚朴15g，高良姜15g，肉苁蓉15g，全当归 15g，大枳壳 15g，五加皮 10g，升麻 10g，北柴胡 5g，水煎服。服完 5 剂后，尚觉疲乏，余症悉除，血压 150/95mmHg。乃元气未足复，嘱加以狗肉 1 斤（另炖）每月一吃，大补元气。以后再测血压 135/80mmHg，随访至今已近 5 年，血压恒定正常。[潘用水 . 参附济川煎在老年病治疗中应用举隅 . 中外健康文摘 . 2008，6（2）：209]

5. 便秘（肾阳虚型） 苏某，男，81 岁，退休工人，2010 年 9 月 27 日就诊。自诉：大便排出困难 3 年余，大便干结，排出费力耗时，每次需 40 分钟以上，7~10 天左右 1 次，小便清长，夜尿多，四肢不温，腹中时有冷痛，伴腰膝酸冷，舌淡苔白，脉沉迟。查体：腹软，无明显压痛，未及包块，肝脾未触及，直肠指检未见异常。血、尿、粪常规、大便隐血化验及胃肠钡剂 X 线造影示无器质性病变。中医诊断为：便秘，辨证属脾肾阳虚兼有气虚，治宜温肾益精、益气健脾、润肠通便。方用：肉苁蓉 20g，肉桂 6g，炙黄芪 20g，党参 15g，当归 15g，怀牛膝 15g，枳壳 12g，泽泻 6g，升麻 9g，甘草 9g。7 剂，每日 1 剂，煎 3 次，药汁混匀，每次约 250mL，分 3 次温服。服药第 4 天，便秘症状改善，7 剂服完诸症明显好转。二诊，原方辨证加减继服 7 剂后，患者自诉诸症消失，2~3 天大便 1 次，粪质软润成形。治疗继守原方，调整药物剂量至原方 2/3，巩固治疗 1 个月，完全痊愈，随访至今未复发。[徐冉 . 济川煎加减治疗脾肾阳虚型便秘 60 例 . 中国中医药现代远程教育 . 2011，9（11）：33]

【现代研究】增强胃肠蠕动功能用小肠碳末推进试验观察济川煎对大鼠胃肠蠕动的影响，并用放射免疫分析法检测大鼠小肠组织胃动素（MTL）、P 物质（SP）和生长抑素（SS）的水平。结果：3.2，4.5g/kg 济川煎组大鼠小肠碳末推进率明显高于老龄组（$P < 0.05$，和 $P < 0.01$）；3.2，4.5g/kg 济川煎组大鼠小肠组织中 MTL 含量明显高于老龄组（$P < 0.05$）；1.6，3.2g/kg 济川煎组大鼠小肠组织中 SP 含量明显高于老龄组（$P < 0.01$）；1.6，3.2，4.5g/kg 济川煎组大鼠小肠组织中 SS 含量明显低于老龄组（$P < 0.05$，和 $P < 0.01$）。结论：济川煎能增强老龄大鼠的胃肠蠕动功能，其机制可能与促进肠道胃动素、P 物质的释放，降低肠道生长抑素水平有关。[车彦忠，陈洪宝等 . 济川煎对老龄大鼠胃肠蠕动的影响及相关机制研究 . 中国实验方剂学杂志 . 2007.11（13）：44-46]

【临证提要】本方为温润通便，治疗肾虚便秘的常用方。临床应用以大便秘结，小便清长，腰膝酸软，舌淡苔白、脉沉迟为辨证要点。常用于习惯性便秘、老年便秘、产后便秘等属于肾虚精亏肠燥者。对于肾虚耳鸣、偏头痛、眩晕等病证亦可随症加减治之。

归肾丸

【来源】《景岳全书》卷五十一。

【组成】熟地_{八两} 山药_{四两} 山茱萸_{肉四两} 茯苓_{四两} 当归_{三两} 枸杞_{四两} 杜仲_{盐水炒，四两} 菟丝子_{制，四两}

【用法】炼蜜同熟地膏为丸，桐子大。每服百余丸，饥时，或滚水或淡盐汤送下。

【主治】治肾水真阴不足，精衰血少，腰酸脚软，形容憔悴，遗泄阳衰等证。此左归、右归二丸之次者也。

【方解】本方由左归丸和右归丸化裁而来，景岳谓其为"左归右归二丸之次着也"。方中重用熟地滋肾阴，益精髓，填补真阴为君药，配伍枸杞益精明目，山茱萸滋肾阴，益肝肾，强筋骨，益精明目，茯苓健脾渗湿为佐使。全方共奏滋补肝肾，益精养血之效。

【临床应用】

1. 卵巢早衰 董某，女，31 岁，2005 年 4 月 27 日初诊。剖腹产后 7 个月，月经量少 6 个月，2003 年外院确诊为卵巢早衰，中西医治疗后怀孕生一孩（健康），产后未哺乳，近 6 个月月经周期 22～37 天，经期 3～4 天，量少，色黯红，末次月经 4 月 22 日，现见时有烘热汗出，乳房胀闷，带下量，舌黯淡苔白，脉细。查内分泌六项 FSH：53.53IU/L，LH：16.35IU/L，PRL：12.18μg/L，E_2：40.4pmol/L，P：1.82pmol/L，T：0.466pmol/L。西医诊断：卵巢早衰。中医诊断：月经过少，辨为脾肾两虚型，治以补脾益肾，方用归肾丸与二仙汤加减，药用：菟丝子 20g，杜仲、枸杞子各 15g，黄芪 30g，女贞子 15g，当归 10g，肉苁蓉、丹参、淫羊藿 15g，仙茅 10g，党参 30g，炙甘草 10g。每日 1 剂，水煎服。5 月 18 日二诊：服药后烘热汗出减少，带下增多，但仍有乳房胀闷，查彩超子宫卵巢正常声像。拟加强疏肝活血之力，上方去黄芪、肉苁蓉、仙茅，加川芎、柴胡各 10g，白芍 15g，嘱日 1 剂。5 月 25 日三诊：服药 5 日，5 月 23 日月经来潮，经量中，带下量增，性欲可，无烘汗出，大便溏。以初诊方去黄芪、仙茅，加鹿衔草、熟地各 15g，嘱日 1 剂。6 月 8 日四诊：无烘热汗出，乳房胀闷等症，带下正常，精神好转，以初诊方去仙茅改锁阳10g。7月6日五诊：6月30日月经来潮，经量中，带下中，性欲可，无不适，以初诊方去黄芪、肉苁蓉，加柴胡10g，白芍15g。8月3日六诊：7月31日月经来潮，经量中，下腹胀。守原方，嘱复查内分泌。此后月经正常来潮，内分泌复查结果：FSH：6.73IU/L，LH：4.5IU/L，E_2：281.5pmol/L。[庞震苗，熊学军. 张玉珍治疗卵巢早衰验案举隅. 辽宁中医杂志. 2006，33（10）：1348]

2. 围绝经期综合征 左某，女，41岁，未婚，孕6产0。因潮热盗汗半年，停经70余天，于2009年2月17日初诊。患者近半年无明显原因出现潮热、盗汗、烦躁，未予重视。就诊时停经70余天，烘热，盗汗，烦躁，全身酸软无力，神疲，纳眠差，二便调，舌暗红苔薄白，脉弦细。患者既往月经：13岁初潮，周期27～35天，经期4～5天，量中，色红，无血块，无痛经。LMP：2008年12月7日，4天净，量中，色质正常。平素白带量中、色不黄，无异味。2009年2月12日华西附二院B超示：子宫前后径3.1～2.8cm，内膜厚0.3cm，子宫肌瘤（1.3～0.9cm）。2009年2月12日华西附二院激素：FSH 44.8IU/L，LH 27.9IU/L。中医诊断：①经断前后诸症（肝肾阴虚，精亏血少）；②癥瘕。西医诊断：①围绝经期综合征；②子宫肌瘤。治则：滋肾益肝，养血填精。予归肾丸加减：熟地12g，淮山药15g，山茱萸10g，当归12g，枸杞子10g，杜仲15g，菟丝子20g，茯苓12g，炙鳖甲20g（先煎），覆盆子20g，白芍20g，制香附12g，浮小麦20g，合欢皮15g。6剂，水煎服，日1剂。二诊：患者现停经80天，服药后诸症较前好转，无烘热盗汗，觉腰酸软，牙齿松动，白带量多，色白，纳眠可，二便调，舌暗红、苔白，脉细。守方去合欢皮，加川牛膝15g、怀牛膝10g。6剂，水煎服，日1剂。三诊：症见白带量少，烘热盗汗，夜尿频多，腰酸软，舌淡红苔白腻，脉细。守上方去制香附，加益智仁12g。6剂，水煎服，日1剂。四诊：患者月经于2009年3月16日来潮，5天净。量中，色暗红，无血块，经前腰痛，白带量增多，色黄，无异味。现无烘热盗汗，偶觉双手肿胀不适，舌红染苔，脉细。守上方加桑枝15g、鸡血藤18g。6剂，水煎服，日1剂。[石玲，要永卿. 魏绍斌运用归肾丸治疗围绝经期综合征经验. 江西中医药. 2011，42（338）：15－16]

3. 青春期功能性子宫出血 唐平应用归肾丸加减（熟地15g，山药20g，山萸肉10g，当归10g，枸杞子10g，杜仲10g，菟丝子15g，阿胶10g，肉苁蓉10g，黄芪30g，党参30g）治疗未婚之青春期女性，临床辨证为肾气虚型崩漏，取得满意疗效。[唐平. 归肾丸加减治疗青春期功血32例. 南京中医药大学学

报.2007,23（3）：200]

【临证提要】本方用于治疗因肾水不足，精衰血少所引起的卵巢早衰，崩漏以及腰酸脚软，遗泄阳衰等病证。对于围绝经期综合征、青春期功能性子宫出血等妇科疾病证属肝肾阴虚血少而无明显热象者亦可以本方为主加减治之。

第二章 和 阵

金水六君煎

【来源】《景岳全书》卷五十一。

【组成】当归二钱　熟地三五钱　陈皮一钱半　半夏二钱　茯苓二钱　炙甘草一钱

【用法】水二盅，生姜三五七片，煎七八分，食远温服。

【主治】肺肾虚寒，水泛为痰，或年迈阴虚，血气不足，外受风寒，咳嗽呕恶，喘逆多痰。

加减法：如大便不实而多湿者，去当归加山药；

如痰盛气滞，胸膈不快者，加白芥子七八分；

如阴寒盛而嗽不愈者，加细辛五至七分；

如兼表邪寒热者，加柴胡二钱。

【方解】本方所治重在调补肺肾，化痰降逆，肺属金，肾属水，且方是由六味药组成，故景岳以金水六君煎名之。方由二陈汤加当归、熟地组成。方中半夏辛温，能燥湿化痰，和中止呕；陈皮芳香，理气运脾，燥湿化痰；茯苓甘淡，甘能补脾，淡可渗湿，使已聚之湿从小便渗利而去，更添甘草和中益脾，共奏理气健脾、燥湿化痰之效。且景岳独具慧眼，在临床中深刻体会到湿痰内盛者兼气虚、阳虚证候，而一般性地应用六君子汤、桂附二陈汤类者固多，但兼见老年阴虚血气不足之肺肾亏损者亦乎不少，故加当归、熟地滋阴补血，以助肺肾主气、纳气功能恢复，更兼二陈汤理气健脾，燥湿化痰，如此则脾气健运，湿痰不生，肺无浊痰，则清宁肃降，肺肾阴复，则气能归根，而咳喘呕恶诸症自可渐瘥。景岳创立本方，为阴血亏损而湿痰咳喘者设，其匠心独运，拓宽思路，可见一斑。

【临床应用】

1. 支气管哮喘　黄某，男，42 岁，1991 年 12 月 16 日诊，哮喘反复发作 10 年，此次发作已持续 4 个月余，遍尝中西药物少效，某医院住院治疗 10 个多月，也未能控制，特来求余诊治。时见喘息哮鸣，痰多稀白，胸膈窒闷，不能平卧，得咯大量痰涎后才感舒畅，饮食尚可，两便正常，腰酸膝软，形体瘦弱，精神不振，面色萎黄带青，舌苔白腻，根部斑剥，脉寸关滑、尺细弱。此乃肾精虚衰，痰饮不化，肾气挟痰浊上升，投金水六君煎加味，水煎服，日 1 剂，2 日后复诊时患者云：服药 1 剂，能睡 2 小时，2 剂服完，昨夜安睡 4 个小时。守方继服 5 剂，诸症消失，舌苔退净，脉虽细而和缓，易大补元煎巩固几日，近访 1 年来未再发作。[叶益丰. 金水六君煎运用体会, 江西中医药, 1996, 27 (1): 13]

按 本案乃真阴亏耗，痰浊不化，下虚上盛之候，故投大剂熟地、当归补益精血填其本，二陈化痰除其标，五味、沉香纳气归原，获效后，续予大补元煎巩固以复康。

2. 肺心病 患者刘某，女，64 岁，农民。自述 2 年前已患咳嗽，每到冬春季节，一遇寒冷气候，就咳嗽呕恶难止，入夜咳甚，彻夜难眠，平时动则心悸、气促、倦怠乏力。检查：患者面青、唇紫、咳嗽气促，已 10 余夜不能很好入睡，胃纳差，大便溏，小便频急，舌质嫩红，苔白润，脉沉而无力。经胸透确诊为肺心病。予金水六君煎加减 6 剂。1 周后来诊，述服药当夜咳嗽大减，已能入睡，呕恶止，气促减轻。服 3 剂后食已知味，精神好转，小便正常，能处理一般家务。[胡秀润. 金水六君煎应用心得, 1998, 18 (6): 391]

按 金水六君煎是贞元煎合二陈汤化裁而成。功能补虚养血，健脾燥湿化痰，加胡桃肉、炙枇杷叶、生姜能纳气、敛肺、和胃降逆，此方贵在补而不腻，能增进食欲，燥而不伤阴血，敛而不留邪。对肾虚咳喘、肺虚喘嗽（肾不纳气的肺源性心脏病，肺气肿），尤其对阴虚夜咳，疗效甚佳，睡前服当夜见效。

【现代研究】 经药理研究证实，金水六君煎具有以下作用：①增强造血功能作用：其中，当归能显著促进血红蛋白及红细胞的生成；②提高免疫功能；③抗炎：当归、地黄、陈皮、甘草均有抗炎作用；④抗菌：茯苓对金黄色葡萄球菌、大肠杆菌、变形杆菌均有抑制作用；⑤镇咳、祛痰：半夏、甘草有镇咳作用，甘草和陈皮合祛痰作用。[陈奇. 中成药名方药理与临床 [M]. 人民卫生出版社, 866 页]

【临证提要】 本方证以痰多而有咸味、咽干舌燥为特征，为滋阴与化痰并用，用于肺肾阴虚、脾湿生痰；涤痰汤长于开窍豁痰，用于痰盛内闭的舌强神昏及痰多喘逆、胸满痞塞之证；二陈汤则着重燥湿祛痰和胃，用于痰湿内停、脾胃不和之证。临证时应区别运用。

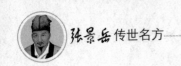

六安煎

【来源】《景岳全书》卷五十一。

【组成】陈皮—钱半　半夏二三钱　茯苓二钱　甘草—钱　杏仁—钱，去皮尖，切　白芥子五七分，老年气弱者不用

【用法】水一盏半，加生姜三五七片，煎七分，食远服。

【主治】治风寒咳嗽，及非风初感，痰滞气逆等证。

加减：若冬月寒邪盛者，加麻黄桂枝亦可。

若风胜而邪不甚者，加防风一钱，或苏叶亦可。

若头痛鼻塞者，加川芎白芷蔓荆子皆可。

若兼寒热，加柴胡苏叶。

若风邪咳嗽不止，而兼肺胃之火者，加黄芩一二钱，甚者再加知母石膏，所用生姜止宜一片。

凡寒邪咳嗽痰不利者，加当归二三钱，老年者尤宜。

凡时行初感痰盛而气不顺者，加藿香一钱，兼胀满者，加厚朴一钱，暂开痰气，然后察其寒热虚实而调补之。

若气虚猝倒，气平无痰者，皆不可用此。

【方解】本方有二陈汤加杏仁、白芥子而成。关于二陈汤理气健脾，燥湿化痰作用机制，请参阅"金水六君煎"。方中杏仁，景岳谓其能"润肺，散风寒，止头痛，退寒热，咳嗽上气喘急"，说明杏仁既可以用于肺燥咳嗽，亦可用于外感咳嗽；对于白芥子，《本草正》云"味大辛气温，善开滞消痰，疗咳嗽喘急，反胃呕吐，风毒流注，四肢疼痛，尤能祛辟冷气，解肌发汗，消痰癖"，二药相伍，相得益彰，合以二陈汤，则化痰止咳作用更为明显，其于新久咳嗽，皆可运用。故凡于风寒外束，或痰气壅逆，而见咳喘痰多，胸膈满闷，恶心呕吐，舌苔白厚者，皆可酌用本方。

【临床应用】

1. 肺胃湿痰咳嗽　某三四，咳缓痰少，脘中不爽，肌肤瘙痒，皆湿未尽，痰饮窈踞之象，当用六安法。[叶天士. 临证指南医案, 391]

2. 咳嗽　张某某，男，22 个月，初诊日期：1983 年 2 月 17 日。患儿 1 个月前曾患感冒，咳嗽。以后感冒虽愈，但咳嗽，痰多缠绵不已，咳嗽甚时气急，难忍。舌苔薄白，脉弦。前医曾先后投以庆大霉素、小儿珍贝散、非那根糖浆、淡鲜竹沥等中西药物治疗周效。中医辨证，痰滞气逆，治拟化痰理气。予六安煎主之。5 剂后咳嗽减少，气急消失。故认为，药已中病，再以原方巩固善其后。1 周后随访未发。[王华明. 运用六安煎治疗咳嗽，中成药研究，1984，(11)：47]

按 古方六安煎见于《景岳全书》卷五十一，新方八阵（和阵类）。为专治风寒咳嗽及非风初感痰滞气逆等症而设。临床常用于外感咳嗽后所遗留痰滞气逆，久咳不愈之症的治疗有桴鼓之效。六安煎是在古方二陈汤基础上加白芥子、杏仁所组成。二陈汤具有燥湿化痰，理气和中的功效；而白芥子化痰较强，有"豁痰之功"之称，杏仁降气较强，有"下气定喘"之效。诸药相配，化痰止咳，除湿顺气的作用就更为明显，故临床疗效满意。

3. 六安煎敷脐外治小儿外感咳嗽 患儿，男，2 个月，于 1998 年 10 月 25 日就诊患儿症见咳嗽频作，喉有痰声，鼻流清涕，精神略显不振。查：体温 37.3℃，面白无汗，口唇淡白，舌淡，脉浮，指纹浮，色淡红。诊为外感风寒咳嗽，治以疏风散寒，化痰止咳。以六安煎加紫苏 10g，防风 10g，为末敷脐。1 日症减，3 日痊愈。[王学俊. 六安煎敷脐外治小儿外感咳嗽 67 例，实用医技，1999，6 (9)：671]

【临证提要】本方适用于风寒咳嗽，及非风初感，痰滞气逆等证，余如非风初感，形气以定，气不甚虚，痰盛而气不顺者；痰饮内停，心神难安而不寐者；噎嗝初起，若痰气不清，上焦多滞者；脾土湿盛，或食欲过度，别无虚证而生痰者；尿闭不通因于痰气逆滞者。凡此种种，但见气滞痰壅证侯者，均可用本方化裁治之。

和胃二陈煎

【来源】《景岳全书》卷五十一。

【组成】干姜炒，一二钱　砂仁四五分　陈皮　半夏　茯苓各一钱半　甘草炙，七分。

【用法】上几味，以水一盅半，煎七分，不拘时，温服。

【主治】适用于治胃寒生痰，恶心呕吐，胸膈满闷，嗳气等症。余如痰饮留于胸中，或寒湿在胃，水停中脘而作呕吐者；或胃寒生滞，或伤生冷，或寒痰不清，吞酸胀满恶心者，若兼见小便清利，大便不实，舌苔白厚或腻，脉象沉紧或弦细等象，皆可用本方加减治之。

【方解】 本方重在温胃散寒，燥湿化痰，理气和中，降逆止呕，由二陈汤加干姜、砂仁等六味药组成。其中二陈汤出自《和剂局方》，功擅化痰和胃，降逆止呕，临床应用十分广泛，对于因风痰、寒痰、热痰、湿痰滞留胃脘所致之胸膈满闷，恶心呕吐，随痰浊偏属风、寒、热、湿之异而酌情化裁，多获中和呕止，胀消满除之效。景岳认为："干姜味辛微苦，性温热，生者能散寒发汗，熟者能温中调脾，消痰下气，……宜温补者，当以干姜炒黄用之。"故本方用之旨在温养中焦阳气，祛散胃中寒邪，以杜绝寒痰再生之源，且增强二陈汤化痰降逆之效，而寒痰蕴胃之呕恶胀满诸证，自可得痊矣。

【临床应用】

1. 恶心 李某，男，27岁，1993年8月23日初诊。素有慢性浅表性胃炎史，2周前因连续数日吃苹果后，即感上腹痞闷，终日有恶心不适之感，纳食减少，精神渐差，口不渴，大小便无异常，舌苔白厚，脉沉缓。证属寒湿中阻，胃失和降，方选和胃二陈煎加建曲、炒二芽，3剂，水煎服。3日后复诊，自谓恶心已不明显，仅偶尔尚有泛恶不适之感。寒湿趋化，继用温补中焦法以巩固疗效，用砂半理中汤加陈皮、茯苓、炒二芽，3剂，水煎服，并嘱其勿食生冷食品，以免重伤胃阳，诱致胃疾复发。2个月后，因他病来诊，云：自第二方后，恶心之感，至今未作。[刘盛斯.景岳新方八阵浅解与应用[M].第一版，北京：人民卫生出版社，2003.]

2. 多涎唾 周某，男，64岁。1996年6月17日初诊。今2个月来，无明显诱因，自感口水增多，频欲吐出，但在与人交往之际，不便吐唾，只能勉强咽下，心中又觉厌恶，深以为苦。曾用西药阿托品、普鲁本辛类，未效，且口中干燥难耐。口腔科检查无异常发现，建议患者服用中药一试。现症：口中多有唾液，舌木乏味，饮食减少，口不渴，二便尚调，余无特殊不适，舌质稍淡，苔白微厚腻，脉沉细。证属中焦寒湿，涎唾失摄，治宜温阳散寒，除湿摄唾，方用和胃二陈煎加公丁香、益智仁、建曲、炒二芽、3剂，水煎服，嘱其勿进生冷饮食，以免更伤中阳，加重病情。3日后复诊，自云口水减少，吐唾间隔时间延长，效不更法，继用前方加生姜，再进3剂。三诊时，患者谓口中感觉已经正常，滋润而不干燥，完全没有了口水涌出包不住的感觉。遂再书香砂六君子汤加干姜，嘱再服3剂以善其后。[刘盛斯.景岳新方八阵浅解与应用[M].第一版，北京：人民卫生出版社，2003.]

【临证提要】 本方适用于胃寒生痰，恶心呕吐，胸膈满闷，嗳气等症，本方由二陈汤加干姜、砂仁等组成，增强了二陈汤化痰降逆之力，故本方主要振奋中央，散寒和胃，化痰降逆，而寒痰蕴胃之呕恶胀满诸证，自可得痊矣。

排气饮

【**来源**】《景岳全书》卷五十一方。

【**组成**】陈皮一钱五分　木香七分或一钱　藿香一钱五分　香附二钱　枳壳一钱五分　泽泻二钱　乌药二钱　厚朴一钱

【**用法**】水一盅半，煎七分，热服。

【**主治**】食积气滞，脘腹胀痛，呕吐反酸，体倦厌食等。

加减：如食滞甚者加山楂、麦芽各二钱；

如寒滞者加焦干姜、吴茱萸、肉桂之属；

如气逆之甚者加白芥子、沉香、青皮、槟榔之属；

如呕而兼痛者加半夏、丁香之属；

如痛在小腹者加小茴香；

如兼疝者加荔枝核，煨热捣碎用二三钱。

【**方解**】人体气机以和为顺，故可运行不停其机，上下不失其度。若调摄不当，或客邪外受，使冲和之气升降失常，皆可致气机阻滞而气滞、气逆为病，因脾胃为气机升降的枢纽，故气滞郁结之候，每见胸胁痞满，脘腹胀痛，食欲不振，情怀不畅等象，治当用理气和中之法。又因气滞易于湿阻，故方中藿香、木香、陈皮、厚朴芳香理气，化湿和中；配伍香附、枳壳、乌药理气止痛，除胀消痞；更增泽泻淡渗利湿，使已留滞之水湿之气，从小便排出，如此则全方共奏芳香理气，除湿和中之效，对气逆、食滞之痞满胀痛等证最宜。

【**临床应用**】

腹部手术后腹胀便秘　张某，女，42岁，于"全子宫、右侧附件切除术"后10日，因食欲差、腹胀便秘，邀中医会诊。诊得病员阵发烘热，自汗，纳差，每日只能勉强进食流质饮食1两许，大便自术后5日润肠通便以来，又有5日未解，自感腹胀不适，偶得矢气则舒，舌淡苔薄黄，脉弦细。辨证：手术之后，气阴未复，气机阻滞，腑气不降。拟益气养阴，行气通腑法，方用生脉饮合排气饮化裁：党参、天冬、麦冬各15g，广藿香、广木香、

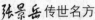

陈皮、厚朴、香附各12g，枳实、槟榔、生大黄（后下）各10g，山药、谷麦芽各15g，五味子10g，水煎服，日1剂。3剂之后，大便通畅，腹不胀闷，食欲恢复，改进普食。[刘盛斯.景岳新方八阵浅解与应用［M］.第一版，北京：人民卫生出版社，2003.]

【临证提要】 本方主要用于食积气滞，脘腹胀痛，呕吐反酸，体倦厌食等证，同时也适用于因气滞湿阻，情志不畅所致病证。现临床上对慢性胃炎、胃神经官能症、胃及十二指肠溃疡，证属湿阻气滞者，常使用本方加减治疗。本方药性偏于辛燥，易耗气劫阴，故凡阴虚内热，气虚津少者，用之宜慎。

解肝煎

【来源】《景岳全书》卷五十一。

【组成】 陈皮　半夏　厚朴　茯苓各一钱半　苏叶　芍药各一钱　砂仁七分

【用法】 水一盅半，加生姜三五片，煎服

【主治】 治暴怒伤肝，气逆胀满阴滞等证。

加减：如胁肋胀痛，加白芥子一钱；

如胸膈气滞，加枳壳、香附、藿香之属。

【方解】 肝主疏泄，怒气伤肝则疏泄失常，肝气郁结，经络气机不畅，则胸满胁痛；肝犯脾胃则脘腹胀痛，恶心呕吐。治当疏肝和胃，方中白芍苦酸微寒，能养血敛阴，平抑过亢之肝气，且可柔肝止痛，陈皮、法夏、茯苓功擅理气和中，燥湿健脾，以厚朴行气燥湿，除满消胀，以及砂仁、苏叶之芳香和胃，降逆除满，共奏疏肝理气，和胃降逆之效。如此，则肝气平复，疏泄有度，中气调和，而胀满疼痛，胎气不安诸证，自可得痊。

【临床应用】

1. 急性胃肠炎　刘某，男，66岁。因嗜食油腻过量，突发呕吐，脘腹胀痛，腹泻，舌淡，苔腻。症属痰食交阻于胃，气机不畅，肠胃失和。治用解肝煎加减：陈皮10g，茯苓10g，半夏10g，川朴10g，白芍10g，苏梗10g，砂仁3g，藿香10g，焦三仙各10g，黄连2g。3剂而愈。[温治江.王荫卿运用解肝煎治验2则.中医杂志，1993，（5）：284]

2. 小儿厌食　蒋氏等用解肝煎治疗本症82例。基本方：白芍12g，苏叶、清半夏、茯苓、陈皮、川朴各6g，砂仁、甘草各3g，加减法：腹胀加山楂、

麦谷芽；大便滞涩加槟榔、木香；夹虫积加使君子；烦渴寝汗去川厚朴、砂仁，加乌梅、银柴胡。水煎服，每日1剂。药中病机后，可守方易为散剂调理巩固。结果：51例痊愈（纳食倍增，余症消食），16例显效（纳食渐增，余症递除），4例无效（达不到以上标准）。[蒋正义，等．解肝煎治疗小儿厌食82例．浙江中医杂志，1992，（1）：13]

【临证提要】本方具有疏肝理气，和胃降逆之功效，主要用于肝气郁结，肝气犯胃所致的脘腹胀痛，恶心呕吐等证。

二术煎

【来源】《景岳全书》卷五十一方。

【组成】白术炒，三钱　苍术米泔浸，炒，一二钱　芍药炒黄，二钱　陈皮炒，一钱五分　炙甘草一钱　茯苓一二钱　厚朴姜汤炒，一钱　木香六七分　干姜炒黄，一二钱　泽泻炒，一钱半

【用法】上几味，以水一盅半，煎七分，食远服。

【主治】适用于治肝强脾弱，气泄湿泄等证。比如凡遇怒气便作泄泻之气滞证，而脾气稍弱；或酒毒内蕴，寒湿蓄积大肠下血而无火，以及水湿内停，下走肠间，而泻下如注，肠鸣不痛之类，均可治以本方。

【方解】方中芍药酸寒敛阴，平肝缓急，以泻肝气之横逆；白术土炒，补中益气，健脾除湿；合用苍术、厚朴、陈皮、木香健脾燥湿，理气和中；茯苓、泽泻利水渗湿，增强健运脾土之能；干姜辛热，温中散寒，振奋脾阳，甘草和中缓急，能益中气，且二药相伍，辛甘相须为用，则温中、补土相得益彰，更增本方培土健脾之力，故于肝强脾弱之气泄、湿泄及酒毒内蕴、寒湿便血，均可酌用。

【临床应用】

1. 痛泻　潘某，女，24岁，办事员。1999年4月15日初诊。大便前脐腹隐痛，肠鸣，继而腹泻，日2~3次，无赤白黏液，多次化验均未见红细胞、脓球。服氟哌酸等未效。口干黏腻，纳少乏味，食入胀满，头晕，神疲乏力，月经后期、中，腹痛，舌质淡白边有齿痕，苔薄白腻满舌，脉细弦。辨证肝强脾弱，脾气紊乱。治宜抑肝扶脾，用二术煎加减：苍术、白术、白芍药、煨木香、茯苓、石榴皮各10g，陈皮、厚朴各6g，泽泻、车前子（包）

各15g，炙甘草5g，干姜4g。服10剂而愈。[田炳照．二术煎治疗大便异常．河北中医，2000，22（7）：524]

按 《医方考》说："泻责之脾，痛责之肝，肝责之实，脾责之虚，脾虚肝实故令痛泻。"肝强脾弱，木乘土位，脾气逆乱，运化失健，水谷不分，故发痛泻。故投抑肝扶脾燥湿渗利温中之二术煎。《景岳全书》有"治泻不利小便非其治也"之训，故重用泽泻，加车前子。

2. 或泻或秘 李某，女，43岁，工人。1997年9月27日初诊。近1年来，大便或4~5日一行，干硬如栗，或1日腹泻3~4次，便质稀溏。性情急躁，精神忧郁时可伴腹痛，肠鸣，腹泻，口干黏腻，纳谷少思，神疲乏力，头晕，面色少华，淡白，苔薄白腻稍厚，脉细弦。辨证肝强脾弱，脾气紊乱。治宜抑肝扶脾。予二术煎加减。处方：苍术、白术、白芍药、茯苓、陈皮、泽泻各10g，干姜4g，木香、厚朴各6g。服2周，食纳转佳，大便成形，随访2年未复发。[田炳照．二术煎治疗大便异常．河北中医，2000，22（7）：524]

按 《景岳全书·泄泻》曰："凡遇怒气便作泄泻者……盖以肝木克土，脾气受伤而然。"肝强脾弱，木乘土位，脾运化之气机紊乱；脾气虚弱，运化推送无力。二者均致水谷不分，混杂而下，或泻或秘。治泻不得敛涩，治秘不能通利，惟抑肝扶脾、燥湿温中是法，故投二术煎。

3. 大便初硬后溏 史某，女，28岁，工人。1999年4月5日初诊。大便初寸许硬结如羊矢，继大便稀。服麻仁丸、果导片、麻油、蜂蜜等，收效甚微。心情郁怒时，症状更剧。肛检见6、12点处各一条0.5cm深裂口。现头晕，精神疲倦，口干黏腻，月经后期量少色淡红，带下量多色白黏稠，舌淡白，有齿痕，苔厚白腻，脉细弦。辨证肝强脾弱，脾失健运，湿浊内聚。治宜抑肝扶脾，予二术煎加减：苍术、白芍药、陈皮、厚朴、泽泻、槐花炭、决明子、当归各10g，白术20g，茯苓15g，木香、炙甘草各5g，炮姜4g，白及20g。服20剂后病愈。[田炳照．二术煎治疗大便异常．河北中医，2000，22（7）：524]

按 本案为肝强脾弱，脾失运化，湿浊壅积为患。《景岳全书》阐明："……则湿岂能秘，但湿之不化，由气之不行，气之不行则虚秘也。"先贤亦云："大便初硬后溏必因脾虚有湿……"湿阻气滞，气不布津，肠腑失濡，舟不能行。方予二术煎加当归配以白芍药滋阴养血润肠行舟，加白及、槐花炭、决明子平肝抑木，生肌止血，故收全功。

【临证提要】 本方适用于肝强脾弱，气泄湿泄等证，方中既泻肝气之横逆又补脾胃之虚，对因怒气所伤之肝强脾弱之证，及酒毒内蕴，寒湿便血，均可使用。

廓清饮

【来源】《景岳全书》卷五十一方。

【组成】枳壳二钱　厚朴一钱半　大腹皮一二钱　白芥子五七分或一二钱　萝卜子生捣，一钱，如中不甚胀，能食者，不必用此　茯苓连皮用，二三钱　泽泻二三钱　陈皮一钱

【用法】水一盅半，煎七分，食远温服。

【主治】治三焦壅滞，胸膈胀满，气道不清，小水不利，年力未衰，通身肿胀，或肚腹单胀，气实非水等证。

加减：如内热多火，小便热数者，加栀子、木通各一二钱；

身黄、小便不利者，加茵陈二钱；

小腹胀满，大便坚实不通者，加生大黄三五钱；

肝滞胁痛者，加青皮；

气滞胸腹胀痛者，加乌药、香附；

食滞者，加山楂、麦芽。

【方解】三焦壅滞则肺失宣降，不能通调水道，下疏膀胱；脾失健运，而升降失司；膀胱气化失司，而小水不利，遂致通身肿胀，或肚腹单胀，故治当理气导滞，以肃肺、运脾、利水。方中枳壳"主上行破气，健脾开胃，平肺气，消痰消食，开胸胁胀满痰滞，逐水肿水湿"（《本草正》），白芥子功擅"利气豁痰"，萝卜子"下气定喘，治痰消食，除胀，利大小便"（《本草纲目》），三药相伍，共奏肃降肺气，宣上导下之功；厚朴、陈皮、大腹皮，与萝卜子行气导滞，和中除湿；大腹皮既可行气导滞，又能利水除湿，对气滞水停及湿滞气阻者，均甚相宜，与茯苓、泽泻淡渗相配，则气化可行，小水得利，而水湿可却。如此，则全方宣上、运中、导下之功卓著，三焦气化复常，而肿胀诸症，自可向痊。

【临床应用】

1. 慢性肾功能不全　用本方加减，治疗浮肿尿少，面色㿠白，恶心欲吐，不思饮食，心中懊恼，口中尿臭，神倦乏力，胸痞腹胀者。大便秘结，加土大黄；畏寒肢冷，加熟附子、干姜；皮肤瘙痒，加蝉蜕、地肤子、白鲜皮；肌酐、

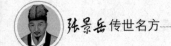

尿素氮增高者，加白金丸。［裘沛然．中医历代名方集成．上海辞书出版社，1994，673］

2. 鼓胀 鼓胀病员若腹大胀满，按之如囊裹水，胸腹胀满，得热稍舒，身重头重，怯寒肢肿，小便短少，大便溏薄，苔白腻而滑，脉濡缓或弦迟，则证属寒凝气滞，湿聚水停，治当温阳散寒，化湿利水。方用实脾饮加减。若单腹胀大，胸膈胀满，小便不利，则为水湿壅滞三焦之候，可合用廓清饮，以行气消胀利水。［实用中医内科学，394］

【临证提要】本方既能行气导滞，又能利水渗湿，主要用于治三焦壅滞，胸膈胀满，气道不清，小水不利，年力未衰，通身肿胀，或肚腹单胀，气实非水等证。

扫虫煎

【来源】《景岳全书》卷五十一方。

【组成】青皮一钱　小茴香炒，一钱　槟榔　乌药各一钱半　细榧肉三钱，敲碎　吴茱萸一钱　乌梅二个　甘草八分　朱砂　雄黄各五分，俱为极细末

【用法】将上药前八味，用水一盏半，煎八分，去滓，随入后二味，再煎三四沸，搅匀，徐徐服之。

【主治】诸虫上攻，胸腹作痛。

加减：如恶心呕吐加炒干姜一二钱，或先进牛肉脯少许，待一茶顷顿服之更佳。

【方解】蛔虫、蛲虫、钩虫、绦虫是人体常见的肠道寄生虫。饮食不洁是虫证致病外因，而脾胃失和，运化无权则是诸虫赖以寄生肠道的内在因素，一旦虫积肠道，就会扰乱肠道气机，使之壅滞不通，故治疗虫证，以驱虫杀虫为主，辅以理气导滞。方中槟榔、榧肉、朱砂、雄黄杀虫，为常用驱虫药物；乌梅酸涩性平，善于和胃安蛔；吴茱萸、小茴香温中散寒，且可止痛；青皮、乌药理气消滞；而槟榔杀虫消积，更兼泻下之功，可使虫体、积滞排出体外；甘草调和诸药，扶助胃气，又缓雄黄之毒，全方共奏杀虫导滞，理气止痛之功，故于诸虫上攻，其势骤急，心腹疼痛者可以选用。

【临床应用】

虫疳 张性男孩，精神萎靡，面黄肌瘦，满脸虫斑。其父母讲：此儿食量不大，消化不良，夜眠咬牙，医院检查说有肠道寄生虫，曾服中西药驱虫

无效。经问知其幼时嗜食生冷、甘肥、油腻、香砂等食物。现腰酸乏力，舌淡苔白，脉象洪大。我拟用针灸驱虫，捏脊治疳，但患儿惧针怕痛，于是想到家传有"扫虫煎"一方：榧子9g，槟榔9g，香附9g，茯神6g，鸡内金12g，使君子9g，合用煎服，待患儿空腹时（饭前或睡前）给饮服。据述：经服药后，打下蛔虫、白线虫，饭量剧增，几天后面色明显转好，半年后脸上虫斑全部消失。由于夜眠安宁，不咬牙，白天食量很好，所以发育成长均佳。

[詹文涛. 长江医话. 北京科技出版社，1989，第一版.445]

【临证提要】本方主要用于虫积腹痛，对于蛔虫、蛲虫、钩虫、绦虫引起的腹痛均有效，但如果症状较重更适宜用乌梅丸。

十香丸

【来源】《景岳全书·新方八阵》卷五十一方。

【组成】木香、沉香、泽泻、乌药、陈皮、丁香、小茴香、香附酒炒、荔核煨焦，各等份，皂角微火烧烟尽减半。

【用法】为末，酒糊为丸，弹子大，磨化服；丸桐子大，汤引下；疝之属温酒下。

【主治】气滞寒凝，胸腹胀痛，胁痛腰痛，疝气痛，妇人经行少腹胀痛，疼痛多为攻窜不定，得温或暖气则痛减，遇冷或恼怒则痛甚，或呕吐呃逆，口淡，苔白滑，脉弦迟。

【方解】本方以多种芳香药物为主，理气散寒，行滞止痛作用明显。方中酒炒香附，味辛微苦，性平，入肝胃精，李时珍谓其能"散时气寒疫，利三焦，解六郁，消饮食积聚，痰饮痞满……止心腹、肢体、头目齿耳诸痛"，伍以木香、丁香、茴香、沉香、陈皮、台乌等芳香理气，辛温散寒、行滞止痛药品，则止痛之力大为增强；另配泽泻泄浊降阴，皂角香窜开结，故于气机阻滞或寒邪凝结所致之多种疼痛，能有较好疗效。即如对景岳持否定态度的陈修园，亦给以"此丸颇纯"（《景岳新方八阵砭》）的赞语。今人有以之治疗肠粘连者，获效亦佳。

【临床应用】

肠粘连 王某，男，47岁。1981年2月6日初诊。半年前患急性化脓性阑尾炎，在县医院手术治疗，出院情况尚可。约4个月后，忽然腹痛、呕吐、便秘，在乡村医疗站治疗，未见好转，至公社卫生院治疗，经 X 线检查为：手术后肠粘连，不完全性肠梗阻。住院治疗 1 周，缓解出院。不久后，每少则 5 天，多则 8 天发作 1 次。症轻时服大承气汤加莱菔子可缓解，病重时则需住院治疗。近 2 日反复发作，到处求医，或用大承气汤，或用血府逐瘀汤，均未效。某军医院疑为绞窄性肠梗阻，拟再行手术，病者畏惧，遂来求中医治疗。刻诊：脘腹阵阵胀痛，胀甚于痛，拒按，纳呆，时候更甚，呕吐，行羸神疲，大便溏，尿清长。苔白腻，脉弦涩。此气滞也，痛因不通。气病及血，先治其气，治宜形气。投十香丸 18 丸，早晚分服，每次 1 丸。药后，痛却呕止，纳增腹适，二便正常。后又服月余，遂恢复健康，能下田劳动。［蔡杭四．十香丸治愈肠粘连．上海中医药杂志，1984，5（2）：35］

【临证提要】 本方主要用于胸腹胀痛，胁痛腰痛，疼痛多为攻窜不定，得温或嗳气则痛减，遇冷或恼怒则痛甚，或呕吐呃逆，口淡，苔白滑，脉弦迟等证。临床研究多用于调整肠胃功能、纠正肠胃功能紊乱，解痉止痛，抗菌。

第三章 寒 阵

保阴煎

【来源】《景岳全书》卷五十一。

【组成】生地 熟地 芍药_{各二钱} 山药 川续断 黄芩 黄柏_{各一钱半}
生甘草_{一钱}

【用法】水二盅，煎七分，食远温服。

【主治】治男妇带浊遗淋，色赤带血，脉滑多热，便血不止，及血崩血淋，或经期太早，凡一切阴虚内热动血等证。

加减：如小水多热，或兼怒火动血者，加焦栀子一二钱；

如夜热身热，加地骨皮一钱五分；

如肺热多汗者，加麦冬、枣仁；

如血热甚者，加黄连一钱五分；

如血虚血滞，筋骨肿痛者，加当归二三钱；

如气滞而痛，去熟地，加陈皮、青皮、丹皮、香附之属；

如血脱血滑，及便血久不止者，加地榆一二钱，或乌梅一二个，或百药煎一二钱，文蛤亦可；

如少年，或血气正盛者，不必用熟地、山药；

如肢节筋骨疼痛或肿者，加秦艽、丹皮各一二钱。

【方解】阴虚火旺，虚火灼络，血溢脉外，则可见经期过早及出血诸证，脉滑多为浮滑，为阴虚之脉，热则以五心烦热多见，治疗当以滋阴凉血为主。生地、熟地，补肾补血、滋阴凉血；芍药，滋阴和营且能敛阴；黄芩、黄柏，泻火坚阴；山药甘淡实脾，健脾益肺，补肾固精，养阴生津，与甘草伍用，益气安中，预护中土，免苦寒伤中之虞，且能调和诸药，又防黄芩、黄柏苦寒伤阴；川续断，补肝肾，固冲任，通血脉。诸药补而不滞，清而不伤中，标本兼治，诸证可解。

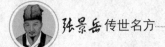

【临床应用】

1. 先兆流产 王氏等用保阴煎治疗先兆流产 65 例，结果为痊愈 41 例，有效 16 例，痊愈率 63.1%，有效率 87.7%，治疗中无不良反应发生。

典型病例：患者，女，23 岁，2004 年 6 月 24 日初诊。停经 56 天，阴道流血 1 天，伴腰腹坠痛 2 天，1 天前无明显诱因出现阴道下血，色鲜红，伴腰腹坠痛、心烦、夜寐不安、口干咽燥、手足心热、尿黄、便干、脉滑数。症属血热型胎动不安。治宜滋阴清热、养血安胎。处方：生地黄 25g，熟地黄 20g，白芍 15g，黄芩 20g，黄柏 20g，续断 25g，山药 15g，苎麻根 15g，旱莲草 15g，菟丝子 15g，桑寄生 20g。日 1 剂，水煎服，7 天后阴道流血、腰腹疼痛消失，睡眠增加，二便正常。[王春华，边志强. 保阴煎加味治疗先兆流产 65 例. 中国民间疗法. 2007，15（8）：31]

按 先兆流产属中医学"妊娠腹痛、胎漏、胎动不安"范畴。其病变机制乃因孕后阴血下聚养胎，阳气相对偏旺，或过食辛热温燥，或感受热邪，或情志抑郁化热，热为阳邪，阳盛血热，热扰冲任，灼伤胎络，故阴道下血，色鲜红或深红，质稠，热伤营阴，津液不能上承，则心烦口渴，热伤津液，则尿黄便干，舌质红，苔黄，脉滑数或弦滑，乃血热之征象。诊当清热凉血，固冲安胎，用保阴煎加减。保阴煎是治疗胎漏、胎动不安血热型的代表方剂。现代医学药理实验证明白芍有缓解子宫肌肉痉挛的作用，与甘草配伍此作用更强。本方配伍，泄火的同时养阴，使火去而阴不伤，热去则胎安。

2. 月经先期 盛氏等加味保阴煎治疗气阴两虚型月经先期 61 例，结果：痊愈 39 例，好转 18 例，无效 4 例，总有效率 93.4%，结论：加味保阴煎治疗气阴两虚型月经先期有良好疗效。

典型病例：患者，王某，女，26 岁，未婚，2008 年 4 月 8 日初诊。既往月经尚规律，26～28 天 1 行，经量经期均正常，无经行不适。近 1 年来，无明显诱因月经提前 9～12 天，色鲜红，量较平素月经量少，质黏稠时夹小血块，经行伴腰酸乏力，7 天干净。白带无异常。刻诊正值经期，量少，色红，质稠，腰酸乏力，心烦口渴，眠差多梦，舌红少津，脉细数无力。中医诊断：月经先期。投以加味保阴煎，治疗 1 个疗程，月经于月经周期的第 28 天来潮，月经量较前稍多，7 天净。再连用 2 个疗程后，随访半年月经周期、经量、经期均正常。[盛文贞，刘金星. 加味保阴煎治疗气阴两虚型月经先期 61 例. 甘肃中医，2009，22（10）：35]

按 气阴两虚之月经先期，乃因阴亏生热，热伏冲任，下扰血海，血海不宁而迫行，则经血早泄；又因气能生血、行血及摄血，若其亏虚则血无以化生，且其运行及统摄失司，而经血先行且量少，故应滋阴益气以安血。《素问·上古天真论篇》指出："肾者，主水，受五脏六腑之精而藏之。"肾既藏先天之精，又藏后天之精，为生殖发育之源。精能生血，血能化精，精血同源而互相资生，成为月经的基本物质，故月经的产生是以肾为主导，且肾阴为一身阴气之源，故调经之本在肾，补肾以填精血。

3. 上环后经期延长 李氏等用保阴煎加减治疗上环后经期延长60例，结果：治疗组总有效率91.1%，对照组总有效率69.23%，两组比较有显著性差异（$P<0.05$）。结论：保阴煎加减治疗上环后经期延长疗效显著，无毒副反应。[李艳梅，丘慧秋.保阴煎加减治疗上环后经期延长60例.实用中医院杂志，2009，25（4）：219]

4. 免疫性不孕 郝氏等用保阴煎治疗抗精子抗体所致免疫性不孕症90例，结果：治疗组94例，受孕58例，妊娠率61.7%；对照组94例，受孕30例，妊娠率31.9%，两组妊娠率比较，差异有显著性意义（$P<0.05$）。[郝树涛.保阴煎治疗抗精子抗体所致免疫性不孕症90例.新中医，2004，36（3）：55]

5. 更年期综合征 张氏等保阴煎方治疗更年期综合征37例，治疗结果，37例患者，显效18例，有效19例，全部有效。[张英娥，刘海云.保阴煎方治疗更年期综合征37例.陕西中医，2007，28（11）：1526]

6. 青春期崩漏（阴虚血热型） 罗氏等用保阴煎加味治疗青春期阴虚血热型崩漏61例，结果痊愈30例，好转25例，无效6例。[罗玉娟，罗志娟，郑金兰等.保阴煎加味治疗青春期阴虚血热型崩漏61例.实用中医内科杂志.2010年08期]

7. 阴虚血热型经期延长 李氏等用保阴煎加减治疗阴虚血热型经期延长48例，结果：治愈33例，有效13例，无效2例。[林春，冯金英，香卫红.加减保阴煎治疗阴虚血热型经期延长48例.新中医，2005，35（3）：45]

8. 功能性子宫出血 杨氏用保阴煎治疗功能性子宫出血269例，结果：痊愈183例，显效49例，有效23例，无效14例，总有效率94.8%。[杨玉蚰.保阴煎治疗功能性子宫出血269例.陕西中医，1999，20（5）：195]

9. 产后恶露不绝 史氏用保阴煎治疗产后恶露不绝60例，结果：显效43例，有效14例，无效3例，总有效率为95%。

典型病例：杜某，女，25岁，1998年11月5日初诊。诉药流后阴道不规则出血72天。患者以往月经正常，本次因停经41天，查HCG阳性，并伴恶心欲呕，精神倦怠，诊断为早孕，而行药物流产。药流后，阴道出血淋漓不

断，时多时少，持续 30 余天不净。口服益母草冲剂和注射催产素均无效。B
超检查：子宫增大，内有胚胎组织残留。遂行清宫术。术后阴道出血量虽然
减少，但仍淋漓不净近 1 个半月之久。刻诊：症见阴道出血量中等，色鲜红，
无块，质黏稠，伴精神萎靡不振，腰酸无力，面色苍白，心胸烦躁，手足心
热，口干喜饮，大便干结，脉细无力，舌质红，苔薄黄。诊断：药流清宫术
后恶露不绝。证属阴虚血热、气阴两伤。治当益气养阴、清热止血。处方：
太子参、生地、熟地、女贞子、川续断各 12g，黄芪、黄芩、黄柏、旱莲草各
15g，大蓟、小蓟、炒蒲黄各 10g，甘草 3g。服药 3 剂，阴道出血停止，诸症
缓解。于上方去大蓟、小蓟、炒蒲黄，加山药 12g，山茱萸 10g。再服 3 剂，
自觉精神好转，腰已不酸。继续观察 7 天，未见出血，嘱服六味地黄丸善后
而愈。[史晓源．保阴煎治疗产后恶露不绝临床观察．湖北中医杂志．2001，23（4）：29]

　　按　中医认为，产后恶露不绝，或因气虚冲任不固，胞宫失摄；或因阴
虚血热，热扰冲任，迫血下行；或因血为寒凝，瘀阻胞宫，新血难安。至于
药流或人流后出血，结合临床表现，仍可属中医恶露不绝范畴。根据患者体
质及病损程度，临床辨证亦可按上述病因分类。本组所选病例，按中医辨证
均属较为典型的阴虚血热证型，但伴有兼挟证。由于分娩或流产时出血较多，
致使阴血骤伤而生虚火，加之产后或流产后血室正开，邪毒乘侵，损伤胞络，
或瘀血滞留胞宫，久而化热。治宜滋阴清热、活血止血，用保阴煎加减治疗。
方中生、熟二地合用大补阴血，黄芩、黄柏清热止血；白芍、山药柔肝健脾；
川续断补肾固冲。笔者常于方中加入五灵脂、炒蒲黄、益母草，意在祛瘀生
新、活血止血。经现代药理研究证实，此三味药能使子宫紧张度与收缩力增
强，收缩频率加快，促使宫腔残留物排出，蒲黄还可缩短凝血时间。加入红
藤、败酱草、蒲公英，意在清热解毒以抗邪毒感染。全方配合，养血滋阴而
不恋邪，清热解毒而不伤阴，活血止血，祛瘀生新。临床随证加减灵活变通，
故有桴鼓之效。

　　【临证提要】大凡证属于阴虚内热，甚而动血等诸证皆可用本方原方或加
减治之。诸如夜热烦渴、烦渴喜冷等证皆可用之。

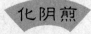

化阴煎

　　【来源】《景岳全书》卷五十一。

【组成】生地黄　熟地黄　牛膝　猪苓　泽泻　生黄柏　生知母各二钱
绿豆三钱　龙胆草钱半　车前子一钱

【用法】水二盅，加食盐少许，用文武火煎八分，食前温服，或冷服。

【主治】治水亏阴涸，阳火有余，小便癃闭，淋浊疼痛等证。

加减：若水亏居多，而阴气大有不足者，可递加熟地黄，即用至一二两亦可。

【方解】本方主治阴亏阳亢，膀胱热结所致的小便癃闭，淋浊疼痛等证，故治宜滋阴降火，兼清利膀胱。方中熟地甘温，善于填精益髓，滋肾水，能降阴虚而升之虚火，伍以甘寒的生地和知母养阴生津，滋肺肾之阴而润燥；同时，方中苦寒的黄柏、知母清热泻火，二药相须为用，既滋肾水之不足，更泻妄动之相火；龙胆草苦寒，清泄下焦湿热，泻膀胱之火；绿豆性凉，能清火下气，补五脏阴气；车前子、猪苓、泽泻甘淡除湿，利水通淋，使热从小便而去；牛膝味苦甘，性降而滑，能引药下行。诸药相协则肾水得充，肝阳得潜，膀胱热泻，小便自能通畅无碍矣。

【临床应用】

1. 慢性粒白血病　项氏自拟酸甘化阴煎治疗慢性粒细胞性白血病38例。基本方由南沙参、北沙参、玉竹、天冬、麦冬、门冬、酸枣仁、甘枸杞、山萸肉、五味子、制首乌等组成。加减法：高热加霜桑叶、菊花、银花；出血加生熟地黄、丹皮；感染加金银花、野菊花、蒲公英；体温稳定期加益智仁、淫羊藿、潼蒺藜等。每日1剂，早中晚各煎服1次。服药期间忌重荤油腻及辣味。38例慢性粒细胞性白血病患者中，完全缓解8例，部分缓解25例，未缓解5例，有效率为86.84%。

典型病例：杨某某，女，53岁，干部。在外院经骨髓穿刺检查诊为"慢性粒细胞性白血病"，因惧怕化疗而来诊。诊见患者形体稍胖，面色苍中带黄。自觉乏力，时作眩晕，动则尤甚，纳差，偶有发热，夜寐不宁，伴腰痛、足跟痛。胸骨有压痛，脾脏略大，脉细而数，舌质淡苔薄，口略干。证为阴血匮乏，内欠濡润，宜用酸甘化阴之剂。予南北沙参各12g，天麦冬各10g，玉竹10g，酸枣仁10g，甘枸杞10g，山萸肉10g，五味子5g，制首乌12g，焦楂曲各12g，大枣4枚，煎服。服药40余剂后，患者自感精神旺盛，体力逐渐增强。继服至100剂后，到原确诊的南京解放军总医院进行B超、血常规及骨髓穿刺检查，肝脾肿大消失，白细胞降至正常水平，血中无幼稚细胞。染色体恢复正常。[项长生.自拟酸甘化阴煎治疗慢性粒细胞性白血病38例.中国民间

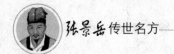

疗法.1998，4：59-60]

按 选用酸甘化阴治疗慢性粒细胞性白血病的临证思路是本病患者出现的一系列临床症状如体重减轻、脉数、发热、进行性贫血、心悸、口干、骨痛等属中医阴亏范畴，与肝肾阴亏有相似之处，故首选酸、甘二味成汤剂，并顾及患者的胃肠吸收功能。疾病的过程常为发热（感染）、贫血、出血、再度贫血及加重感染发热，从病机分析存在一种内在恶性循环趋势。自拟酸甘化阴煎在治疗贫血、出血及感染诸症状等方面疗效明显。用该方常可使出血、贫血和感染得以缓解。

2. 前列腺增生 陈氏等用加减化阴煎治疗前列腺增生症62例。治疗方法：加减化阴煎组成：生地、熟地、牛膝、猪苓、泽泻、党参、丹参各15g，黄柏、知母、车前子（包煎）、桔梗、穿山甲各10g，黄芪30g，小便淋漓涩痛、尿血加白茅根、三七；大便秘结加大黄、枳实；阳虚明显加淫羊藿、肉桂。另选加活血化瘀、化痰散结的药物，如桃仁、红花、乳香、没药、三棱、莪术、夏枯草、浙贝母、海藻等。每日1剂，水煎2次，取煎液兑匀，早晚空腹服用。连用20天为1疗程。休息1周后，可继续下1疗程，可连续服用2~3个疗程。疗效标准：显效：临床症状消失、残余尿量测定小于20mL、直肠指诊前列腺体大小、形态及质地恢复正常；有效：排尿困难明显改善，残余尿量侧定在20~60mL之间，直肠指诊检查前列腺大小、质地、形态未恢复正常。无效：服药治疗后症状及体征无改善或反而加重者。结果：显效24例，占38.7%；有效34例，占54.8%；无效4例，占6.5%。总有效率93.5%。

典型病例：钟某，67岁，1999年5月21日初诊。小便淋漓不尽，尿流变细5年，小便点滴难下3天。少腹胀痛难忍，腰膝酸软，倦怠乏力，胃纳欠佳。直肠指诊前列腺3度肿大，中间沟消失，中等硬度，表面光滑没有压痛。B超检查前列腺增生、尿储留。给予口服前列康及竹林胺并行导尿治疗。但拔出尿管后小便仍不通畅少腹胀痛难忍。舌淡红，苔白，脉沉细，尺脉无力。症属癃闭，治宜健脾益肾，化气行水，软坚散结。处方：生地、熟地、车前子（包煎）、牛膝、猪苓、泽泻、丹参、党参各15g，黄柏、知母、桔梗、穿山甲、淫羊藿、三棱、莪术各10g，黄芪30g。3剂，水煎，早晚分服。3日后复诊，患者能自行排尿，但尿线细小淋漓不尽，连续服用原方5剂后小便通畅。继续服药15天后诸症消失。直肠指诊示前列腺1度肿大，质软。随诊1年，未见复发。[陈玉贵.加减化阴煎治疗前列腺增生症62例.实用中医杂志，2000，

16（7）：14－15]

按 前列腺增生症为老年男性常见病、多发病。人体由于年老肾气渐衰，脏腑功能虚弱、肾精虚亏、阴阳俱损、肾气亏虚、膀胱气化不行，痰浊逗留。呈现本虚标实之象。加之脾胃虚弱，中气不足致脾胃不能升清降浊。方中熟地、生地补肾益精；牛膝补肝肾，并引药下行；猪苓、泽泻、车前子渗利小便；黄芪、党参、桔梗补气升阳，疏通三焦，使清浊各行其道；穿山甲、丹参、桃仁活血化瘀，软坚散结；知母、黄柏滋阴降火。诸药合用，共奏补脾益肾，助气化，软坚散结的作用，使机体肾气充足，脾得运化，三焦通利，膀胱气化有权，而达到小便通利的目的。

【临证提要】 本方所治疗诸证，是由平素嗜食辛热之品、久服温药，或热病伤阴等致肾水亏虚，而阳火有余所致，以水亏阳亢为基本病机。临床以小便不通，潮热盗汗、口干咽燥、大便干结、舌质干红，脉象细数为主要临床表现。现代亦用于阴血亏虚，而又兼见实热者。

清膈煎

【来源】《景岳全书》卷五十一。

【组成】 陈皮钱半　贝母二三钱，微敲破　胆星一二钱　海石二钱　白芥子五七分　木通二钱

【用法】 水一盅半，煎七分，温服。

【主治】 治痰因火动，气壅喘满，内热烦渴等证。

加减：如火盛痰不降者，加童便一小盅；

如渴甚者，加天花粉一钱；

如热及下焦，小水不利者，加栀子一钱半；

如热在上焦，头面红赤，烦渴喜冷者，加生石膏二三钱；

如痰火上壅而小水不利者，加泽泻一二钱；

如痰火闭结，大便不通而兼胀满者，加大黄数钱，或朴硝一二钱，酌宜用之。

【方解】 痰因火动，痰热为患之证自当清热化痰为法，方中贝母、胆星、海石善于清热化痰、熄风止痉；陈皮燥湿化痰，理气和中；配以白芥子祛痰定喘，则清热化痰之功更强；木通苦寒，利水清热，使热从小便而去。可增

强本方清热化痰之功。诸药合用，则火降痰消，而诸症自平。

【临床应用】

雷米封中毒 朱氏等用中药清膈煎配合西药抢救两例重症中毒，结果两例患者抢救均获成功。

典型病例：王某，女，36岁。因与家人吵架，口服雷米封300片（30g），3小时后急诊入院。家人代述病人频频抽搐，口吐白沫。刻诊，病人神志清，体温36.5℃，瞳仁相等，无头痛、项强，诊查过程中病人抽搐突然发作，牙关紧闭，口唇发紫，四肢抽搐，呼之不应，发作2～3分钟后自行缓解，醒后意识清楚，对答如流，脉弦滑数，苔黄腻。诊断中毒性抽搐（痫证，属痰热型），立即给予清水洗胃，并治宜清热涤痰，方药选用张景岳清膈煎：川贝15g、陈皮10g、海浮石30g、白芥子10g、木通5g。水煎，立即服用，每日1剂。同时抗感染、补液、吸氧、静脉滴注维生素 B_6 30mg，经上述治疗后，病人仅抽搐2次，第3天痊愈出院。[朱稚莉，郭景奏，李西婷.清隔煎抢救雷米封中毒二例.黑龙江中医药.1990，（4）：34]

化肝煎

【来源】《景岳全书》卷五十一。

【组成】 青皮 陈皮各二钱 芍药二钱 丹皮 栀子炒 泽泻各钱半，如血见下部者，以甘草代之 土贝母二三钱

【用法】 水一盅半，煎七八分，食远温服。

【主治】 治怒气伤肝，因而气逆动火，致为烦热胁痛，胀满动血等证。

加减：如大便下血者，加地榆；

小便下血者，加木通，各一钱五分；

如兼寒热，加柴胡一钱；

如火盛，加黄芩一二钱；

如胁腹胀痛，加白芥子一钱；

胀滞多者，勿用芍药。

【方解】 肝藏血，主疏泄，喜条达，忧思脑怒则肝失疏泄而气机不畅，气郁化火则烦热易怒；气逆动火则为呕血、便血，故治以疏肝泄热为主。方中青皮、陈皮疏肝破气，消积解郁；丹皮、焦栀能清热凉血，活血散瘀；芍药

苦酸，能柔肝止痛，平抑肝阳；土贝母苦寒，能清热化痰，润肺止咳；泽泻甘淡微寒，性主沉降，引药下行，大利小便，导火外泻。诸药合用，则肝气得舒，肝火清泻，气顺不逆而病症自愈。

【临床应用】

1. 胆汁反流性胃炎 崔氏化肝煎加减治疗胆汁反流性胃炎106例，方法：采用双盲对照法将220例胆汁反流性胃炎患者分为治疗组和对照组，分别服用化肝煎和吗丁啉、奥美拉唑、铝碳酸镁进行治疗。结果：中医治疗组114例有效率88.4％，西药组106例有效率65.1％，中医治疗组明显优于西药组。结论：化肝煎加减治疗胆汁反流性胃炎有较理想的疗效。

典型病例：张某，男性，43岁，常食辛辣油腻味厚高脂等食物，并有烟酒嗜好史15年。主诉3个月前出现胃脘部灼热痛，反酸口苦，嗳气时咽喉有苦酸水刺激，心烦焦躁，食后腹胀，大便干结。电子胃镜检查见：胃黏膜充血、糜烂，幽门部有黄绿色液体反流。诊断：胆汁反流性胃炎。曾服用吗丁啉、铝碳酸镁、法莫替丁等药物半月，上述症状缓解不明显，遂求中医治疗。舌苔黄质红，脉弦，证属肝胃郁热。药用青皮、陈皮、泽泻、浙贝、丹皮、山栀各10g，白芍15g，生大黄、郁金、佛手各10g，5剂，水煎服，嘱其戒烟酒，忌辛辣味厚之品。二诊：口苦反酸、心烦急躁明显好转，大便通畅，但仍感胃部灼热痛。上方去生大黄，加白及、海螵蛸各15g，吴茱萸3g，黄连6g，再服6剂。三诊：胃脘灼痛大减，察其舌象黄苔已化，舌质偏红，考虑肝胆之火逆胃渐平，但胃阴不足乃当务之急，更用益胃汤加减：生地、麦冬、北沙参、玉竹、白芍、茯苓各15g，白及、甘松各10g，炒麦芽、炒谷芽各12g，连服10剂。1个月后复查电子胃镜显示：慢性浅表性胃炎，幽门孔已无胆汁反流。[崔宏春，杨小利，闫肃. 化肝煎加减治疗胆汁反流性胃炎106例. 陕西中医，2011，32（5）：533－535]

按 本病属于中医"胃脘痛"、"嘈杂"病范畴，笔者认为本病主要因为饮食不节、七情失常，肝失疏泄，横逆犯胃，损伤脾胃而致。主要涉及肝胆脾胃诸脏，其病机属本虚标实，虚实夹杂。本虚为脾胃不足、升降失常，标实为郁热上逆、湿热内蕴、胃络瘀阻。早期多肝胆失于疏泄，脾胃升降失常，胆胃气逆。正如古人曰："气郁塞，而胆病上逆；木气横侵，土被其贼，脾不能升而胃不能降"，肝失疏泄，胆汁不入肠中助脾运化反上逆于胃而出现胃脘胀痛或攻窜胁背、嗳气频作、恶心呕吐、胃灼热感、嘈杂反酸等肝胃不和之症。《中医病证诊断疗效标准》中，胃脘痛项下有"肝胃气滞"和"胃热炽盛"证候特征，可知本病病机主要为肝失疏泄、胆火逆胃，使胆汁胃液不能正常疏泄，导致郁积反流，损伤于胃。因胆为中清之府，生理状态下胆汁的分泌自有其常道，而在肝胃气滞、肝之疏泄失常时方挟胆火引动胆汁冲击于胃府而产生疼痛。采用化肝煎加减治疗胆汁反流性胃炎可起到清泄肝胆，理气解郁，和胃止痛，除去胃中湿热郁滞，使胆汁循其常道，肝胆气逆得降，从而使胃主和降，临床症状自可改善。说明此方具有保护胃黏膜、促进组织修复、改善胆道功能、阻止胆汁反流的作用，其机制有待进一步研究。

2. 复合性溃疡　张氏用化肝煎加减治疗复合性溃疡 30 例。其方法：选取复合性溃疡 56 例，其中肝胃郁热型病人 30 例，均采用化肝煎加减方（青皮、陈皮、枳实、贝母、栀子等）联合西药治疗，对照组 26 例病人采用西药治疗。结果：化肝煎加减方治疗组症状、胃镜、幽门螺杆菌改善率均高于对照组。结论：本方有疏泻肝热，和胃止痛功效，治疗本病临床应用疗效好。[张少瑜. 化肝煎加减治疗复合性溃疡 30 例. 陕西中医，2009，30（9）：1147]

按　青皮、陈皮、枳实疏肝理气止痛；栀子、黄芩、黄连清热泄热和胃；半夏、竹茹、砂仁和胃降逆止呕；浙贝母、乌贼骨制酸止痛；白芍、甘草养血柔肝，缓急止痛；大黄通腑泄浊；丹参活血化瘀止痛。结合现代中药药理学研究，本方有杀灭幽门螺杆菌，升高胃内 pH 值，缓解平滑肌痉挛，改善胃动力，保护胃黏膜，改善胃黏膜下血液循环促进溃疡愈合等作用。通过本次临床观察化肝煎加减治疗肝胃郁热型复合性溃疡，无论从临床症状缓解、幽门螺杆菌清除、溃疡愈合时间都有较明显临床优势，但尚需进一步研究观察溃疡全部愈合时间以及溃疡复发情况。

3. 瘀血型慢性活动性肝炎　殷氏等用化肝煎治疗辨证属瘀血型慢性活动性肝炎 43 例，对改善病人临床症状体征及促进肝功能恢复有一定的疗效。

典型病例：王某，男，23 岁，工人。自述 2 年来反复出现乏力，食欲不振，腹胀，肝区隐痛伴口苦，恶心，肝功能异常。于 1979 年 5 月 13 日以漫活肝入院。查体：面色焦黑，颈胸部有散在蜘蛛痣，心肺正常，腹软，肝肋下 1cm，质软，脾肋下 4cm，质中等硬度，舌暗有瘀斑。肝功化验：黄疸指数 13U，谷丙转氨酶 154U，血清白蛋白 2.75g/L，球蛋白 3.15g/L，γ-谷氨酰转肽酶 145U，血小板 74×10^9/L，临床诊断慢性活动性肝炎，用化肝煎治疗 3 个月，临床症状消失，肝肋下未及，脾肋 1cm，质软，查血清白蛋白 4g/L，球蛋白 2g/L，γ-谷氨酰转肽酶 25U，血小板 14.7×10^9/L，临床痊愈。现已恢复工作。[殷义才，胡正年. 化肝煎治疗瘀血型慢性活动性肝炎 43 例. 陕西中医. 1988]

按 化肝煎活血化瘀能使肝血液疏通，以改善肝藏血之功能，治疗时随证加减，兼顾理气。方中鳖甲滋阴潜阳、散结消癥，穿山甲通经络以达病所，大黄导泻逐瘀通经，有利于肝细胞炎症的消退，䗪虫破血逐瘀、散癥结，三棱散血行气软坚散结，常与莪术同用，可互补起协同作用，丹参、川芎、赤芍活血祛瘀行气，桃仁破血祛瘀，当归破恶血养新血使血流畅通，以上诸药合用有软坚散结、活血化瘀、消炎利胆除湿、疏通气机的功效，故临床应用能起到较好的疗效。

4. 慢性萎缩性胃炎 白氏等用化肝煎加味治疗肝胃郁热性慢性萎缩性胃炎。结果：经治疗4周后，中药治疗组43例中临床痊愈+显效+有效41例，无效2例，总有效率为95.7%（45/47）；对照组33例中临床痊愈+显效+有效25例，无效8例，总有效率为75.8%（25/33）。2组比较差异有统计学意义（$P < 0.05$）[白涛，杨晋芳，刘力. 化肝煎加味治疗肝胃郁热性慢性萎缩性胃炎临床观察. 西部中医药. 2012, 25（2）：80-81]

按 近年来，中医药在治疗慢性萎缩性胃炎方面取得了一定的成果。中医认为该病属于"胃痞"、"胃痛"等范畴，在其类型中，肝胃郁热者最为常见，其病因与饮食不节、情志不遂有密切关系。胃主受纳，开窍于口，若纵恣口腹，饥饱失调，寒热不适，偏嗜烟酒，均可伐伤胃气，气机升降失调而作胃痛。情志不畅使肝脾功能受到影响，也能引起胃痛。在病理上，以肝对胃的侵犯为主，肝在病变过程中起主导作用。化肝煎为明代医学家张景岳所创之方，由陈皮、青皮、栀子、牡丹皮、泽泻、芍药、贝母7味组成列于《景岳全书》中治疗"怒气伤肝，因而气逆动火，致为烦热，胁痛，胀满，动血等证"。加味化肝煎以浙贝母为君，散结疏郁；牡丹皮、栀子清肝泻热为臣药；蒲公英、郁金、佛手疏肝解郁，行气止痛，以助君药之散结疏郁之功；白芍养阴柔肝，缓急止痛；青皮、陈皮调肝理气，从而达到调和肝胃之效；上述均为佐药。诸药配伍，辅以加减法，更使本方切合病机，故收效甚佳，可明显改善临床症状，疗效持久。

5. 乳腺增生 宫氏以化肝煎治疗乳腺增生50例，结果：痊愈29例，显效18例，无效3例，总有效率94%。

典型病例：张某，女，44岁，农民。1988年5月6日初诊。患者3年来经常乳房胀痛，每逢经前加重，情志不遂尤甚，伴心烦易怒，月经不调，曾在医院多次治疗效果不佳。3个月来乳房胀痛加重，双侧乳房扪及包块，故来我科诊治。查体左侧乳房外象限扪及一结节状肿块，右侧乳房外象限扪及一结节状肿块，质韧，触痛，活动度良好。舌质暗红，苔白，六脉沉弦。证属肝郁化火，痰气郁结。治宜疏肝泄热，化痰散结。给予化肝煎加味青皮，白芍，陈皮，牡丹皮，栀子，泽泻，浙贝母，柴胡，夏枯草，香附，川楝子，水煎服，日1剂。在剂后病人自诉乳房胀痛减轻，肿块变软，其余症状明显好转。效不更方，前方继服剂，乳房胀痛及其自觉症状消失，乳房肿块明显缩小。为进一步消散肿块，上方去柴胡、栀子、泽泻，加生牡蛎，橘核，王不留行。连服5剂，肿块消失，病人无任何不适。为巩固疗效，每逢经前期服初诊时方药3剂，连续3个月。随访2年未见复发。[宫钦爽，尹学花．化肝煎治疗乳腺增生50例．吉林中医药．2000，(2)：33]

按 乳腺增生属中医"乳癖"范畴，与月经周期和情志失调密切相关，临床主要表现为乳房胀痛或刺痛，乳房肿块，经前期或情志刺激加重，或伴有心烦易怒，潮热，失眠等神经－内分泌功能失调的症状，其病机多属肝气郁结、肝郁化火或痰气郁结。中医认为本病与肝、胃关系最为密切，化肝煎虽为《景岳全书》治疗肝胃郁热胃痛之方，但其病机与之相符，故验之于临床。方中白芍、青皮、柴胡、香附、川楝子疏肝理气解郁，牡丹皮、栀子、泽泻清肝泻火，桃仁、当归活血化瘀，调冲任，浙贝母、夏枯草、橘核、生牡蛎、王不留行行气化痰，软坚散结，与桃仁、当归相伍，可使肿块缩小乃至消失。临床实践证明，本方不仅能消除乳腺增生，同时能明显改善神经－内分泌功能的失调，改善临床症状。

6. 月经先期 赵某，女，23岁。1995年1月2日诊。经水先期量多1年余，每次提前10日以上量多，色紫有块，经前7～10日胸胁乳房、少腹胀痛，烦躁易怒，舌红苔薄黄，脉弦稍数，证属肝郁化火，热迫血行。治宜疏肝泄火，养血敛阴，药用青皮、陈皮、川楝子、栀子、泽泻、象贝母各10g，赤芍、地骨皮各12g，生地、白芍各20g，5剂后经净。后又调治1周期而经复如常。[李振兰．化肝煎在妇科临床上的应用．安徽医学．2001，22 (2)：40]

按 月经先期量多，多因血热或气虚所致。本例肝郁化火，影响冲任，迫使经血先期而下，热迫血行而量多，气滞肝经则胸胁乳房少腹胀痛，因其方加川楝子，清热疏肝，生地、赤芍、地骨皮清热凉血而收其功。

7. 倒经 张某，女，16岁。1995年2月5日诊。经期或经前2～3日则鼻衄近1年，量多，色鲜红，口鼻干燥，心烦易怒，两胁作胀，经量少，大便干，舌红苔薄黄，脉弦数，证属肝经郁火气逆火动迫血上溢，宜清肝降逆，引血下行。选用代赭石、川牛膝、茅根、藕节各30g，青皮、陈皮、丹皮、泽泻各10g，白芍15g，生大黄6g，5剂，鼻衄止，诸症消失。[李振兰. 化肝煎在妇科临床上的应用. 安徽医学. 2001, 22 (2)：40]

按 倒经，又称"逆经"，即经行吐衄。其因有肝经郁火和阴虚肺燥之分，此例乃郁怒伤肝，气逆动火，血随肝火上逆所致。热宜清逆宜降，以其方加代赭石、川牛膝、川大黄、茅根、藕节、青皮清热降逆，凉血止血而获效。

8. 崩漏 罗某，女，26岁。1995年3月26日诊。经净10余日，又突然下血，量时多时少，淋沥不断已20余日，色紫暗，有小血块，少腹胀痛，头晕，舌红苔薄黄，脉细弦数。证属肝经郁热，冲任受损，宜清热平肝，滋阴凉血，药用牡蛎、旱莲草各30g，青皮、陈皮8g，丹皮、栀子、泽泻、川贝各10g，阿胶、生地、白芍各15g，连服5剂而愈。[李振兰. 化肝煎在妇科临床上的应用. 安徽医学. 2001, 22 (2)：40]

按 崩漏发生主要是由于冲任损伤，不能固摄所致。此例乃肝气郁结，气滞血瘀、日久化热化火，灼伤脉络，使血离经而外溢，离经之血聚集凝滞成瘀，导致崩漏，即"郁法血崩"。肝郁宜疏肝阳宜平，主方加石决明、牡蛎平肝潜阳，加广木香，疏肝理气，阿胶、旱莲草、生地滋阴凉血，乃疏肝平肝之中兼以清热凉血以澄源。

9. 经行头痛 彭某，女，21岁。1995年4月23日诊。半年来，经前2~3日或经期头痛，经后头痛渐止，性情急躁，胸胁作胀，经色紫暗有块，舌红苔薄黄，脉弦数，乃肝经郁热上冲宜平肝清热，疏肝调经。川牛膝、珍珠母、石决明各30g，菊花、夏枯草、勾藤各15g，赤芍、丹皮、青陈皮、泽泻各10g，3剂后，头痛减，经量多而色紫有块，原方加益母草30g，又服3剂，头痛止，经净。嘱其经前2~3日始服药3~6剂，平时服杞菊地黄丸，1个疗程而愈。[李振兰. 化肝煎在妇科临床上的应用. 安徽医学. 2001, 22 (2)：40]

按 临经头痛，血虚，肝火或瘀血为其致病之因，此例肝郁化火，肝阳上亢，肝火随冲气上逆而致头痛，逆于其方加珍珠母、石决明、勾藤平肝潜阳，菊花、夏枯草，疏肝泄肝火，以抑其上扰之势，杞菊地黄丸滋水涵水以培其本。

【临证提要】 本方功能特点在于善解肝气之郁结，平气逆而散郁火。临床可广泛用于因肝气郁结而导致的烦热、胸胁胀痛、动血、失眠、头痛等症状。

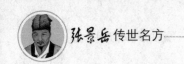

玉女煎

【来源】《景岳全书》卷五十一。

【组成】生石膏三五钱　熟地三五钱或一两　麦冬二钱　知母　牛膝各钱半

【用法】水一盅半，煎七分，温服或冷服。

【主治】治水亏火盛，六脉浮洪滑大，少阴不足，阳明有余，烦热干渴，头痛牙疼，失血等证，如神、如神。若大便溏泄者，乃非所宜。

加减：如火之盛极者，加栀子、地骨皮之属亦可；

如多汗多渴者，加北五味十四粒；

如小水不利，或火不能降者，加泽泻一钱五分，或茯苓亦可；

如金水俱亏，因精损气者，加人参二三钱尤妙。

【方解】本方用于"少阴不足，阳明有余"，是由胃热阴伤所致。阳明之脉上行头面，胃热循经上攻，则见头痛牙疼；热迫血溢，则见失血；烦热干渴皆是热盛阴伤之象。此乃火盛阳虚相同为病，但以火盛为主。方中石膏辛甘大寒以清"阳明之余"之热，是为本方君药。熟地甘而微温，以补"少阴不足"之阴，用为臣药。二药相伍，是清火滋水并用。知母是用其苦寒质润，助合膏以清胃热，与白虎汤配伍方义雷同。麦冬养阴，助熟地以滋胃阴，且有金水相生之妙，均为佐药。牛膝滋补肾水，并可引热下行，可使因热伤血络的溢血停止，故为使药。诸药配合，共奏清胃滋肾之功。此为标本两顾之法，以使热彻阴存，变"有余"与"不足"，而平调向愈。

【方论】《寒温条辨》：熟地、牛膝补肾水之不足；石膏、知母泻脾土之有余；而金则土之子，水之母也，麦冬甘以补肺，寒以清肺，所谓虚则补其母，实则泻其子也。

《医学举要》：阳明、少阴二经，皆是津液所关；阳明实则火炽而津液涸，少阴虚则水亏而津液亦涸。考两经合治之方，仲景猪苓汤养阴而兼利水；景岳玉女煎养阴而兼清火。盖白虎汤治阳明而不及少阴，六味地黄汤治少阴而不及阳明。是方石膏清胃，佐知母以泻肺气，实则泻其子也；熟地滋肾，佐麦冬以清治节，虚则补其母也；牛膝入络通经，能交和中下，尤为八阵中最上之方。

《成方便读》：人之真阴充足，水火均平，决不致有火盛之病。若肺肾真阴不足，不能濡润于胃，胃汁干枯，一受火邪，则燎原之势而为似白虎之证矣；方中熟地、牛膝以滋肾水，麦冬以保肺金，知母上益肺阴，下滋肾水，能治阳明独胜之火，石膏甘寒质重，独入阳明，清胃中有余之热。虽然，理虽如此，而其中熟地1味，若胃火炽盛者，尤宜斟酌用之，即虚火之证，亦宜改用生地为是，在用方者神而明之，变而通之可也。

【临床应用】

1. 复发性口腔溃疡　孙氏等用加味玉女煎治疗复发性口疮183例。方法：采用自拟的加味玉女煎为基础方、辅以芩连嗽口液含嗽治疗。结果：183病例中，总有效率92.9%。结论：采用加味玉女煎治疗复发性口疮有良好的效果。

典型病例：凌某，女，18岁，因口腔溃疡反复发作1年，加重3天前来就诊。患者自觉溃疡面微痛，进食时疼痛加重，微热。检查见口唇右侧、双颊黏膜有多个溃疡，呈椭圆形，小如米粒，大如黄豆，疮面周围微红，表面黄白色，中央微凹陷，触痛；口干不欲饮食，大便干硬，小便短少而色黄，舌红苔少而黄干，脉细数。西医诊断：复发性口疮，中医诊断：口疮（脾阴虚型）。治以滋阴养脾，清胃降火通便。方用加味玉女煎加胡黄连10g、当归10g、大黄9g、玄参20g。每日1剂，复煎。辅以芩连嗽口液含嗽，日3~4次。嘱饮食清淡富有营养，忌辛辣肥甘厚味，禁烟酒。服药3天后，大便通，疮面疼痛减轻，溃疡灶减少，红肿减轻，复诊去大黄、当归，再服6剂后诸症消失，随诊6个月，无复发，痊愈。[孙珊，黄庆生．加味玉女煎治疗复发性口疮183例．当代医学，2009，15（12）：152]

按　本病多见于青壮年，中医学认为"口疮"虚证多见，其中多因脾阴虚所致，与心、肝胆、脾等脏腑关系较为密切。加味玉女煎以熟地、麦冬、天冬养阴；石膏、知母滋阴泻火，牛膝、黄芩降胃中虚火；生地黄、丹参滋阴清热凉血；桔梗散郁热，诸药配合，具有滋阴养脾，清泻胃经虚火作用，可使脾阴渐复，胃火清降，口疮自愈。本方对复发性口疮脾阴虚型治疗效果良好，值得在临床中推广应用。

2. 鼻衄　夏氏等用玉女煎加味治疗鼻衄50例，结果：痊愈（服药1个疗程后出血停止，未再复发）42例；好转（服药后出血次数、出血量均明显减少）8例；无效（服药后鼻出血无明显好转）2例。总有效率96%。

典型病例：陈某，男，31岁，工人。患者因右鼻腔出血12小时，于1990年6月7日入院。入院后行右鼻腔前、后鼻孔填塞术，并给予抗炎、止血等，对症处理而血止。9日取出填塞物，10日晚右鼻腔再次出血，量约

60mL，再次行右鼻腔前、后鼻孔填塞术，仍间断性出血，建议行颈外动脉结扎术，但患者拒绝手术。13日晨观察病人面色红，舌尖红，苔黄，脉数有力，大便秘结。证乃胃热炽盛，热伤血络所致，拟泻火滋阴止血之法。处方：生石膏（先煎）50g，栀子炭、知母、怀牛膝各12g，旱莲草、小蓟各10g，大黄、茜草根各6g，玄参、生地黄各20g。1剂后患者出血明显减少，但额部疼痛较著，遍身汗出，脉细无力。上方略减苦寒之品，加黄芪、党参各15g，白芷12g。连服3剂，出血止。6月16日取出填塞物，未再出血。7月3日痊愈出院，随访5年鼻腔未再出血。[夏贵华，史前妹. 玉女煎加味治疗鼻衄50例. 安徽中医学院学报，1996，15（4）：30]

3. 三叉神经通 文氏等用加减玉女煎（石膏、知母、麦冬、生地、石斛、牛膝、细辛、白芷、白蒺藜、白芍、炙甘草、全蝎、蜈蚣）治疗胃火上攻型原发性三叉神经痛72例，与卡马列西平治疗的63例作对比观察，结果：两组总有效率比较，$P < 0.01$。两组治疗前后主症积分值比较，$P < 0.01$。[文先惠. 加减玉女煎治疗原发性三叉神经痛72例总结. 湖南中医杂志. 2001，17（6）：12]

4. 糖尿病周围性神经炎 李氏用玉女煎加减治疗糖尿病性周围神经病变50例，其治疗组基本方如下：生石膏（先煎）、生地、威灵仙、鹿衔草各20g，知母、天麦冬、豨莶草各10g，川连3g，川牛膝、元胡各12g，丹参30g。便干者，加生大黄（后下）6g；水肿者，加茯苓30g；身瘙痒者，加地肤子15g。每日1剂，水煎2次，取汁混合，分2次口服。对照组维生素$B_1$20mg每日3次口服，维生素$B_6$20mg每日3次口服，维生素B_{12}5mg每日1次肌内注射。两组均以30天为1疗程，1个疗程统计疗效，每隔半月检测空腹血糖，观察感觉、痛觉和运动觉异常的范围、程度。结果治疗组总有效率达82%，对照组31.6%，两组比较有非常显著性差异（$P < 0.01$）。

典型病例：王某，因口渴多饮5年，四肢麻木2个月余入院。患者有糖尿病病史5年余，初起口渴多饮，不规则口服降糖药，血糖控制尚可，近期因肢体麻木明显在外院住院2个月，经综合治疗效不显，为寻求中西医结合治疗而来我院。目前服用达美康80mg，每日2次，二甲双胍0.25g，每日3次。症见口渴多饮不显，神疲乏力，四肢麻木，时有烘热，夜间尤甚，汗出较多。PE：两下肢皮肤感觉稍减退，舌质暗淡，苔薄白有裂纹，少津，脉细。眼底检查示：小动脉硬化。空腹血糖：5.8mmol/L。尿糖：阴性。肾功能：正常。证属气阴两虚，血脉不和。中药宜滋阴降火，益气活血通络。方药玉女煎加减。1个月后患者四肢烘热完全缓解，四肢麻木感缓而未平。前方重用祛风通络药，如鸡血藤、伸筋草等，3个月后症状消失。[李靖．玉女煎加减治疗糖尿病性周围神经病变 50 例．四川中医，2002，20（10）：47]

5. 神经性皮炎 王某，男，55 岁，干部，1993 年 12 月 5 日初诊。项部、颈侧、两肘关节伸侧及骶尾部皮损肥厚，皮沟加深，表面有少量鳞屑，间歇性剧痒，加重 1 年。自述：1983 年冬，颈部、两肘关节出现米粒大小红色丘疹，奇痒，搔抓后丘疹融合成片，皮损逐渐肥厚，形成苔藓化。曾用多种西药和中药治疗，偶有疗效，却难治愈，停药后症状加重。舌红，苔薄，脉濡细。诊断：局限性神经性皮炎。证属：血虚风燥型，治以养血祛风，清热润燥。玉女煎加减：麦冬 10g，知母 15g，熟地黄 15g，牛膝 10g，白鲜皮 12g，荆芥 6g，皂角刺 10g，甘草 3g。每日 1 剂，水煎内服，药渣再煎外洗局部。服用 6 剂后，皮损变薄变软，瘙痒减轻。又服 5 剂，皮肤色泽恢复正常，瘙痒消失。随访 1 年未见复发。[李卫华．玉女煎加味在皮肤科的应用．河南中医．1998，18（4）：240]

6. 胃食管反流病（胃火阴虚证） 牛氏等运用玉女煎加减治疗胃火阴虚证胃食管反流病（GERD）患者，观察其对患者主要症状和远期疗效的影响。方法：将符合纳入标准 80 例患者，采取随机法分为对照组（40 例）和观察组（40 例），对照组口服奥克胶囊和多潘立酮；观察组口服玉女煎加减方，28 天为 1 个疗程。结果：治疗后观察组在综合疗效，改善主要症状（烧心、胸痛、口苦、反酸），治疗后第 4 周和第 8 周症状总积分方面，明显优于对照组（$P < 0.05$）。结论：玉女煎加减方能较好地改善胃火阴虚证 GERD 患者的主要症状，有较好且持久的疗效，远期复发倾向较低。[牛晓玲，孙志广等玉女煎加减治疗胃火阴虚证胃食管反流病临床观察．辽宁中医药大学学报．2010，12（3）：120 - 122]

7. 舌癌 杨某，女，53 岁，舌癌。2011 年 1 月 3 日初诊。患者平素嗜食香辣辛燥之品。5 年前发现左侧舌根部有一蚕豆大小疼痛硬结，患者自行口服黄连解毒片等清热解毒药物后疼痛好转，但肿块未消失，因肿块不影响进食及言语，患者未进一步诊治。2010 年下半年患者发现该硬结逐步增大，在当地医院就诊，建议行手术切除，患者拒绝，行抗生素治疗后肿块未见缩小，反而迅速增大，影响进食及说话。2010 年 12 月患者在云南省肿瘤医院行肿物活检示：鳞癌。因肿块切除手术创面巨大，患者拒绝手术及放化疗治疗，转而求诊于我院。刻诊：左舌根处见一约 2cm×2cm 大小，界清质硬肿块，无明显疼痛，影响进食及言语，舌头活动受限，流清涎，口干欲饮，便秘溲赤，舌红苔薄白，脉弦细。诊断：舌癌，证属肾阴不足，胃肠积热。治以滋补肾阴，清泻胃火。方选玉女煎加味：太子参20g，白术20g，茯苓15g，薏苡仁30g，麦冬12g，猪苓15g，生地15g，石膏15g，炒知母12g，川牛膝12g，重楼15g，石见穿30g，白花蛇舌草30g，半枝莲15g，木香10g，砂仁6g，炒鸡内金15g，甘草6g。水煎分3次服，日1剂，忌食辛辣。口服半月后，患者舌根肿块较前缩小1/3，进食增加。效不更方，继用1个月后患者肿块缩小至原来的1/2，继续观察半年未见明显增大，患者生活质量较好。[石颖，王清等．玉女煎在肿瘤治疗中的临床应用．四川中医．2012，30（3）：79－80]

按 舌癌属于中医"舌疳"、"舌菌"等范畴。中医认为舌与心脾肾三脏关系密切。本例患者，人到中年，阴精衰减，虚火内生，加之平素嗜食香辣辛燥之品，胃肠积热，火热之邪循经上犯于口唇齿舌，血热搏结，阻滞经脉，日久形成舌部肿块，致使舌头活动受限；病日久伤阴，故口干欲饮，溲赤便秘。予以玉女煎养阴清热；重楼、石见穿、白花蛇舌草、半枝莲、猪苓清热解毒，软坚散结；另配以四君汤加薏苡仁、木香、砂仁使驱邪不伤正；方中牛膝功擅苦泄下降，引热下行，以降上炎之火，诸药合用，火降阴生，疗效斐然。

8. 痤疮 熊氏运用玉女煎加减治疗寻常痤疮120例，并与同期用西医治疗的60例进行对比观察，疗效满意。治疗组处方：生石膏20g、野菊花18g、知母18g、熟地18g、赤芍15g、牛膝9g、黄芩15g、甘草3g。风热较甚、皮损以丘疹为主者加银花15g、薄荷6g；热毒炽盛、皮损以脓疱为主者加大黄10g、黄连10g；痰瘀互结、皮损以结节为主者加白芥子6g、三棱6g；痰湿内蕴、皮损以囊肿为主者加白芥子6g、法夏15g、僵蚕10g；因情志所伤而致者加柴胡6g、郁金10g。每日1剂。对照组：维生素 B_6 片，每次10mg，每日3次。维生素A胶丸，每次2.5万U，每日3次。四环素片，每次0.25g，每日4次。甲硝唑片，每次0.2g，每日3次。两组均以30天为1疗程，观察1疗程后统计疗效。嘱服药期间忌食辛辣、酒等刺激之品。结果：治疗组痊愈43例（35.84%），显效60例（50.0%），有效6（5.0%），无效11（9.16%），总有效率90.84%，$P<0.01$。[熊丽亚．玉女煎加减治疗寻常痤疮120例．湖南中医杂志．1998，14（3）：65]

9. 经行高热 鲍氏应用玉女煎治经行高热3例，获良效。方药组成：石膏15g（先煎），生熟地各15g，麦冬15g，知母10g，牛膝15g，钩藤15g（后下），白芍18g。于发热前3天开始服，日服1剂，高热时日服2剂。

典型病例：黄某某，31 岁，农民。1995 年 7 月 3 日初诊。近 1 年每逢经前 4 天起发热，无恶寒，四肢酸软，于经行第 1 天或第 2 天热势炽盛，体温高达 39.8℃，经净热退。近日五心烦热，干渴，牙龈肿痛，头痛目胀，大便干结如羊屎，体温 38.6℃，舌质红、苔薄白，脉弦数。上次月经 6 月 9 日至，平时月经周期为 26～28 天，5 天净，经色红，血块少，经量多。方用石膏 15g（先煎），生熟地各 15g，麦冬 15g，知母 15g，牛膝 15g，钩藤 15g（后下），白芍 18g，玄参 15g。服 4 剂。7 月 7 日二诊：患者昨日月经来潮，药后患者诸症均减，体温降至 37.5℃，大便通畅，每日 1 次，月经量中等。继用上方去白芍，再进 5 剂。8 月 3 日三诊：上次药后，经行第 2 天发热已退，经量正常，现无任何症状，仍投一诊方药 5 剂，以巩固疗效。1998 年 5 月患者陪同亲属前来就诊，自述自 1995 年 8 月治疗后，至今诸症息平，月经按月而至。

[鲍世平 . 玉女煎治经行高热 3 例 . 江西中医药 . 2001, 32（4）：19]

按 经行高热病例，临床较少见，此 3 例均发热在 39℃ 以上，并有不同程度的烦热、干渴、大便干结、头痛之症，舌质红、脉弦数，故属阳明气火有余，少阴阴精不足，相火附于肝木，木郁化火，肝火上扰。方用石膏、知母清阳明有余之火，生熟地滋少阴不足之阴，麦冬、玄参养阴；钩藤清肝火，平肝熄风，白芍养血敛阴柔肝，能缓肝之气，泻肝之急；牛膝导热下行。本方滋阴与清火合用，壮水制火而奏效。

【临证提要】该方是治疗胃热阴虚牙痛的常用方，凡胃火炽盛，肾水不足之牙痛、牙衄、消渴等皆可用本方加减治疗。临床上可用于治疗牙周炎、口腔溃疡、糖尿病等属于胃火盛，肾阴虚者。此外，用此方加味治疗多种病证。

绿豆饮

【来源】《景岳全书》卷五十一。

【组成】绿豆不拘多寡。

【用法】宽汤煮糜烂，入盐少许，或蜜亦可。待冰冷，或厚或稀或汤，任意饮食之，日或三四次不拘。

【主治】凡热毒劳热，诸火热极不能退者，用此最妙。此物性非苦寒，不伤脾气，且善于解毒除烦，退热止渴，大利小水，乃浅易中之最佳最捷者也。若火盛口甘，不宜浓味，但略煮半熟，清汤冷冻饮料之，尤善除烦清火。

【方解】景岳对绿豆评价甚高，认为它"味甘性凉，能清火，清痰下气，解烦热，止消渴，安精神，补五脏阴气，去胃火吐逆及吐血衄血，尿血便血，湿热泻痢肿胀，利小水，疗丹毒风疹，皮肤燥涩，大便便结，消痈肿痘毒，汤火伤痛，解酒毒鸩毒"。

【方论】《开宝本草》记载："绿豆，甘，寒，无毒。入心、胃经。主丹毒烦热，风疹，热气奔豚，生研绞汁服，亦煮食，消肿下气，压热解毒。"

《本草纲目》云："绿豆，消肿治痘之功虽同于赤豆，而压热解毒之力过之。且益气、厚肠胃、通经脉，无久服枯人之忌。外科治痈疽，有内托护心散，极言其效。"

【临床应用】

1. 亚硝酸盐中毒 冯某某，女，3 岁。患孩因自食家晒盐腌萝卜（量不详），1 小时后口唇、指甲、面部紫绀，腹痛，恶心呕吐（吐出为胃容物），嗜睡，无发热，大便未解，小便正常。入院检查：T 37.2℃，P 96 次/分，R 30 次/分，神志清楚，口唇、指甲、颜面紫绀。心律齐，无杂音。两肺呼吸音清晰。腹平软，无明显压痛，肝脾（−）。神经系统检查正常，血常规化验：WBC 7.5×10^9/L（N 0.50，L 0.46，M 0.04），RBC 3.79×10^{12}/L，大小便、肝功能化验正常，高铁血红蛋白 4g/L。诊断：亚硝酸盐中毒。先输氧，静脉 10% GS 500mL，用维生素 C 1g、ATP 20mg 等，中药用绿豆 100g、黄连 4g、干葛 6g、生甘草 9g，急速煎水待凉后频服。约 1 小时后小便量多，口唇紫绀全部消失，连服 2 剂后复查高铁血红蛋白正常，痊愈出院。[冯贤桂．绿豆饮治疗急症举隅．江西中医药．1997.28（5）：10]

2. 一氧化碳中毒 邓某某，男，69 岁，1991 年 1 月 28 日早晨急诊入院。患者用木炭火烤香肠，门窗紧闭，其妻开门后发现昏倒在地，并有呕吐物。入院检查：T 36.8℃，BP 155/80mmHg，P 120 次/分，R 23 次/分，神迷昏睡；双瞳约 0.3cm 大小，两侧对称，对光反射稍迟钝；两颊樱桃红色；心律齐，无杂音；两肺呼吸音粗，无啰音；腹（−），NS 未引出病理反射。血常规：WBC 12.5×10^9/L（N 0.82，L 0.18），RBC 4.2×10^{12}/L，两便化验正常，CO_2CP 20mmol/L，血 K^+ 5.75mmol/L，血 Na^+ 133mmol/L，血 Cl^- 105mmol/L，急诊输氧，静脉滴注 20% 甘露醇 250mL，10% GS 500mL，CY−C 30mg，ATP 40mg，CoA 100U，肌内注射青霉素 80U，每 12 小时一次，同时急煎绿豆 200g、葛根 12g、黄连 9g、生甘草 15g，待凉后频服。约 2 小时后神志清醒。连服 3 天好转出院。[冯贤桂．绿豆饮治疗急症举隅．江西中医药．1997.28

（5）：10]

3. 有机磷农药中毒 文某某，男，28 岁。因喷洒农药 1605 后，出汗、恶心呕吐、乏力 2 小时入院。查：神清肢软，面色苍白，皮肤湿润，双瞳缩小约 0.1cm 大小。心肺正常，腹（−），NS 检查正常，血胆碱酯酶活力 45%，血常规 WBC 10.5×10^9/L（N 0.75，L 0.25），RBC 4.0×10^{12}/L，诊断急性有机磷农药中毒（经皮），用 10% GS 500mL 加解磷定注射液 0.4g 静脉滴注，5% GNS 500mL，ATP 40mg，CoA 100U，氯化钾 1.5g 静脉滴注，5% GS 500mL，氯磷定 0.5g 续滴。绿豆 250g、生甘草 15g、黄连 9g、葛根 12g，煎水频服。次日复查血胆碱酯酶活力 70%，连服 6 天，无中毒反跳现象。[冯贤桂. 绿豆饮治疗急症举隅. 江西中医药. 1997. 28（5）：10]

4. 中暑 肖某某，男，32 岁。患者于 7 月下旬双抢途中头晕、烦闷、出汗、气粗、乏力、小便短涩，随之昏倒在地。经就地刮痧后神志逐渐清醒。入院检查：T 40.5℃，BP 120/75mmHg，神清面红，呼吸急粗，口唇干燥，心率 92 次/分，心律齐，无杂音，两肺呼吸音稍增粗，腹（−），舌红、苔薄黄无津，脉洪大。诊断：中暑。稀酒精擦浴，静脉滴注 5% GNS 和 10% GS 各 500mL，庆大霉素 20 万 U，维生素 C 2g；绿豆 200g、葛根 15g、黄连 9g、生甘草 9g，煎水频服。90 分后热退，症状好转，次日痊愈。[冯贤桂. 绿豆饮治疗急症举隅. 江西中医药. 1997. 28（5）：10]

【临证提要】 绿豆含有丰富营养元素，有增进食欲、降血脂、降低胆固醇、抗过敏、解毒、保护肝脏的作用；绿豆味甘，性凉，入心、胃经；具有清热解毒，消暑除烦，止渴健胃，利水消肿之功效；主治暑热烦渴、湿热泄泻、水肿腹胀、疮疡肿毒、丹毒疔肿、痄腮、痘疹以及金石砒霜草木中毒者。绿豆性寒，素体虚寒者不宜多食或久食，脾胃虚寒泄泻者慎食。

玉泉散

【来源】 《景岳全书》卷五十一。

【组成】 石膏六两，生用　粉甘草一两

【用法】 上为极细末。每服一二三钱，新汲水或热汤，或人参汤调下。此方加朱砂三钱亦妙。

【主治】 治阳明内热，烦渴头痛，二便闭结，温疫斑黄，及热痰喘嗽

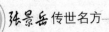

等证。

【方解】阳明内热，见烦渴头痛，二便闭结等症。治疗当清热泻火。石膏甘、辛、大寒，功能清热泻火，除烦止渴，方中重用其为君；佐以甘草甘平养阴生津。如此，则火热能除，烦渴能止，则烦渴头痛，二便闭结，温疫斑黄等症皆除。

【临床应用】

2 型糖尿病 熊坚运用加味玉泉散（黄芪50g、葛根30g、山药20g、麦冬15g、五味子8g、天花粉12g、知母10g、生地20g、丹参20g、鸡内金10g、乌梅10g）及降糖药物治疗2型糖尿病气阴两虚型60例，进行治疗前后自身对比，结果显效32例，有效20例，无效8例，总有效率85.7%。且治疗后患者血糖及血脂值均显著降低，提示加味玉泉散对2型糖尿病有较好的疗效。

[熊坚.加味玉泉散治疗2型糖尿病气阴两虚型60例.中医药导报.2007，13（8）：60]

【临证提要】本方用于治疗阳明热盛所致烦渴头痛，二便闭结，温疫斑黄，及热痰喘嗽等证。但石膏、粉甘草二药药力稍弱，临床上可适当加入知母、黄连、黄芩等清热药。

滋阴八味丸

【来源】《景岳全书》卷五十一。

【组成】山药四两 丹皮三两 白茯苓三两 山茱萸肉，四两 泽泻三两 黄柏盐水炒，三两 熟地黄八两，蒸捣 知母盐水炒，三两

【用法】上加炼蜜捣丸，梧桐子大。或空心，或午前，用滚白汤，或淡盐汤送下百余丸。

【主治】阴虚火盛，下焦湿热等证。

【方解】方中熟地滋阴补肾，填精益髓为君；山茱萸滋肾益肝，固涩精气；山药补脾养阴，涩精固肾为臣；臣以黄柏、知母清泄下焦湿热；佐以泽泻降肾浊，丹皮清泄肝火，茯苓淡渗脾湿。如此，则补不足而泻其有余，补不留邪，邪不伤正。

【临床应用】

1. 无菌性前列腺炎 陈氏用加味知柏地黄汤治疗阴虚型无菌性前列腺炎30例，方法：选出60例属中医阴虚型无菌性前列腺炎，随机分为治疗组和对

照组，治疗组口服加味知柏地黄汤，对照组口服知柏地黄丸。结果：治疗组30 例病人痊愈16 例，显效8 例，有效4 例，无效2 例；对照组30 例痊愈9 例，显效6 例，有效10 例，无效5 例。结论：运用具有滋阴降火，益气活血功效的加味知柏地黄汤治疗阴虚型无菌性前列腺炎较单纯应用滋阴降火的知柏地黄丸疗效更优。[陈其华. 加味知柏地黄汤治疗阴虚型无菌性前列腺炎30 例. 中国性科学. 2007，16（4）：24]

2. 血精症 丁氏将30 例血精症患者随机平分为两组。治疗组以知柏地黄汤为基本方治疗。知母9g，黄柏9g，熟地15g，生地15g，茯苓15g，丹皮9g，山药12g，山萸12g，泽泻9g，侧柏叶12g，白茅根12g，黄连8g，甘草6g。用法：每日1 剂，煎煮2 次，取汁400mL，早晚各服200mL。对照组口服盐酸左氧氟沙星片，0.2g/次，2 次/日；安络血5mg/次，3 次/日。两组患者共治疗10 天。结果：治疗组有效率93.3%，对照组73.3%，治疗组临床疗效明显优于对照组（$P < 0.05$）。结论：知柏地黄汤治疗血精症有效率高。

典型病例：患者，男，42 岁。患者自诉3 年前其妻患病不能同房，其偶尔手淫以行性事，1 年前患者发现精中带血，几乎每次都有，曾在周围医院就医，使用止血药物后能够缓解，但症状不能消失，遂来找王老求医。时患者消瘦，两颧潮红，神情焦虑，头晕，失眠多梦，口干，小便短赤，舌红，脉细数。王老辨为君相火动，阴虚火旺，治以滋阴泻火，方以知柏地黄汤加减，药物组成：知母9g，黄柏9g，熟地15g，生地15g，茯苓15g，丹皮9g，山药12g，山萸12g，泽泻9g，柏叶12g，白茅根12g，黄连8g，甘草6g。5 剂后症状消失，再进5 剂，患者1 年多病症未复发。[丁永红. 知柏地黄汤治疗血精症的临床分析. 中国社区医师，2011，13（10）：217]

3. 尿路感染 汤某某，男，69 岁，住院号：52648，1993 年2 月14 日入院。患者行前列腺肥大切除术后，尿频、尿急30 天。入院后查体温正常，肾区无叩痛，尿常规示：白细胞（＋＋＋），红细胞（＋），蛋白（＋）。连续做尿培养，并先后用氟嗪酸、丁胺卡那霉素等治疗，3 天后症状无改善，复查尿常规结果同前。2 月20 日尿培养报告示：粪产碱杆菌生长，细菌总数2×10^5/mL，氯霉素、氨苄青霉素、羧苄青霉素、先锋霉素Ⅰ号、庆大霉素、卡那霉素、氟嗪酸均不敏感。第2 次尿培养报告仍示：粪产碱杆菌生长，细菌总数3×10^5/mL，药敏试验同前。停抗生素，改用中药治疗。询其小便频数，灼热刺痛，尿色黄赤，大便秘结，手足心热。舌红苔薄黄，脉细弦数。治以滋阴降火，清热通淋，予知柏地黄汤加减。药用：知母10g，黄柏10g，生地黄 10g，牡丹皮 10g，泽泻 12g，猪苓 12g，茯苓 12g，木通 3g，车前草 20g，焦山栀 5g，银花 10g，生大黄 5g。每日 1 剂，水煎服。3 剂后小便频数、灼热刺痛减轻，大便已畅。原方去生大黄、木通继服 3 剂，继服 1 周，尿色转清，尿频数、灼热刺痛消失，尿常规正常。连续 2 次尿培养无细菌生长。患者痊愈出院。[冯玲 . 知柏地黄丸治愈尿路感染 2 例 . 陕西中医 . 1997, 13 (4): 50]

4. 免疫性不孕 刘氏选用知柏地黄汤加味治疗免疫性不孕 42 例，方药如下：熟地黄 15g、山萸肉 15g、山药 10g、泽泻 10g、牡丹皮 10g、茯苓 10g、知母 10g、黄柏 6g、枸杞子 10g、黄芩 10g、赤芍 10g、败酱草 15g、半枝莲 15g、白花蛇舌草 15g。水煎服，日 1 剂，2 个月为 1 疗程。治疗期间，性生活使用阴茎避孕套隔离。服药 2 个月复查，在服药过程中测基础体温。治疗结果：痊愈 31 例，占 73.8%；有效 9 例，占 21.4%；无效 2 例，占 4.8%。总有效率为 95.2%。[刘秀菊 . 知柏地黄汤加味治疗女性免疫性不孕 42 例 . 菏泽医专学报 . 2003, 15 (1): 54 - 55]

5. 顽固性湿疹 石氏等运用中药知柏地黄汤治疗较顽固型慢性湿疹 90 例。其中泛发全身者 50 例，治疗 20 天～3 个月，结果治愈 40 例，好转 10 例；局限性者 40 例，基本方：知母 5～10g、黄柏 5～15g、熟地黄 10～30g、山药 10～30g、山萸肉 4～10g、茯苓 10～30g、泽泻 6～12g、丹皮 3～10g。加减法：瘙痒不能入眠者加地肤子 6～15g，珍珠母 10～30g，生牡蛎、炒枣仁各 10～30g；伴腰酸肢软者加淫羊藿、川断各 6～20g，威灵仙 10～30g；血虚明显加当归 6～15g，山药 10～30g；湿重者加龙胆草 5～15g，徐长卿、车前子各 10～30g；情志不畅者加香附、郁金、柴胡各 5～12g；皮损粗糙肥厚者加丹参、水蛭、地龙各 5～20g，鸡血藤、二花藤各 10～30g。治愈 34 例，好转 4 例，无效 2 例。总有效率 97.8%。[石志发，申保国，朱春萍 . 知柏地黄汤治疗顽固型慢性湿疹 . 内蒙古中医药 . 2003, (1): 8]

【临证提要】 除治疗阴虚火盛，下焦湿热证外，对于肾阴虚损、阴虚火旺引起的神经衰弱，甲状腺功能亢进，糖尿病、眩晕、高血压、男性不育、不射精、反复发作性血精、肾病综合征、尿路感染、前列腺炎、更年期综合征、氨基苷类药物引起的耳毒性症状、顽固性盗汗等病证，均有明显的治疗和改善症状作用。

第四章 攻 阵

萝卜子汤

【来源】《景岳全书》卷五十一。

【组成】萝卜子

【用法】用萝卜子捣碎，以温汤和搅，取淡汤徐徐饮之，少顷即当吐出。即有吐不尽者，亦必从下行矣。又法，以萝卜子为末，温水调服一匙，良久吐涎沫愈。

【主治】凡邪实上焦，或痰或食，或气逆不通等证，皆可以此法吐之。如非风初病，果属痰涎壅盛，填塞胸膈，汤药不能入，须先开其痰，以通药石之道；或寒邪浊气内陷膈间而为痞为痛；或因上焦停滞既痛且胀，不易行散，痛极难忍，当速去其滞；或病狂而痰饮壅闭，气道不通；余如妇人产后胞衣不下，可以本妇头发搅入，使之作呕，则气升血散，胞软可自落矣。

【方解】景岳改用善于祛痰降气、消食除胀之萝卜子以引吐，则药性平和，无毒副作用，故景岳谓"此方可代瓜蒂散、三圣散之属"。本方无劣味，易为病家接受，即如体质稍弱而患邪实上焦之恙者，亦可用之，而无伤中伐正之虑，故可补涌吐法诸方之一格。

【临床应用】

1. 昏迷抽搐 患者，男，18岁。外院诊为急性散发性脑炎（昏迷型）并发金黄色葡萄球菌败血症。因治无效而改用中药治疗。药用皂角子、防风、半夏各10g，黄芩12g，陈皮6g，麝香0.25g（另调），甘草5g。2剂水煎，分2次鼻饲，服后5～10分钟用鹅羽探吐痰涎2碗许。接服大黄、黄芩各10g，黄连8g，礞石5g，沉香、甘草各3g。2剂水煎，分2次鼻饲。患者神清，脱离险境。改服涤痰汤加减，2日1剂，6剂后以调胃承气汤加减3剂、加减虎潜丸调理而愈，半年后随访，已康复如常。[汪济美. 涌痰法治疗昏迷抽搐一例. 上海中医药杂志，1985，(9)：38]

2. 高血压病 刘氏用莱菔子水煎过滤，浓缩滤液成侵膏，干燥、粉碎、过筛，加50%乙醇制成软材；再用18目筛搓成颗粒，干燥，加入0.15%硬脂酸镁混匀过筛打片，每片重0.3g，含生药6g。本组120例口服本品5片/日3次，对照组59例口服利血平0.5mg/日3次，均治疗1个月。服药前1周及用药期间停止其他降压药。结果：本组显效56例，有效52例，无效12例，总有效率90%；对照组显效35例，有效14例，无效10例，总有效率83.1%。两组比较无显著差异$P > 0.05$，说明本品与利血平降压疗效相似。本品亦能明显降低胆固醇和改善心电图。[刘继增. 莱菔子治疗高血压病疗效观察. 中西医结合杂志，1996，(2)：110]

按 本临床观察之用莱菔子，非用于引吐，似与本方之旨不合。但同一莱菔子，经特殊制作后，即有不同用途，故笔者录之以广见闻、阔思路、望读者明鉴。

3. 小儿哮喘持续状态 黄某，女，$2^2/_{12}$岁，因"反复喘1年，复发1个月"收入。病儿素患"哮喘型支气管炎"。1个月前不慎受凉引发哮喘痰鸣，辗转多家医院，经大剂量抗生素及激素治疗1个月，病势呈加重之势，遂转至成都中医药大学附院儿科就治。入院中医诊断："哮喘"，患后服用射干麻黄汤、牛黄夺命散、新制六安煎、参红葶苈汤，西药用青霉素、氯霉素、庆大霉素、洁霉素、先锋Ⅵ抗感染，静脉滴注氢化可的松、VK₃、酚妥拉明抗炎解痉扩血管、口服博利康尼、配合α-糜蛋白酶、竹沥水超声雾化吸入、亚冬眠疗法，辅以推拿按摩化痰平喘，治疗12天，病情仍未得以控制，入院第3天曾出现心阳虚衰之证。病儿喘加剧，喉间痰声漉漉，声如拽锯，张口抬肩，咳逆上气不得卧，唇周青紫，神差烦躁面红赤、指纹紫滞显现气关，舌质红夹瘀斑、舌苔黄腻。查体：双肺遍布粗中湿鸣、痰鸣、喘鸣；呼吸51次/分，心音低钝不清，心率150次/分；肝剑突下2.5cm，肋下5cm，质中；血常规WBC：$27.1 \times 10^9/L$，N：0.43，L：0.57；X光胸片见肺透光度增高，肋间隙增宽变平，肺纹理模糊，提示"支气管炎、肺气肿"改变，考虑患儿因顽痰阻塞致哮喘持续状态。中医辨证：顽痰胶着，闭拒气道。因中西药物常规治疗无效，遂宗《内经》"其高者，因而越之"之旨，选用《圣济总录》急救稀涎散，改散为煎剂，制取100mL，首次口服20mL，服后45分钟，呕吐痰涎及乳食2次，约30mL，喉间痰鸣顿减，夜间入睡较前安静。次晨再进药汁50mL，复吐出痰涎200mL，病儿呼吸趋稳，喉间痰鸣消失，精神好转，未见不良反应，要求进食。体格检查双肺痰鸣消失，仅闻干鸣及少许湿鸣，呼吸26次/分，心音清晰有力，心率110次/分，肝脏回缩，青紫缓解。患儿配合，输液成功。2日后复查血常规：WBC 及分类正常。后次第予以红参汤、苓桂术甘汤合六君子汤等扶正运脾，以杜痰源，病情日渐改善，住院 21 天，临床痊愈出院。[肖世武整理. 涌吐法治疗小儿哮喘持续状态 1 例，四川省第七次中医儿科学术研讨会论文集. 1997，6，11]

【临证提要】 邪实上焦，或痰或食，或气逆不通等证。证见痰涎壅盛，填塞胸膈，或寒邪浊气内陷膈间而为痞为痛，或因上焦停滞既痛且胀，不易行散，痛极难忍，或病狂而痰饮壅闭，气道不通；余如妇人产后胞衣不下等均可用吐法来进行治疗。

敦阜丸

【来源】《景岳全书》卷五十一。

【组成】 木香　山楂　麦芽　皂角　丁香　乌药　青皮　陈皮　泽泻各五钱　巴霜一钱

【用法】 上共为末，用生蒜头一两研烂，加熟水取汁，浸蒸饼捣丸，绿豆大。每服二三十丸，随便用汤引送下。如未愈，徐徐渐加用之。

【主治】 治坚顽食积停滞肠胃，痛剧不行等证。

【方解】 方中巴豆辛热峻下，攻积导滞；山楂、麦芽消肉谷之积滞；伍以木香、丁香、乌药、青皮、陈皮芳香健脾，理气止痛；皂角辛咸，能祛痰利窍，杀诸虫，且除心腹气结，疼痛胀满；大蒜辛温，有小毒，景岳谓其"善理中温胃，行气滞，辟肥腻，开胃进食，消寒气、寒痰、面积、食积、鱼肉诸积，邪瘴膨胀，宿滞不安"；泽泻除湿以运脾，如此则积消滞却，气机通利，脾升胃降，各证自除。

【临床应用】

食停小腹案 余尝治一上舍，年及三旬，因午刻食水煮面角，将至初更，食及小腹，下至右角间，遂停积不行，而坚实如拳大、如鹅卵，其痛之剧，莫可名状，余为治之。察其明系面积显而无疑。然计其已入大肠，此正痛则不痛之证也。乃与木香槟榔丸连下二三次，其痛如故。因疑药力之缓犹未及病也。乃投神佑丸以泻之，又不效。余谓此必药性皆寒，故滞而不行也，因再投备急丸，虽连得大泻，而坚痛毫不为减。斯时也，余计穷矣，因潜测其由，不过因面，岂无所以治之。今既遂之不及，使非借气以行气之不可也；且计面毒非大蒜不杀，气滞非木香不行，又其滞深道远，非精锐之向导不能达。乃用火酒磨木香令其嚼生蒜一瓣，而以香酒送之。一服后，觉痛稍减，三四服后，痛渐止而食渐进，方得痊愈。然虽痛止食进，而小腹之块仍在。后至半年许，始得消尽。由是知欲消食滞，即大黄、巴豆犹有不能及而推，宜行气为先也。且知饮食下行之道，乃必由小腹下右角间而后于广肠。此自古无人言及者，故并笔之，用以广人之闻见。[景岳全书·杂证谟 \ 心腹痛]

【临证提要】坚顽食积停滞肠胃，心腹气结，疼痛胀满，痛剧不行等证。

第五章 散 阵

三柴胡饮

【来源】《景岳全书》卷五十一。

【组成】柴胡二三钱　芍药一钱半　炙甘草一钱　陈皮一钱　生姜三五片　当归二钱，溏泄者，易以熟地

【用法】水一盅半，煎七八分，温服。

【主治】三为木数，从肝经血分也。凡人素禀阴分不足，或肝经血少，而偶感风寒者，或感邪不深，可兼补而散者，或病后产后感冒，有不得不从解散，而血气虚弱不能外达者，宜此主之。

加减：如溏泄者，当归易以熟地；

如微寒咳呕者，加半夏一二钱。

【方解】本方具养营补血，疏表散寒之功。是为肝经阴血不足而复感外邪较轻者设。阴血不足，血气虚弱，为本虚，而风寒外袭，致营卫失和，更致体内气血失调，此方在养血补血，疏散表邪的同时，注意了气血的调和，方中当归辛温而甘，善于补血行血；白芍酸苦微寒，功可养肝血、敛阴和营，二药合用，则滋阴养血之力增强；柴胡疏解表邪，生姜辛温发表散寒；炙甘草、益气和中，调和诸药；陈皮芳香理气健脾和中。诸药合用，使气充血足、气行血行，散寒解表，故中病机。故于阴血不足，外感寒邪不深者可主之。

【方论】《退思集类方歌注》：此从四逆散加减。以生姜佐柴胡，以当归佐芍药，以陈皮佐甘草，兼调气血而散外邪，亦和平之剂。

【临床应用】

反复低热　孙某某，女，46 岁，2009 年 5 月 20 日就诊。反复低热 3 个月余，腋下体温在 37.3℃～37.6℃之间，白天减轻，夜晚加重，平时容易感冒咳嗽，肠胃功能差，形体消瘦。西医未查明原因，经多种治疗无效。苔薄黄，脉弦，证属气阴不足，恋邪不解，治宜清热散邪，益气养阴。用三柴胡饮、四柴胡饮加减：柴胡 15g、白芍 12g、半夏 9g、黄芩 12g、栀子 9g、太子参

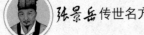

30g、薄荷 6g、神曲 10g、炙甘草 6g，服 3 剂热减，加减 15 剂而愈。[李春阳，李艳萍．浅谈张景岳的柴胡饮及应用心得．中国中医药咨讯，2011，3（07）]

按 外感郁热，须用发散解表方解，而取汗散邪必须气血充足，"盖阳虚者气虚也，气虚于中，安能解乎"。本例为气阴两虚，无力祛邪，故久热不解。用张景岳三、四柴胡饮加减，效果很好。

正柴胡饮

【来源】《景岳全书》卷五十一。

【组成】柴胡一三钱　防风一钱　陈皮一钱半　芍药二钱　甘草一钱　生姜三五片

【用法】水一盅半，煎七八分，热服。

【主治】外感风寒轻证。微恶风寒，发热，无汗，头痛身痛，舌苔薄白，脉浮。

加减：如头痛者，加川芎一钱。

如热而兼渴者，加葛根一二钱恶者，加半夏一钱五分。

如湿胜者，加苍术一钱。

如胸腹有微滞者，加厚朴一钱。

如寒气胜而邪不易解者，加麻黄一二三钱，去浮沫服之，或苏叶亦可。

【方解】本方具解表祛邪散寒之功。证属于外感风寒表证之轻者。风寒束表，卫阳被遏，因感邪较轻，故症见微恶风寒、发热、无汗、头身痛；舌苔薄白，脉浮为风寒表证之征象。外感风寒，宜解表散寒；风寒轻证，宜解表散寒；表寒轻证，只需轻疏肌表，微发其汗，病邪自可外达，不必用辛温重剂，徒伤其表。方以柴胡辛散表邪。臣用防风驱风寒，止疼痛。生姜辛温发散，助柴胡、防风解表透邪；陈皮疏畅气机，以助驱邪外出；芍药益阴和营，防辛散太过而伤阴，共为佐药。甘草调和诸药为使。本方药性平和，对于气血不虚而外感风寒较轻者颇宜。

【方论】"凡外感风寒，发热恶寒，头疼身痛，疟初起等症，凡血气平和，宜从平散者，此方主之。"

【临床应用】

1. 流行性感冒 于氏等应用正柴胡饮治疗流行性感冒 108 例，疗效满意。处方：柴胡 10g，防风 9g，陈皮 6g，赤芍 10g，甘草 6g，生姜 3 片，水煎 2

次，每日1剂，分3次服下，幼儿酌减。观察治疗时均停用其他药物。治疗结果：本组治愈97例，有效9例，无效2例，总有效率98%。

典型病例：刘某，男，25岁。患者发热5天，初起微恶风寒，继则发热渐增，汗出不解，体温39.5℃，伴有头痛心烦，全身不适，舌质红，苔薄黄，脉浮数。WBC 5.8×10^9/L，N 0.52，L 0.48。肺部X线检查无异常。用西药治疗体温降而复升，上述症状亦无改善。后邀予诊治，四诊合参，证属邪毒内盛，郁而化热，投以正柴胡饮3剂。服药2剂，体温平复，诸证消失，告愈。[于香军，姜金英. 正柴胡饮治疗流行性感冒108例. 实用中医内科杂志，1997，11(1)：30]

2. 外感发热 陈氏观察232例正柴胡饮颗粒治疗外感发热的疗效，取得了较好的效果。治疗组：用正柴胡饮颗粒。每次2袋开水冲服，5g/袋（折合生药15.1g），每日3次。对照组：用清热灵颗粒，每次1袋开水冲服，5g/袋（折合生药12g），每日3次。两组疗程均为3天。结果：治疗组的治愈率和总有效率均高于对照组（$P < 0.01$），尤其对发热、恶寒、头身疼痛等主要症状积分值的改善明显优于对照组（$P < 0.01$）。[陈志宏. 正柴胡饮颗粒治疗外感发热的疗效观察. 上海中医药杂志，2006，40（4）：22-23]

3. 恶性肿瘤发热 秦氏等应用正柴胡饮冲剂治疗恶性肿瘤发热30例疗效观察，取得较好疗效。治疗组（30例）：给予正柴胡饮冲剂（江苏南通中药厂生产）20g，每日3次，冲服，连服7天为1个疗程，如服1个疗程热退则停用，热不退继服第2个疗程。对照组（10例）：给予吲哚美辛栓剂50mg，每日2次，肛门塞入。两组病例除给予正柴胡饮冲剂或吲哚美辛栓剂外，均同时给予一般性支持治疗。结果：治疗组：1个疗程内热退22例，2个疗程内热退6例，无效2例，总有效率为93.33%。热退时间最短4天，最长11天。对照组：1个疗程内热退6例，2个疗程内热退3例，无效1例，总有效率为90%。两组比较无显著性差异（$P > 0.05$），对照组4例停药后发热又作。[秦志丰，李相勇. 正柴胡饮冲剂治疗恶性肿瘤发热30例疗效观察. 山东中医杂志，2000，19（10）：598]

4. 扁桃体炎 陈某，男，19岁，2008年12月3日就诊。曾多次发热，咽痛，用先锋霉素和众生丸，效果不理想。本次就诊咽喉肿痛疼痛，用上药3天后发热40℃。咽喉红肿，双侧扁桃体Ⅲ肿大。烦躁不安，头痛身痛，舌质红，苔黄厚而干，脉数而弱，病为喉蛾，气阴两伤。宜疏风清热解毒，用正柴胡饮加减。柴胡15g、白芍12g、防风10g、黄芪30g、板蓝根15g、生地12g、生姜3

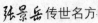
大片、麦冬10g、玄参10g、射干10g、牛蒡子6g、黄芩9g、甘草6g。每日1剂，水煎400mL，日服4次，3剂热平。5剂咽部充血和疼痛大减。6剂后痊愈。[李春阳，李艳萍．浅谈张景岳的柴胡饮及应用心得．中国中医药咨讯，2011，3（07）]

按 本病例，属邪恋营血，正虚邪盛。外感风寒，发热恶寒，头痛身痛，脉紧数而无它证，用正柴胡饮主之。方中防风辛甘微温，祛风解表，散寒止痛。柴胡质轻气清，祛风解表。生姜辛而微温，能发汗解表。陈皮芳香醒脾，芍药养血敛阴。甘草甘缓和中。诸味药性平和，为平散用药。重用黄芪补正虚之不足，以达扶正祛邪之目地。

【现代研究】

抑制病毒作用 现代研究证实，本冲剂具有镇静、镇痛、解热、抗过敏、抗菌抑病毒及提高免疫功能等作用。赵氏等为探讨中药复方正柴胡饮（柴胡、陈皮、防风、芍药、甘草、生姜等）的抗病毒作用，从体外抗病毒实验对其抑制甲型流感病毒（FM1）和乙型流感病毒（昆科70B）的作用进行了研究。结果显示：中药复方正柴胡饮在无毒浓度1.56g/L、6.25g/L分别对FM1、昆科70B有明显的抑制病毒致细胞病变作用。[赵萍，刘安平等．正柴胡饮体外抗甲型流感病毒和乙型流感病毒作用的研究．实用医技杂志，2007，14（16）：2155－2156]

【临证提要】 正柴胡饮原方证治为外感风寒轻症或初起，发热恶寒，头疼身痛，疟初起等，凡血气平和，宜从平散者。现临床应用多以微发热恶寒，头痛身痛，苔白脉浮为辨证要点。亦可用于恶性肿瘤发热、扁桃体炎等病有是证或兼肝气犯胃之肝胃不和者，方中以柴胡疏肝解郁，调达气机、芍药柔肝养肝，防风、陈皮、甘草理气和胃，生姜温胃和中。

大温中饮

【来源】《景岳全书》卷五十一。

【组成】 熟地三五七钱　冬白术三五钱　当归三五钱，如泄泻者，不宜用，或以山药代之　人参二三钱，甚者一两，或不用亦可　炙甘草一钱　柴胡二三四钱　麻黄一二三钱　肉桂一二钱　干姜炒熟，一二钱，或用煨生姜三五七片亦可

【用法】 水二盅，煎七分，去浮沫，温服，或略盖取微汗。

【主治】 凡患阳虚伤寒，及一切四时劳倦寒疫阴暑之气，身虽炽热，时犹畏寒，即在夏月，亦欲衣披覆盖，或喜热汤，或兼呕恶泄泻，但六脉无力，

肩背怯寒，邪气不能外达等证。

加减：如气虚，加黄芪二三钱；

如寒甚阳虚者，加制附子一二钱；

头痛，加川芎或白芷、细辛；

阳虚气陷，加升麻；

如肚腹泄泻，宜少减柴胡，加防风、细辛亦可。

注　"服后畏寒悉除，觉有躁热，乃阳回作汗佳兆，不可疑之畏之"。

【方解】本方具有温中补虚，解表散寒之功。是为正虚邪实之阳虚伤寒证而设，但凡四时劳倦、阳气虚弱，复感伤寒而邪气不能外达者，若只知发散，不惟表邪不散，反使阳气更虚。故方中干姜辛热温中散寒，回阳通脉，"发诸经之寒气"（《珍珠囊》）；伍以辛甘热之肉桂，温经助阳以加强温中散寒之功；阳虚日久者，气亦虚也，故用人参、白术、炙甘草大补元气，以培补后天之本，补气之源；熟地、当归，滋阴补血，取"阳根于阴，汗化于液，从补血而散"之义；以辛温之麻黄与轻清之柴胡疏表散寒以祛在表之邪；诸药合用，使得汗发而不伤正，补益而不恋邪，相辅相成，共奏峻补托邪之效。

【方论】景岳曰：此元阳大虚，正不胜邪之候。若非峻补托散，则寒邪日深，必致不救，温中自可散寒，即此方也。服后畏寒悉除，觉有躁热，乃阳回作汗佳兆，不可疑之畏之。此外，凡以素禀薄弱之辈，或感阴邪时疫，发热困倦，虽未见如前阴证，而热邪未甚者，但于初感时，即速用此饮，连进二三服，无不随药随愈，真神剂也。

此方"辛温散寒，辛凉散热，举世尚矣。至阴阳互为其根，汗化于液，元虚之人，须从补散，浅人思不及此。景岳以十全诸物，阴阳平治，微用姜、柴、麻黄解其寒热，可谓拾仲景之遗。服后不畏寒反觉热燥，乃阳回作汗佳兆。更以理阴煎、麻桂饮二方参而用之，万不可既疑且悔，将改用凉剂也"。

[徐又芳. 中医五官科名著集成. 北京：华夏出版社. 1997]

【临床应用】

发热（阳虚寒伏）　运用大温中饮加减治疗阳虚寒邪伏遏发热百余例，多获良效。[曹振华. 河北中医学院学报，1996，(01)：11]

【临证提要】大温中饮主要用于阳虚伤寒，及一切四时劳倦寒疫阴暑，症见身虽炽热，时犹畏寒，即在夏月，亦欲衣披覆盖，或喜热汤，或兼呕恶泄泻，但六脉无力，肩背怯寒，邪气不能外达者。盖因元气大虚，阴邪难解，及素禀薄弱，忽感风寒，恶寒头痛，此方主之。此方宜与理阴煎、麻桂饮相

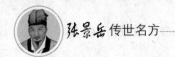

参用。

柴苓饮

【来源】《景岳全书》卷五十一。

【组成】柴胡二三钱　猪苓　茯苓　泽泻各二钱　白术二三钱　肉桂一二三钱

【用法】水一盅半，煎服。

【主治】治风湿发黄，发热身痛，脉紧，表里俱病，小水不利，中寒泄泻等证。

加减：如寒邪胜者，加生姜三五片；

如汗出热不退者，加芍药一二钱。

【方解】本方具有疏表散邪、温阳利水除湿之功。方乃仲景《伤寒论》五苓散变化而成，用于外有表证发热、风湿发黄，内有水湿留滞、小便不利诸证的治疗。方中以柴胡疏散表邪；《伤寒论》五苓散诚以泽泻为君，以其甘淡，直达肾与膀胱，利水渗湿；加上甘淡渗湿之猪苓、茯苓，加强化决渎之气，畅利水道；白术苦温以健脾胜湿；佐以肉桂温中散寒，温经助阳以祛中寒。诸药合用，共奏疏表散寒、利水健脾之功。纵观全方，温中健脾，分利水湿，利小便而实大便。故以此方治风湿水泛，小便不利，中寒泄泻有效。

本方与《伤寒论》五苓散鉴别使用：仲景之五苓散系用桂枝，在化气作用同时具解表之功；本方用肉桂，于气化同时，有温中散寒之效，二药功用有别，故临证之际当详审病性，酌情选用。

【临床应用】

1. 肾病综合征　用柴苓汤加味治疗肾病综合征26例，本组12例，本方加激素组10例，本方加潘生丁组4例。24周为1个疗程，结果本方加激素组疗效优于其他两组。[卢德新．山西中医，1993，(3)：26]

2. 传染性肝炎　采用双盲法治疗88例慢性肝炎，比较了柴苓汤和水解肝宁片的疗效，观察时间为84天。结果：全面改善度柴苓汤组为62%，与肝宁片比较有统计学差异（$P < 0.05$），认为柴苓汤是治疗慢性肝炎的有效药剂。
[小松真史．国外医学·中医中药分册，1993，(3)：40]

3. 带状疱疹　用柴苓汤治疗带状疱疹疼痛27例和疱疹的神经痛7例。平均疼痛消失天数为5.26天，认为柴苓汤对下半身带状疱疹患者更为有效。[五

味俊彦.国外医学·中医中药分册,1989,(5):30]

4. 湿疹 用柴苓汤和较缓和的类顺固醇制剂对湿疹 17 例进行治疗,观察时间最短 90 天以上,每 14 天复查 1 次。结果:有效 14 例,无效 3 例,有效率为 82.4%。处方:柴苓汤每日口服 75g,饭前分 3 次服。[佐佐木聪.国外医学·中医中药分册,1988,(4):41]

【临证提要】柴苓饮可用于治疗湿疹,肾病综合征小水不利或传染性肝炎等病,症见风湿发黄,湿热泛溢肌肤,或发热身痛,脉紧,或小水不利,中寒泄泻等。本方与仲景之"五苓散"处方立法有相似之处,故主治病证可相参为用。

柴胡白虎煎

【来源】《景岳全书》卷五十一。

【组成】柴胡二钱　石膏三钱　黄芩二钱　麦冬二钱　细甘草七分

【用法】水一盅半,加竹叶二十片,煎服。

【主治】治阳明温热,表邪不解等证。

【方解】本方具解表散邪,清泄里热之功。是为阳明温热,表邪不解而设,属阳明太阳合病。景岳用柴胡治外感,不分太阳、阳明、少阳,认为"少阳之柴胡、亦未有不入太阳、阳明者"。故方中用柴胡疏散太阳表邪,清散郁热;石膏辛甘寒,清阳明气分温热;竹叶甘淡而寒,清热除烦利尿,导热下行;细甘草清热解毒,甘缓和中;麦冬甘寒多液,养胃阴,以补热伤之阴;黄芩苦寒,清热燥湿解毒,助石膏清里热之力。诸药合用,疏解表邪无辛燥刚猛之弊,清泄里热无苦寒伤阳之虞,表里双解,诸证可除。

【方论】《证因方论集要》:"柴胡疏达流通,散邪外出;黄芩清肺胃火,使里热内彻;麦冬清润止渴;甘草泻热和中;竹叶之加,又仿竹叶石膏汤之制,外托表邪,内清里热。"

【临床应用】

外感高热 张氏用柴胡白虎汤治疗外感高热 44 例。方药:柴胡、知母、甘草各 9g,葛根、石膏各 30g,银花、黄芩各 15g,秦艽、防风各 12g。日 2 剂,分 4 次口服。口渴甚者加花粉;咳嗽痰稠者加全瓜蒌、川贝,大便干、舌苔黄厚干者加大黄,无汗恶寒甚者加麻黄,去黄芩、知母。结果:显效 32

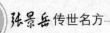

例, 有效 7 例, 无效 3 例。[张汉斌. 柴葛白虎煎治疗外感高热 44 例. 江西中医药, 1990, (3): 25]

秘传走马通圣散

【来源】《景岳全书》卷五十一。

【组成】麻黄　炙甘草各一两　雄黄二钱

【用法】上为细末。每服一钱, 热酒下, 即汗。或加川芎二钱。

【主治】治伤寒阴邪初感等证。此方宜用于仓卒之时, 其有质强而寒甚者俱可用。

【方解】本方具辛温解表, 辟秽解毒之功。从方名"走马通圣散"可知, 方用散剂, 亦方便于随身携带, 有备于平素仓卒之时热酒送服。方中重用麻黄, 辛温发汗, 解初起在表之阴邪; 雄黄辛温, 辟秽解毒之力颇强, 尤可杀虫, 古方多用以辟秽防疫, 本方用之意在助麻黄驱解伤寒、疫病初起所感之阴毒之气; 甘草甘缓, 善解诸毒, 亦可缓雄黄之毒性, 且能调和诸药。之所以热酒下, 盖酒性温善行, 用之可增强散寒之力也。

【临床应用】

伤寒初起　冬日伤寒初起, 恶寒发热, 无汗, 头身疼痛。制麻绒 (麻黄去粉) 打下的扮研细, 加入 1/2 量的甘草粉, 和匀, 成人每服二钱, 开水送下。体弱者酌减。价低廉, 蒲老祖父传此方, 据防风通圣散, 而命名走马通圣散, 我在农村使用有效。[蒲辅周医疗经验]

按　蒲老祖传之"走马通圣散"与景岳之"秘传走马通圣散"实同出一则, 均可用于伤寒初起等证。不同之处在于蒲老所用之剂无雄黄一味。笔者愚见, 概因现时之人为病已无古时野外仓卒所感秽疫之毒, 故可去雄黄也。

归柴饮

【来源】《景岳全书》卷五十一。

【组成】当归一两　柴胡五钱　炙甘草八分　或加生姜三五片　或加陈皮一钱或加人参。

【用法】水一盅半, 煎服。

【主治】治营虚不能作汗，及真阴不足，外感寒邪难解者，此神方也。如大便多溏者，以冬术代当归亦佳。

【方解】本方具补血益营，疏表散邪之功效。景岳曰："伤寒之宜兼补兼散者，以营卫不足，血气不充也"，因营虚则汗源匮乏，气虚则无力祛邪，又曰"……故治虚邪之宜散者，必当先本后末，此其最要者也。若寒邪在营，肝脾血少，而邪热不熄者，宜三柴胡饮或归柴饮"。故治须补散兼施。方中重用当归一两养血和营，以充汗源；配以炙甘草以益气补中，并助当归和营之力；柴胡苦平，质轻，善于升散达邪，解表退热。三药协同，共奏扶正祛邪，益营解表之功。

【临床应用】

瘅疟　友人笪东州，一日忽诣予曰：予堂兄豫川，病已不治，惟望兄诊定死期，代办后事耳。及至其家，问其病，乃患瘅疟，单热不寒，已经两个月，从未有汗，每日壮热六时许，形销骨立，实已危殆，诊其六脉弦数，全无和柔之意，而按尚有根。予知其素来好内，肝肾俱亏，加以大热伤阴，阴不化汗，邪无出路，乃用景岳归柴饮：柴胡钱半，当归 1 两，甘草 1 钱，加大生地 2 两，同浓煎与服，服后进热米饮 1 碗，不过 1 帖，大汗而解。［清·李冠仙《仿寓意草》］

秘传白犀丹

【来源】《景岳全书》卷五十一。

【组成】白犀角（水牛角代）　麻黄（去节）　山慈菇　玄明粉　血竭甘草各一钱　雄黄八分

【用法】上共为末，用老姜汁拌丸，如枣核大，外以红枣去核，将药填入枣内，用薄纸裹十五层，入砂锅内炒令烟尽为度，取出去枣肉，每药一钱，入冰片一分，麝香半分，研极细，瓷罐收贮。用时以角簪蘸麻油粘药点眼大角。轻者只点眼角，重者仍用些须吹鼻，男先左，女先右，吹点皆同。如病甚者，先吹鼻，后点眼。点后蜷足坐起，用被齐项暖盖半炷香时，自当汗出邪解。如汗不得出，或汗不下达至腰者不治。

又法，将前药用姜汁拌作二丸，以乌金纸两层包定，外捣红枣肉如泥，包药外约半指浓，晒干，入砂锅内，再覆以砂盆，用盐泥固缝，但留一小孔以候烟色，乃上下加炭火，先文后武，待五色烟尽，取出去枣肉，每过药一钱，止加冰片二分，不用麝香。忌生冷、面食、鱼腥、七情。

【主治】 发散外感瘟疫痫毒等证。凡伤寒瘟疫，及小儿痘毒壅闭，痫毒，吼喘，及阴毒冷气攻心，或妇人吹乳，或眼目肿痛，鼻壅闭塞，并皆治之。

【方解】 本方具发表清里，解毒开窍之功。用于外感表证未解，三焦毒火炽盛。方中麻黄发汗解表祛邪；里热炽盛，配以苦咸寒之白犀角（水牛角代）清热泄火、凉血消斑；玄明粉攻积导滞，通便泄热，山慈菇、甘草清热解毒，清痫散结；雄黄解毒辟秽，善解疮疡及时疫邪毒，血竭活血散瘀，消肿止痛；冰片、麝香芳香开窍，活血消痫。诸药相配，则表邪得解，里热得泄，诸症可愈矣。

【临床应用】

本方诸药研末点眼，或吹鼻应用，为内病外治辟一新途，可供参考。［刘盛斯.景岳新方八阵潜浅解与应用.北京：人民卫生出版社.1999］

第六章　热　阵

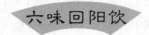

六味回阳饮

【来源】《景岳全书》卷五十一

【组成】人参一二两或数钱　制附子二三钱　炮干姜二三钱　炙甘草一钱　熟地五钱或一两　当归身三钱，如泄泻者，或血动者，以冬术易之，多多益善

【用法】水二盅，武火煎七八分，温服。

【主治】治阴阳将脱等证。

加减法：如肉振汗多者，加炙黄芪四五钱或一两，或冬白术三五钱；

如泄泻者，加乌梅二枚，或北五味二十粒亦可；

如虚阳上浮者，加茯苓二钱；如肝经郁滞者，加肉桂二三钱。

【方解】人体阴阳相抱，相互依存。若阴竭，则阳无所附；如阳亡则阴无所存；本方由四味回阳饮加当归身和熟地而成，乃阴中求阳之经典。方中四味回阳饮（人参、制附子、炙甘草、干姜）回阳救逆；当归、熟地补血养阴，以收亡散之气。

【临床应用】

1. 冠心病心绞痛　何氏用六味回阳饮加味治疗冠心病心绞痛 30 例。观察病例随机分为 2 组，治疗组 30 例用六味回阳饮加味（红参 10g，附子、干姜、熟地黄、当归、瓜蒌各 12g，三七、炙甘草各 6g，每日 1 剂，水煎至 200mL，早晚 2 次服用。），对照组 30 例用复方丹参滴丸治疗，均以 2 周为 1 个疗程。结果：2 组在心绞痛症状、程度改善方面比较，差异有显著性意义（$P < 0.05$），治疗组优于对照组；在心电图疗效、硝酸甘油停减率方面，2 组间差异无显著性意义（$P > 0.05$）。结论：六味回阳饮加味对冠心病心绞痛是一种安全有效的方剂，对心肾阳虚挟痰瘀证型疗效优于对照组。[何少霞，味回阳饮加味治疗冠心病心绞痛 30 例. 福建中医药. 2003, 34（6）：13]

2. 经前遗尿　朱某，女性，28 岁，已婚，干部。1996 年 7 月 1 日初诊，患者于半年前在我院门诊行人工流产术。术后至今，经行前后不定，量多少不一，色暗淡而夹小血块，经前 3~4 天遗尿，白天 1~2 次，睡中遗尿数次，经行之后，则遗尿自止，平时带下量多，色白而质稀如水，腰背酸软甚或胀坠，四肢无力，畏寒喜温，小便清长，大便溏薄，曾自服乌鸡白凤丸、补中益气丸、当归精等，效果不显著，舌质淡嫩，舌苔薄白而润滑，脉细弱。证属脾肾阳虚，气化无力，封藏不固所致。治宜温补脾肾，固涩止遗，方用六味回阳饮加味，党参 12g、熟附子 10g（先煎）、炮干姜 6g、当归 10g、熟地 10g、炙甘草 6g、益智仁 10g、台乌药 10g、炒淮山药 12g、鹿角霜 20g、桑螵蛸 6g，经前 1 周水煎服，每 1 剂，连服 6 剂，嘱经期保暖，适劳逸。服药后于 8 月 2 日再诊，诉本次月经于 7 月 26 日来潮，7 月 30 日干净，色量正常，经前 3~4 天白天不遗尿，但睡中仍有遗尿，继于经前 1 周服上方 6 剂。药后月经色量均正常，遗尿消失。

[满金萍. 六味回阳饮治经前遗尿. 湖南中医. 1997, 13（2）：33]

3. 萎缩性胃炎（A 型）　李某，男，76 岁，2003 年 5 月 13 日来诊。主诉：腹胀食减乏力 2 个月余。2 月前无明显原因，渐觉腹胀食减，曾经多方治疗，迭进中西药罔效。近来口淡舌涩，食如嚼蜡。形单畏寒，稍事劳作即心慌气短。便溏尿清。刻诊：神疲乏力，面色无华，言语断续不接，五官端正，心肺听诊无异常，腹平坦对称，肝脾未触及，全腹无压痛。舌淡暗有齿痕，舌腹有紫斑，无舌苔。脉象沉细无力。血常规：Hb 66g/L，RBC 2.6×10^{12}/L，WBC 6.1×10^{9}/L。胃镜示：胃黏膜苍白，胃窦部黏膜萎缩，幽门螺杆菌（＋）。B 超示：肝胆脾无异常。诊断：萎缩性胃炎（A 型）。辨证属脾肾阳虚夹瘀证。法以温养脾肾，活血化瘀，养血健脾。拟方：六味回阳饮加减。药物组成：人参 10g，熟地黄 24g，干姜 6g，制附子 6g，炙甘草 10g，炒白术 10g，阿胶珠 12g，三棱 9g，文术 9g，水蛭粉 8g（另包兑服），百合 30g，焦三仙各 20g，每日 1 剂，水煎 2 次，共取汁 400mL，分 2 次温服。药尽 6 剂后复诊，自诉食有香味，精神稍好。上方加吴茱萸 6g，蒲公英 20g，再进 6 剂，食欲改善。后经调理月余，食量增加如常，精神转佳，虽逢风雨天气外出晨练亦不觉冷。血常规示：Hb 110g/L，RBC 3.0×10^{12}/L。因年逾八旬，未行胃镜复查。随访 2 年无复发。　[靳三元，靳刘潇，冯冬花. 六味回阳饮临床新用. 2006, 26（4）：65]

4. 功能性子宫出血　张某，女，46 岁，2003 年 7 月 6 日来诊。主诉：月经周期短、延期、量多 6 个月，乏力、心悸 2 个月余。半年前无明显原因，月经净后 12 天，下次月经即来潮，月经延期达 10 余天，量多色淡。后渐渐加重。近 2 个月出现心悸乏力，食欲不佳。刻诊：面色萎黄，口唇淡白无华，神疲乏力，气短懒言。心肺听诊无异常，肝脾未触及，全腹无压痛。B 超示子宫、附件无异常。血常规：Hb 24g/L，RBC 2.8×10^{12}/L，WBC 6.7×10^9/L。诊断：功能性子宫出血。证属：脾肾双虚，气不摄血。治法：温肾补脾，固冲摄血。处方：六味回阳饮加减。药物组成：人参 12g，熟地黄 30g，当归 12g，炙甘草 10g，炮姜 7g，制附子 7g，乌贼骨 30g，杜仲炭 20g，川断炭 20g，阿胶珠 12g，肉苁蓉 20g。用法：水煎 2 次共取汁 400mL，早晚分服。服药 4 剂后稍觉有力，食欲好转，能操持家务。上方再进 6 剂，月经来潮 5 天即干净，经量较前减少。如法调治 2 个月经周期，经期间隔 15 天，月经量少，色正常，面转红润，精神好转。血常规：Hb 33g/L，RBC 3.0×10^{12}/L。后嘱服用人参归脾丸 9g，每天 2 次，每次 2 丸，共调理半年，随访 1 年未复发。[靳三元，靳刘潇，冯冬花. 六味回阳饮临床新用. 2006，26（4）：65]

5. 体虚感冒误汗证　田某，女，59 岁，2004 年 9 月 16 日来诊。主诉：感冒发汗后气短、乏力 4 天。平素体虚，1 周前因感冒，在村卫生所服解热药、打针输液（药名不详），汗后渐觉乏力、畏寒、气短懒言，被人扶来就诊。诊见：面色苍白，唇淡无华，气短不足一言，皮肤潮湿，舌淡有齿痕，苔白，脉沉细弱。BP 90/60mmHg，Hb 32g/L，RBC 3.0×10^{12}/L，WBC 6.3×10^9/L。诊断：体虚感冒误汗证。治法：益气回阳。方药：六味回阳饮加减。药物组成：人参 12g，熟地黄 30g，当归 12g，炙甘草 12g，干姜 8g，制附子 8g，麦冬 18g，五味子 15g，山茱萸 30g，龙骨 30g，牡蛎 30g，黄芪 30g，大枣 12 枚。用法：水煎 2 次，共取汁 500mL，昼二夜一服。药尽 2 剂后，自来复诊，汗止，言语有力，精神转佳，脉现有神。再经调理，药尽 6 剂告愈。[靳三元，靳刘潇，冯冬花. 六味回阳饮临床新用. 2006，26（4）：65]

【临证提要】本方可用于治疗阳虚至极或阴阳将脱所致病证。如现之冠心病心绞痛、功能性子宫出血、经前遗尿、体虚感冒误汗证及萎缩性胃炎等有是证者，均可宗此方以温补脾肾、回阳益气固脱。

胃关煎

【来源】《景岳全书》卷五十一。

【组成】熟地三五钱，或一两　山药炒，二钱　白扁豆炒，二钱　炙甘草一二钱焦干姜一二三钱　吴茱萸制，五七分　白术炒，一二三钱

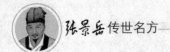

【用法】水二盅，煎七分，食远温服。

【主治】治脾肾虚寒作泻，或甚至久泻，腹痛不止，冷痢等证。

加减：泻甚者，加肉豆蔻一二钱，面炒用，或补骨脂亦可；

气虚势甚者，加人参随宜用；

阳虚下脱不固者，加制附子一二三钱；

腹痛甚者，加木香七八分，或加厚朴八分；

滞痛不通者，加当归二三钱；

滑脱不禁者，加乌梅二个，或北五味子二十粒；

若肝邪侮脾者，加肉桂一二钱。

【方解】本方所治久泻，腹痛不止，冷痢诸证，皆为脾肾虚寒所致。治疗当温补脾肾兼以散寒止泻。方中吴茱萸辛、苦而热，能温中散寒，降逆止痛，为治疗寒性呕吐之良药；熟地滋肾水，阴中求阳，使阳有所附，助温药回阳之力；干姜辛热，温中散寒；山药、扁豆甘淡，健脾渗湿；炙甘草益气和中，调和诸药。如此，诸药共凑温补脾肾，散寒止泻之功。

【临床应用】

1. 贲门弛缓 施氏等用中药胃关煎药为主，辅以调整营养及制止感染，输血浆，明显贫血时给予输全血以及对症处理治疗贲门弛缓3例。胃关煎药物组成：熟地黄、淮山药、扁豆、吴茱萸、炒白术、干姜、炙甘草。用法：每日1剂，水煎，少量分多次服完。治疗效果：服1剂呕吐止1例，服3剂呕吐止3例。[施宣楼，王守东. 胃关煎治疗贲门弛缓3例. 湖南中医药导报. 1995，4（1）：48]

2. 慢性腹泻 郭氏等用胃关煎加味治疗慢性腹泻30例。治疗方法方用胃关煎剂：熟地、山药、炒扁豆、炮姜、吴茱萸、炒白术、炙甘草、气虚甚者加人参或党参、阳虚者加制附子、腹痛甚者加木香、滑脱不固者加五味子。痊愈者23例，好转者6例，无效者1例，总有效率为97%。

典型病例：赵某，女，50岁，患者2年前患腹痛，腹泻、大便带脓血，在某医院诊断为细菌性痢疾住院治疗，采用大量中西药物，腹泻当时缓解，后每因饮食不慎或劳累而发作，半月前因饮食不当而又发食少便塘，完谷不化，腹痛肠鸣，大便每5~6次，面色㿠白，手足欠温，神疲乏力，舌质淡苔白，脑沉细。中医辨证属脾肾阳虚，运化无权，拟以温补脾肾。处方：熟地15g、山药12g、炒扁豆12g、炮姜9g、吴茱萸6g、炒白术25g、党参15g、制附子12g、木香6g、炙甘草6g。水煎服，日1剂，分2次服，服药8剂，诸症减轻，去木香又服 4 剂而病愈，随访至今未复发。[郭京娟，刘振华. 胃关煎加味治疗慢性腹泻 30 例体会. 临沂医专学报. 1996（18）：24]

3. 糖尿病腹泻　杨氏运用中药胃关煎结合艾灸治疗糖尿病性腹泻 30 例。胃关煎加味药物组成：熟地 15g、山药 30g、白扁豆 15g、炮姜 10g、吴茱萸 6g、白术 15g、丹参 15g、益智仁 10g、制附子 6g、茯苓 15g、炙甘草 6g。加减：晨泻明显合四神丸；久泻不止加诃子肉、禹余粮；伴肝郁脘胀嗳气者，可去炙甘草，加白芍、木香；伴心烦口干，减附子、炮姜等温药药量，加黄连、黄柏；小便短少、苔腻脉濡者加车前子。用法：每日 1 剂，复煎，早晚分服，连服 10 天为 1 疗程，有效后尚需连用 2 ~ 3 个疗程，以巩固疗效。另每晚睡前取直径 4cm 细软圆形纸，上置食盐末 5g，敷于神阙穴及双足三里穴，以艾条温灸，每穴灸约 0.5 小时，10 天为 1 疗程，治疗期间严格按糖尿病饮食控制方案，配合控制血糖药物治疗。结果治愈 16 例，好转 12 例，未愈 2 例，总有效率 93.3%。

典型病例：张某，男，66 岁，1966 年 1 月 5 日来诊。患者患糖尿病（2型）10 年，合并冠心病 4 年，反复腹泻 1 年。现每日大便 4 ~ 8 次，偶伴不消化物，以夜间及晨起肠鸣则泄为主，纳呆，神疲，双下肢轻微水肿，小便短少，舌质淡，边有齿印，苔白腻，脉细濡。大便常规：黏液（＋）、白细胞 0 ~ 2 个 Hp，脂肪滴（＋），无虫卵，大便细菌培养阴性；空腹血糖 8.1mmol/L；尿十项：蛋白（＋）、糖（＋），肾功能三项正常。西医诊断为糖尿病性腹泻，中医诊断为腹泻（脾肾阳虚型），治宜温补脾肾，固肠止泻，方用胃关煎加味（熟地 15g、山药 30g、白扁豆 15g、炮姜 10g、吴茱萸 6g、白术 15g、丹参 150、益智仁 10g、制附子 6g、茯苓 15g、车前子 10g、诃子肉 9g），每日 1 剂，连服 10 剂，并隔盐艾灸神阙、足三里。二诊时大便减少至每日 2 次，质软，小便较前略增多，食欲略增，双足水肿消失，舌淡红，边有齿印，苔薄白，脉细。原方去车前子加炙甘草 6g、金樱子 10g，继续治疗 2 个疗程，痊愈。3 个月后患者又出现腹泻，按此方案治疗 3 个疗程，半年内大便恢复正常。[杨慧珊，中药胃关煎结合艾灸治疗糖尿病性腹泻 30 例. 广州中医药大学学报. 1998，15：13]

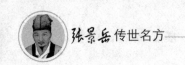

暖肝煎

【来源】《景岳全书》卷五十一。

【组成】当归二三钱　枸杞三钱　茯苓二钱　小茴香二钱　肉桂一二钱　乌药二钱　沉香一钱，或木香亦可

【用法】水一盅半，加生姜三五片，煎七分，食远温服。

【主治】治肝肾阴寒，小腹疼痛，疝气等证。

加减法：如寒甚者，加吴茱萸、干姜；再甚者，加附子。

【方解】本中肉桂辛甘大热，温通血脉而散寒止痛；配伍以小茴香、乌药暖肝肾、散阴寒；当归辛甘而温，补血活血；枸杞补益肝肾，且能益精养血；沉香辛苦而温，能温中土、暖下焦、散寒凝、行气滞；茯苓甘淡，健脾利水渗湿，生姜辛温，温中散寒。本方是温补肝肾以治其本，行气逐寒以治其标，标本兼顾，温阳散寒，则疝痛可愈。

【临床应用】

1. **痛经**　杨氏等观察暖肝煎治疗阳虚寒凝型 PD（原发性痛经）的临床疗效，收到良好疗效。方法：选符合阳虚寒凝型 PD 诊断标准的患者 60 例，分为治疗组和对照组各 30 例，治疗组服用暖肝煎，其药物组成为：当归 6g，枸杞子 9g，小茴香 6g，肉桂 5g，乌药 6g，沉香 3g，茯苓 6g，生姜 3 片。服法：取上述药物 1 剂，将药放入陶器或不锈钢器具，冷水浸泡超过药面 30 分钟，武火煮沸，文火煎 30 分钟，煎 2 次，将 2 次药液混合均匀，最后取汁约 200mL，每日分早晚 2 次空腹温服。经前 1 周开始服用，持续至经来 3 天停服，共 10 天。1 个月经周期为 1 疗程，连用 3 个疗程。对照组服用月月舒冲剂口服，服药方法：一日 2 次，一次 1 包。于经前约 1 周开始服用，持续至经来 3 天停服，共 10 天。1 个月经周期为 1 疗程，连用 3 个疗程。结果：经治疗 3 个疗程后治疗组总有效率为 96.7%，对照组总有效率 76.7%，两组总有效率比较，差异显著（$P < 0.05$）。[杨蕾，杨怡. 暖肝煎新用治疗阳虚寒凝型原发性痛经30例的临床观察. 贵阳中医学院学报. 2012, 34（2）：146 – 147]

2. **缩阴症**　张某某，男，41 岁，1973 年 11 月就诊。诉昨晚同房，排精后起床小便，继用湿毛巾洗擦阴部，当感身寒后停止。清晨起床即发少腹疼痛，难以忍受，阴茎内缩 2/3，少腹拘挛疼痛，阴囊紧缩，形寒身冷，面色晦暗，舌苔白腻，脉沉迟，证属肾阳虚弱，寒湿外侵。治以温补肝肾，行气散寒，用暖肝煎加减：当归、枸杞、台乌、小茴香，高良姜，川楝子各10g，肉桂3g研末冲服、麦冬15g，水煎服。2剂痊愈，阴茎恢复如常。[林祥国，姚吉湖.暖肝煎治愈2例缩阴症.福建中医药.1993，24（1）：62-63]

3. 疝气病 贺氏等用采用暖肝煎加减治疗疝气病例，辨证为九疝，通以暖肝温肾，行气止痛为主法，总有效率为92.8%。提示本方对本病有缓解疼痛，缩小肿块的作用。

典型病例：孙某，男，35岁。以睾丸肿痛个月，伴梦遗1周就诊。曾有遗精早泄病史症见面红唇赤，潮热盗汗，腰脊酸痛，每遇劳累阴囊坠痛，舌质红，脉细数。辨证为阴虚火动，水失涵木。治宜滋水涵木，润燥消炎。方药暖肝煎去肉挂加生地、山茱萸各15g，白芍10g，黄柏、知母、牛膝各8g，栀子、川楝子、丹皮、地骨皮各10g，温水煎。服5剂症减，少腹仍有胀痛，照上方加木香、元胡各10g、服7剂痊愈。[贺启智，贺清珍.暖肝煎加减治疗疝气病251例.陕西中医.1995，16（1）：15]

4. 阴囊湿疹 田某某，男，66岁，1998年2月13日初诊。阴囊潮湿瘙痒40年，加重8年。曾在多家医院就诊，诊断为阴囊湿疹，给予外用及内服药物（具体药物不详），病情无明显好转。刻诊：阴囊潮湿糜烂，瘙痒剧烈，异常痛苦。舌尖红、苔薄白，脉沉细。证属湿热下注，药用：苍术15g，川牛膝20g，薏苡仁30g，木通10g，黄柏10g，生地30g，赤芍15g，白茅根30g。每日1剂，水煎服。15日二诊：服药2剂，症状无变化，经详问病情方知患者每于冬季则发，春季逐渐减轻，夏日自愈；遇寒加重，搔破有渗液，局部皮色正常，恍悟本病属寒证，阴囊为厥阴肝经所过，故给予暖肝散寒，暖肝煎加减：当归15g，枸杞子15g，沉香6g，肉桂3g，茯苓20g，苍术15g，制首乌30g，乌梢蛇10g，泽泻30g，小茴香6g，生姜2片。3月27日三诊：阴囊已无渗出，瘙痒减半，偶遇风寒稍痒。上方加川芎10g，防风10g。4剂。3月30日四诊：自诉阴囊部瘙痒轻微，余无不适。上方加蝉蜕6g。又服5剂病愈，至今未复发。[刘月敏，武荣芳.暖肝煎治疗阴囊湿疹1例.山西中医.2001，17（4）：28]

5. 肋间神经痛 男，38岁，2001年2月5日就诊。自述3个月前感两胁肋疼痛且以右胁痛为重，痛时伴有小腹挛急不适。经多家医院做过多项检查，诊断为肋间神经痛，首服西药对症治疗，后又服中药小柴胡冲剂、舒肝理气丸、元胡止痛片、逍遥丸等药治疗，但胁痛仍无改善。细审检查结果，肝、胆、脾、胰、双肾、及膀胱B超示：肝脏大小、形态正常，轮廓规则，被膜光整，实质回声均匀。胆囊大小、形态正常，壁清晰无增厚，内透声良好。脾大小、形态及内部回声均正常。胰腺显示正常。双肾、输尿管、膀胱无异常发现。肝功：门冬氨酸氨基转移酶12.60U/L，丙酮酸氨基转移酶15.60U/L，肌酸激酶28.00U/L，乙肝表面抗原阴性。上消化道钡餐检查：心、肺、膈正常，食道、胃及十二指肠无异常发现。血、尿、大便常规检查正常。患者既往无任何病史。观其患者舌苔薄白，诊其脉沉弦而紧，脉症合参，按脏腑经络辨证，患者胁痛乃由肝经寒凝气滞所致。治以温经散寒，暖肝理气、止痛。暖肝煎加味：肉桂6g，小茴香6g，茯苓12g，乌药6g，枸杞子12g，当归12g，沉香4g，吴茱萸6g，元胡10g，生姜5片。水煎，早晚2次分服。服药3剂，患者自觉胁痛明显好转。效不更方，继服上方3剂，诸症消失其痛告愈。随访1年未复发。[刘洪义，刘长惠．暖肝煎治疗肋间神经痛9例．山东中医杂志．2004，23（2）：83]

6. 乳头硬痛　孙氏应用暖肝煎化裁治疗乳头硬痛病症，取得满意疗效。处方：当归、枸杞子各9g，小茴香、乌药、茯苓各6g，肉桂、吴茱萸各3g，生姜3片。每剂煎2次，各取汁200mL，分早、晚温服。加减：伴乳房胀痛，心情郁闷者，加佛手片、制香附各10g；伴乳房结块、韧实难消者，加炒白芥子、鹿角霜、山慈菇各15g；伴更年期综合征，汗出怕冷、背脊酸痛者，加仙茅、淫羊藿各12g，5天为1疗程。结果：服药1个疗程，临床治愈31例，有效24例，无效2例；服药2个疗程，临床治愈19例，有效7例，总有效率为100%。

典型病例：郝某，女，45岁，教师。2007年12月3日初诊。素有经前乳房胀痛史10余年，近月来，乳头发硬疼痛，有紧缩感，遇冷加剧，得温则减，伴乳房胀痛，向两侧腋下放射，心情抑郁，胸闷不畅。查体：两侧乳头硬而拒按，乳头乳晕色深发黑，两侧乳房外上、内上象限可扪及盘状结块，边界欠清，质韧拒按，两侧腋下未扪及肿块，舌质淡紫，舌苔白，脉弦紧。乳腺彩超、乳腺电脑红外扫描均显示乳腺增生伴纤维化。证属：肝寒气滞，痰瘀阻络。治拟：温肝逐寒、行气止痛、活血散结。投暖肝煎加减：暖肝煎去沉香，加吴茱萸3g，炒白芥子、鹿角霜、山慈菇各15g，制香附10g。服药1个疗程，乳头渐软，疼痛减半，色泽转淡，乳房胀痛亦减。治守原方，再进5剂，诸恙告瘥。嘱其怡情悦志，以防复发。[孙红君．暖肝煎治疗乳头硬痛疗效观察．四川中医．2009，27（11）：96]

按 乳头疼痛当属乳房疾病中的常见症状之一，但仅乳头硬痛，色深发黑，甚则紧缩内陷，遇寒加重者，并非多见，且历代医籍及教科书中对该症很少论述。中医学认为，"女子乳头属肝，乳房属胃"，"男子乳头属肝，乳房属肾"，乳头系足厥阴肝经所辖；又寒为阴邪易伤阳，寒性凝滞主收引，寒与肾水相应，其色主黑，故寒凝肝络，则乳头发硬疼痛，且色深黑；寒甚则痛，其痛得温则减，遇寒增剧，因得温则气升血散，气血通行无阻，"通则不痛"，故得温则痛减，《景岳全书》中暖肝煎以肉桂、小茴香，助阳补火以暖肝，使肝之积寒得散，为逐肝寒之要药；乌药辛温香窜，能散诸气；当归、枸杞补血养肝，使肝脉得养，寒邪难侵，气血通畅；茯苓、生姜温利寒湿，有助主药之功，诸药共奏温肝逐寒，行气止痛之功，为治肝寒气滞所致的疝痛症而设，与笔者所治的乳头硬痛病例，其病位不同，主症各异，但其病机一致，故守方去沉香加吴茱萸味辛性热，入肝脾肾三经，暖肝气、散郁滞、逐冷结、止疼痛而获良效，即遵"辨症求因"、"审因论治"之旨，同时也充分体现了中医学"异病同治"的伟大学术思想。笔者深切体会治疗此类疾病，怡情畅怀，配合药饵，能收事半功倍之效。

7. 慢性阑尾炎 崔氏运用暖肝煎内服加外敷治疗20例取得较好疗效。药用：小茴香、肉桂、沉香各6g，乌药、当归、川芎、茯苓各9g。加减：右下腹疼痛拒按明显者加水蛭6g；右少腹不适、腹胀者加枳壳、槟榔各9g。用法：将上药水煎煮沸20分钟后取汁顿服，药渣趁热用布包好热敷右下腹部，药渣外再加暖袋以保温，每次热敷不少于30分钟，每日1剂。10天为1疗程，1疗程症状无改善者改用其他疗法。服药期间须忌食生冷，保持情绪稳定，避免过度活动或过久奔走。结果：治愈9例，显效6例，有效4例，无效1例。痊愈率45%，有效率95%，无效率5%。

典型病例：王某，男，34岁，1992年3月24日初诊。患者3个月前患急性阑尾炎，经静脉滴注青霉素及其他辅助治疗5天后，症状渐消失，但未继续巩固治疗，此后右下腹时有隐痛或不适。近几天又因饮食不当致右下腹疼痛不适，自觉热敷后减轻，伴有腹胀、纳呆，舌质淡，舌苔薄白，脉沉弦。右下腹们诊有轻度深压痛。血常规检查：Hb 120g/L，WBC 8.0×10^9/L，N 0.65，L 0.35。西医诊断为慢性阑尾炎。中医诊断为腹痛。证属寒凝肝脉，气血不畅，治宜暖肝散寒，行气活血止痛，方选暖肝煎加减，药用小茴香、肉桂、沉香各6g，乌药、当归、川芎、茯苓、枳壳、槟榔各9g，服汤剂同时药渣热敷右下腹部。6剂后自觉症状及右下腹压痛消失，继用3剂巩固疗效，并嘱近期内要节制饮食，避免过度活动。随访至今未复发。[崔振波.暖肝煎治疗慢性阑尾炎疗效观察.实用中医内科杂志.1994，8（2）：29]

按 慢性阑尾炎临床多采用清热凉血解毒的方药治疗，但笔者经过多年临床观察认为，慢性阑尾炎以寒凝肝脉，气血不畅为主。因其病变部位为肝脉所循之处，其疼痛又喜暖，故认为是寒凝肝脉，气血不畅所致。治疗应暖肝散寒，理气活血止痛。暖肝煎方出《景岳全书》，功能暖肝温肾、行气止痛，为肝肾阴寒所致少腹疼痛而设。故通过加减应用于此病效果满意。

8. 精索静脉曲张 李氏等以暖肝煎加减先后治疗精索静脉曲张52例，取得了较好疗效。治疗组药用当归、肉桂、乌药、桃仁、元胡各9g，枸杞子12g，小茴香15g，沉香、橘核、川楝子、通草各6g。冷痛、肿胀严重者加吴茱萸9g，干姜6g，甚者可加炮附子6～9g；静脉曲张累及阴囊皮肤和大腿内侧时可加丹参15g，赤芍12g，川芎9g；全身有热象如口苦、咽干、小便黄者可加黄芩、栀子各10g，竹叶3g。对照组穿弹力内裤或阴囊托带。两组在治疗期间，均应避免久站、久立、用力屏气等，应以坐、卧位为主。以上治疗7天为1疗程，治疗2个疗程后统计疗效。结果：治疗组1度者治愈16例，显效1例；2度者治愈27例，显效2例，无效1例；3度者治愈3例，显效1例，无效1例；总治愈率88.4%，总有效率96%。对照组1度者治愈3例，显效4例，无效2例；2度者治愈2例，显效8例，无效5例；3度者全部无效；总治愈率19.2%，总有效率73%。两组治愈率比较有显著性差异（$P <$ 0.01），治疗组明显优于对照组。6个月后随访，治疗组痊愈者中1～2度者无复发，3度者复发1例，再用本法治疗仍然有效。[李高旗、王俊芳.暖肝煎加减治疗精索静脉曲张52例.实用中医药杂志.2004，20（12）：687]

【临证提要】 本方适用于肝肾阴寒，气机阻滞之少腹疼痛，疝气痛。以睾丸或少腹疼痛，畏寒喜温，得温痛减，舌淡苔白，脉沉迟为证治要点。若寒甚者，加吴茱萸、干姜等以增其温中祛寒之功；腹痛甚者，加香附行气止痛；睾丸痛甚者，加青皮、橘核疏肝理气。精索静脉曲张、腹股沟疝、鞘膜积液等属肝肾虚寒者，可加减用之。若证属实热，见阴囊红肿热痛者，切勿使用；温热下注，阴囊红肿热痛者不宜用。

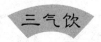

三气饮

【来源】《景岳全书》卷五十一。

【组成】当归　枸杞　杜仲_{各二钱}　熟地_{三钱，或五钱}　牛膝　茯苓　芍药_{酒炒}
肉桂_{各一钱}　北细辛_{或代以独活}　白芷　炙甘草_{各一钱}　附子_{随宜一二钱}

【用法】水二盅，加生姜三片煎服。

【主治】治血气亏损，风寒湿三气乘虚内侵，筋骨历节痹痛之极，及痢后鹤膝风痛等症。

加减法：如气虚者，加人参、白术随宜；风寒胜者，加麻黄一二钱。此饮亦可浸酒，大约每药一斤，可用烧酒六七升，浸十余日，徐徐服之。

【方解】人体肝肾不足，气血亏虚，风、寒、湿三气趁虚侵袭人体，闭阻经络而发为痹证。治当补肝肾、益气血，祛风湿。方中熟地、枸杞、杜仲、当归、芍药以补肝肾，强筋骨；白芷温经通络，宣窍止痛；茯苓甘淡，利水渗湿；附子、肉桂、生姜及细辛温经散寒止痛；甘草益气和中，解附子毒。全方共奏补虚宣痹，通络止痛之功。

【临床应用】

漏肩风　刘氏从"补虚止痛"出发，用三气饮加减治疗漏肩风32例，其中男14例，女21例，年龄48～71岁，病程3个多月至4年，单侧发病26例，双侧发病6例。治疗结果：显效（疼痛消失，肩关节功能恢复正常）26例。好转（疼痛基本消失，肩关节功能仍略受限制）6例。无效3例。

典型病例：刘某，女，51岁，1978年5月1日初诊。年前外出遇雨，寒热交作，肢体骨节烦疼，以感冒治疗，诸症皆痊，惟左肩部疼痛不止，后经封闭治疗而效。然受寒或负重，则左肩臂酸痛。去冬疼痛渐剧，日轻夜重，影响睡眠，不能穿衣梳发，左肩背部如负物重压，沉困不堪。虽屡服舒筋活血，驱寒止痛之品，并辅以煎药外洗，但收效尚微。诊见患者面白无华，四肢欠温，舌苔薄白而润，脉象细弱。投以基本方加乌梢蛇15g，服药7剂，疼痛缓解，夜能安睡。守以本方，疼痛渐失。功能恢复，随访2年，未见复发。

[刘梦雄. 三气饮加减治疗漏肩风32例. 湖北中医杂志. 1986，6：53]

第七章 固 阵

秘元煎

【来源】《景岳全书》卷五十一方。

【组成】金樱子去核，二钱　五味子十四粒，畏酸者去之　枣仁炒，捣碎，二钱　芡实炒，二钱　山药炒，二钱　远志炒，八分　白术炒　茯苓各半钱　人参一二钱　炙甘草一钱

【用法】水二盅，煎七分，食远服。

【主治】治肝肾亏虚，脾虚气陷，小便频数。遗精带浊。

加减：如觉有火者，可加苦参一二钱；

如气大虚者，可加黄芪二三钱；

使用时应注意，湿热遗精，或湿热带下均不宜用。

【方解】本方以养心益脾，宁神静志，固精止遗为法。方中远志、枣仁、五味子三味以养心安神；人参、白术、茯苓、山药、炙甘草以补脾益气，金樱子味酸涩而性收敛，善于固肾涩精；芡实甘平而涩，能实脾固肾，涩精止遗。诸药相偕，共奏养心益脾，固肾涩精之功效。

【临床应用】

1. 遗精　朱氏用秘精煎（即秘元煎去白术、甘草加五倍子）治疗本病58例。本方含人参、金樱子、芡实、炒枣仁、茯苓各30g，远志10g，炒山药、五倍子各15g，五味子5g。肾虚不固加枸杞子、鹿角胶、肉桂、杜仲；气不摄精加黄芪、炒白术；心肾不交，相火妄动加肉桂、黄连；湿热下注，扰动精室加萆薢、黄柏、泽泻。日1剂，水煎服。20剂为1疗程，疗程间隔5~7日。结果：痊愈46例，有效8例，无效4例，总有效率93.1%。[朱德梓. 秘精煎治疗遗精58例. 山东中医杂志，1995，14（10）：447]

2. 糖尿病　张氏对于糖尿病据其不同证侯，分别应用益气养阴法、清泄燥热法、健脾化湿法、培元固本法、补益气血法、固摄精气、利尿消肿法、活血化瘀法及通络止痛法进行治疗。其中固摄精气法用于糖尿病后期，以金

锁固精丸、秘元煎为基础。[王毅.张发荣教授治疗糖尿病九法.成都中医学院学报，1994，（4）：1]

3. 精浊 病员尿道口时时流溢出来泔样或糊状浊物，但尿色如常，此为精浊。若病情迁延日久，全无涩痛者，多属心肾不足，治以宁心固肾为主，方用秘元煎主之。[实用中医内科学，321]

4. 乳糜尿 患者，女，43 岁，工人，1998 年 10 月 6 日初诊。自诉间断解白色小便 4 年余，每于疲倦或进食油腻则发作或加重，每月 6 ~ 10 次，近 2 个月发作较频，每日 1 ~ 3 次，甚至尿似牙膏状，尿时无痛感，乏力倦怠伴食欲减退，小腹坠胀，腰腿酸软，舌淡胖，苔薄白，脉细弱。尿检：乳糜阳性；蛋白（＋＋），血检微丝虫幼虫 4 次均阴性。西医诊断为乳糜尿症。中医辨证为脾肾两虚，脾失健运，肾失固摄。治宜健脾补肾，固摄下元。方选秘元煎加味：山药、黄芪各 30g，人参、白术、续断各 15g，芡实、金樱子、茯苓各 12g，五味子、远志各 10g，枣仁 25g，炙甘草 5g。每日 1 剂，水煎分 2 次服，连服 15 剂，尿白浊减轻，腰酸痛，加杜仲 15g，予上方调治 15 天，尿清如常，诸症均告痊愈。尿复检：乳糜阴性。尿蛋白（－）。[尚振民.秘元煎治疗乳糜尿 38 例疗效观察.中国社区医师，2005，21，（11）：37]

【临证提要】 本方以养心益脾，宁神静志，固精止遗为法，适用于心脾两虚，肾失封藏，梦遗泄精，带下白浊，思虑劳倦，心神不安，腰痠等症。

固阴煎

【来源】《景岳全书》卷五十一方。

【组成】 人参随宜 熟地三五钱 山药炒，二钱 山茱萸一钱半 远志七分，炒 炙甘草一二钱 五味十四粒 菟丝子炒香，二三钱

【用法】 水二盅，煎七分，食远温服。

【主治】 治阴虚滑泄，带浊淋遗，及经水因虚不固等证。此方专主肝肾。诸如病患下消，小便淋浊如膏如油，若下焦无火而滑；或思虑过度致遗精滑泄及经脉错乱，病因肝肾不固；又如妇人忧思积郁，心脾气结致伤冲任，而月经或早或迟，甚至枯闭；或妇人血淋，若腥臭清寒脉细而多寒；或既崩之后，审其无火，而当急固者；或胎气不安，因肝肾虚于下者；或元气虚弱而病带下；或妇人阴挺，因于阴虚滑脱等证。

加减：如虚滑遗甚者，加金樱子肉二三钱，或醋炒文蛤一钱，或乌梅二个；

如阴虚微热而经血不固者，加川续断二钱；

如下焦阳气不足，而兼腹痛溏泄者，加补骨脂、吴茱萸之类，随宜用之；

如肝肾血虚，小腹痛而血不归经者，加当归二三钱；

如脾虚多湿，或兼呕恶者，加白术一二钱；

如气陷不固者，加炒升麻一钱；

如兼心虚不眠，或多汗者，加枣仁二钱，炒用。

【方解】景岳谓此方专主肝肾，"治阴虚滑泄"及因虚不固等证。并指出"五脏之阴皆能受病。故神伤则血无所主，病在心也；气伤则血无所从，病在肺也；意伤则不能统血、摄血，病在脾也；魂伤则不能续血、藏血，病在肝也；志伤则不能固闭真阴，病在肾也。所以五脏皆有阴虚。……故凡见血脱等证，必当先用甘药补脾胃，以益发生之气，盖甘能生血，甘能养营，但使脾胃气强则阳生阴长，而血自归经矣"。（卷三十八·妇人规）故本方首用人参、山药、炙甘草甘味益气，以补脾而统血摄血；熟地、山茱萸、菟丝子补肝肾，滋阴血以闭藏真阴；远志养心安神，使血有所主；五味子味酸性敛，能疗耗散之肺金，滋不足之肾水，涩精止遗。此方重在用补以固摄阴精之滑泄，故名"固阴"。

【临床应用】

1. 免疫性不孕症 陈氏用固阴煎治疗本症 60 例。药用：生晒参、炙远志各 9g，大熟地、菟丝子、五味子、炙甘草各 15g，怀山药 20g，山萸肉 10g。日 1 剂水煎服。按原来习惯进行性生活。对照组 25 例口服泼尼松 5mg，维生素 E 胶丸 100mg，均日 1 次口服。治疗期间用阴茎套避孕，精子制动试验（SIT）转阴者，在排卵期进行正常性生活。均 30 日为 1 疗程。治疗 3 疗程。结果：两组 SIT 转阴分别为 51、14 例；痊愈 19、6 例，好转 32、8 例，无效 9、11 例。两组疗效比较有显著性差异（$P < 0.05$）。治 1 疗程后本组 IgA 比对照组明显下降（$P < 0.05$），IgG 明显上升（$P < 0.05$）。[陈晓平. 固阴煎治疗免疫不孕症及对体液免疫的影响. 中医杂志，1992，(12)：36]

2. 经断前后诸症 周某，女，47 岁，已婚。自诉 2 年前出现月经不调，经期前后不定，经量或多或少，色鲜红或淡红，质稠或稀。近来经期延后，有时 3 个月一行，自觉头晕耳鸣，腰酸腿软，烘热汗出，心烦易怒，夜间失眠多梦，口躁咽干，月经周期紊乱，量或多或少，血色鲜红，色质红，苔少，脉弦细数。诊为经断前后诸症。治以滋肾疏肝，育阴生津。益肾方加减，药用：当归20g，太子参20g，赤芍20g，柴胡20g，青皮15g，枸杞子20g，枣仁15g，山萸肉20g，茯神20g，川断20g，寄生20g，杜仲25g，鳖甲10g，浮小麦30g。服药后2周诸症均减轻，继续用药1周后随访半年未复发，痊愈。

[王兵兵，曲秀芬. 固阴煎加减在妇科临床异病同治验案. 辽宁中医杂志，2009，36（9）：1586]

【临证提要】本方主要功效为固摄阴精，滋阴血，主治阴虚滑泄，带浊淋遗，及经水因虚不固等证。

惜红煎

【来源】《景岳全书》卷五十一方。

【组成】白术　山药　炙甘草　地榆　续断炒　芍药炒　北五味十四粒　荆芥穗炒　乌梅二枚

【用法】水一盅半，煎七分，食远服。

【主治】治妇人经血不固，崩漏不止，及肠风下血等症。

加减：如火盛者，加黄连、黄芩；

如脾虚兼寒，脾泄者，加补骨脂、人参。

【方解】景岳云："凡治血证，须知其要，而血动之由，惟火惟气耳。故察火者，但察其有火无火；察气者，但察其气虚气实。"又说："凡火不盛，气不逆而血动不止者，乃其元阴受损，营气失守，病在根本而然。"（卷三十·血证）故治当益气养营，健脾固本，固涩止血，更随火之有无、气之虚实而增损药物。方中白术、山药、炙甘草补气益脾，以强统血之力；芍药益血敛阴，合用甘草，则酸甘化阴，与上三药发挥扶正固本之效；合以续断、五味子补肝肾、固冲任，地榆、荆芥穗、乌梅之收敛固涩，以奏固经止崩，收敛止血之功。如此，则脾气强旺，摄血有权，冲任安固，而经行故道，盈虚有序，崩漏便血有宁日矣。

【临床应用】

1. 崩漏　王某，女，15岁，下关一中学生，2001年5月15日就诊。患者13岁月经初潮，末次月经，2001年4月1日，至今淋漓不断，曾用滋阴补肾、清热止血等方法治疗，效果不佳。患者面色苍白，心悸气短，头晕乏力，阴道出血量少、色淡，舌质淡有瘀点。舌苔薄白，脉虚细。此证属肾气未充，气血两虚，固摄乏力，久漏夹瘀，治宜益气固冲，活血摄血。处方用惜红煎加味：白术、山药各15g，酒炒白芍、乌梅、女贞子各15g，炒荆芥穗、川断、地榆、益母草、炙甘草各10g，北五味子5g，黄芪30g，3剂，水煎服。5月18日复诊，阴道出血已止，头晕乏力等症明显减轻，舌质淡红有瘀点。效不更方，前方加当归15g，炒蒲黄15g，继服3剂。5月21日3诊，阴道无出血，诸症消失，精神明显好转，舌质淡苔薄白，脉有力。前方去乌梅，炒蒲黄再给予3剂巩固，诸症悉除，随访至今2年，月经正常，身体健康。[任本祥，郭文英. 自拟惜红煎加减治疗崩漏36例疗效观察，2005，26（6）：18]

【临证提要】本方主要功效为益气健脾，收敛止血。主治妇人经血不固，崩漏不止，及肠风下血等证。

玉关丸

【来源】《景岳全书》卷五十一方。

【组成】白面 炒熟，四两　枯矾、文蛤 醋炒黑　诃子 半生半炒，各二两　北五味 炒，一两

【用法】为末，用熟汤和丸，如梧桐子大，以温补脾肾等药随证加减煎汤送下，或人参汤亦可。如血热妄行者，以凉药送下。

【主治】治肠风血脱，崩漏带浊，诸药难效者；以及久泻久痢，滑泄不止者。

加减法：如血热妄行者，以凉药送下。

【方解】方中用法已强调指出，服用此方，须据情配用汤剂，可知此为治标之剂。因泻痢滑肠、肠风血脱、崩漏带浊不止，迁久失治，必治精气亡失，正气日匮而滋生变端，固须急用收敛固涩以治其标。经血不止；带浊不固，泻痢滑肠，多与脾气虚陷不能统摄有关，故方中重用炒熟白面为主，意在培中健脾，滋养胃气；配用枯矾、文蛤、五味子、诃子等收敛止血，固肠止泻。其于下部出血、带浊不尽、滑泄不止者颇为适合。

【临床应用】

内痔　李某，男，54岁，工人。1978年4月20日就诊。既往嗜酒吸烟，好食肥甘，患内痔多年，此次因暴饮烈性酒而诱发内痔嵌顿。曾服抗生素及

中药治疗 4 天无效，行动不便，疼痛难忍方来求治。肛查：肛门外有蚕豆大小之痔核脱出，呈暗紫色，痔核外表被一层薄黏膜复盖，内有瘀血。触痛剧烈，肛缘水肿，肛管末端中度外翻。治疗：嘱患者排便，后用温开水洗净肛门，以1：5000高锰酸钾溶液坐浴 20 分钟，让患者侧卧位，取复方"玉关丸"散 4g，用温开水调湿，摊于消毒纱布上，将药敷贴在脱出的痔核上，敷贴 2 小时，一日 2 次。敷药 4 次脱出的痔核开始萎缩，第 5 次换药见肛缘水肿黏膜皱缩，残留痔核已还纳于肛内，经治疗 5 天疼痛消失，排便时痔核已不再脱出而痊愈。5 年多来未见复发。［荀祯桃．复方"玉关丸"散治疗嵌顿性内痔．1994，2（5）：34］

【临证提要】本方主要功效为益气建中，收敛固涩，主治肠风血脱，崩漏带浊，诸药难效之证，以及久泻久痢，滑泄不止者。

巩堤丸

【来源】《景岳全书》卷五十一方。

【组成】熟地黄、菟丝子酒煮　炒白术各二两　五味子、益智仁酒炒　补骨脂酒炒　制附子、茯苓、炒韭子各一两

【用法】为细末，山药打糊为丸，每服百余丸，空腹开水或温酒送下。

【主治】治命门火衰，小便不禁等证。

加减法：如兼气虚，必加人参一二两更妙。

【方解】肾藏精，主封藏，司二便开合，与膀胱相表里。肾精充足，方能助膀胱气化津液，使之闭有常而约束尿液。若命火衰微，则膀胱失于温煦，气化不利，而开合失常，逐难控摄水道，约束尿液，故见尿频、夜尿频仍、及遗尿、余沥不尽等症。故治当以温肾壮阳，固精缩尿为法，方中熟地、菟丝子、补骨脂温养肾中精气；附子、韭子、益智仁、五味子，温阳补火，固精缩尿；白术、山药、茯苓补中益气，除湿健脾，以助膀胱约束之力。共奏缩泉止遗之效。

【临床应用】

1. 治疗夜尿频数　黄某，男，55 岁。自述夜尿次数极多，一夜起身数 10 次，致夜卧不安，每次尿量不多，无尿痛，排尿畅。询无糖尿病史，饮水量一般。诊见患者神疲面白，憔悴倦怠，气短声低，舌胖有齿印，质淡、苔少，

脉沉细弱。初时以金匮肾气丸合缩泉丸加芡实、桑螵蛸、牡蛎、金樱子等。二服后患者再诊，言收效不大。因见彼气弱声低，面白神疲，乃肺气虚衰见症，逐以景岳"巩堤方"汤剂加味：熟附子、黄芪、党参各30g，熟地、淮山药各20g，云茯苓、白术各15g，五味子、补骨脂、益智仁、菟丝子各12g。二服后再诊，言夜尿已减其半，再依方调服，夜尿次数渐至正常矣。［高奇峰.景岳巩堤丸的临床验证及体会.新中医，1988，（2）：24］

2. 治疗夜尿多伴顽固耳鸣　向某，男，60岁，退休职工。自述夜尿次多，病伴顽固性耳鸣，但精神饮食尚好，四诊所得症状体征少，舌脉平，按脾肾气虚，肺虚不摄，膀胱失约论治，用巩堤方加党参、黄芪治之。数服后夜尿基本复常，耳鸣亦略有改善。［高奇峰.景岳巩堤丸的临床验证及体会.新中医，1988，（2）：24］

【临证提要】本方主要功效为温阳补火，缩泉止遗，主治膀胱不藏，水泉不止，命门火衰，小水不禁，及尿频不痛，小便清长或余沥、遗尿，舌淡苔白，脉沉细或沉迟等症。

第八章　因　阵

逍遥饮

【来源】《景岳全书》卷五十一。

【组成】当归二三钱　芍药钱半　熟地三五钱　枣仁二钱，炒　茯神钱半
远志制，三五分　陈皮八分　炙甘草一钱

【用法】水二盅，煎七分，食远温服。

【主治】治妇人思郁过度，致伤心脾冲任之源，血气日枯，渐至经脉不
调者。

加减：如气虚者，加人参一二钱；

如经水过期兼痛滞者，加酒炒香附一二钱。

【方解】本方具有养心益脾，补血调经安神之功。《内经》云："二阳之
病，发心脾，有不得隐曲，为女子不月。"故治妇人思郁过度，致伤心脾冲任
之源，血气日枯，渐至经脉不调者，治当补益心脾以滋化源，滋阴补血以调
养冲任。方中以熟地为君，补血滋阴益肾；白芍入肝敛阴养血；然血虚多滞，
经脉隧道欠畅，又恐熟地、白芍纯阴之性，无温养流动之机，故用当归之辛
甘而温，能养血而行血中之气；阴血不足，心神失养。心脾二虚亦或虚火上
炎可致心神不安、虚烦不眠，故以酸枣仁补肝宁心，养心安眠；远志合茯神
安神定志；陈皮理气健脾；甘草调和诸药。诸药合用，则阴血充足，心脾得
养，太冲脉盛，经有所摄，故月事可以时下矣。

【方论】《景岳新方辨》云：思虑过度，耗损营血，血不归脾，火不生
土，饮食日减，气血日枯，此为思伤心脾之证；本方主以补血养心，略配理
气活血调和之，使补而不滞，方义与归脾丸有相同之处，惟归脾九补气之力
大于本方。

【临床应用】

1. 更年期综合征　程氏用景岳逍遥饮加味治疗绝经期综合征32例，结
果：显效16例，进步12例，无效4例。［程广里．景岳逍遥饮加味治疗绝经期综合

161

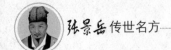

征．上海中医药杂志，1984，（03）：20]

邓氏应用逍遥饮加减治疗更年期综合征38例，取得较好疗效。处方：生熟地30g，当归15g，丹参15g，白芍20g，茯神15g，栀子10g，远志10g，酸枣仁20g，陈皮10g，郁金10g，甘草10g。阵发性烘热、汗出加丹皮、柴胡、地骨皮滋阴清热，心悸易惊加龙骨、牡蛎镇惊安神，烦热急躁易怒加重栀子用量并加竹茹除烦祛躁，失眠多梦者加枸杞、钩藤、菊花、石决明镇肝熄风，如月经紊乱、经量减少、经期缩短者加茯苓、白术、黄芪、川芎并去茯神健脾益气，经量较多、淋漓不尽加炮姜、棕榈炭、蒲黄炭等固冲止血，情绪忧郁、悲泣欲哭合甘麦大枣汤加减。水煎服，日1剂，连服2个月。结果：显效26例（占68%），有效11例（占29%），无效1例（占3%），总有效率97%。

典型病例：程某，女，50岁，1996年12月5日就诊。1年来月经紊乱。经量时多时少，经常出现潮热、面红、汗出，近2个月来症状加重，伴头疼、头晕、耳鸣、烦躁易怒、失眠多梦，每日发作数次，舌红少苔，脉弦细数。血压130～160/82～90mmHg。曾按高血压治疗效果欠佳，妇科检查确诊为更年期综合征。为肾已渐衰，精血不足，冲任失调、天癸渐失、肝肾阴亏，阴虚而生内热，肝阳上亢。治以滋阴潜阳，平肝养血，调补冲任。药用生地30g，钩藤15g，白芍15g，当归10g，川芎10g，栀子10g，石决明20g，茯神15g，酸枣仁15g，陈皮10g，甘草10g。每日1剂。连服12剂，诸症减轻。上方加丹参20g，远志10g，服9剂后头疼、失眠、多梦基本消失，潮热、汗出偶有发作，仍感心烦、头晕。上方去石决明、钩藤，加枸杞、丹皮、竹茹，续服2个月后症状全部消失，血压130/85mmHg，随访1年未再复发。[邓启玉．逍遥饮加减治疗更年期综合征38例．实用中医药杂志．2008，24（3）：153]

2. 植物神经功能失调　程氏用新加逍遥饮治疗植物神经功能失调50例，获得满意疗效。生地20～40g，当归、茯神各12～18g，酸枣仁、怀山药各15～20g，炙甘草10～15g，陈皮10g，远志、沙参、丹皮各12g。水煎服，每日1剂，分2次温服。加减：头面烘热，五心烦热较重者加地骨皮15～20g，银柴胡10g；心慌、易惊较重者加龙齿10g，紫石英15g；不效时可再加琥珀、朱砂各等份，共为细末，一次3g，一日2次，温开水送服；如遇胸中烦热，急躁易怒者，即加用炒山栀、竹茹各10g；兼有阳虚者加制附子、肉桂各10g；兼有气滞血瘀者加香附10g，丹参12g。结果：用药后病人自觉各种症状明显减轻乃至消失为显效，共27例；用药后病人主要症状明显减轻乃至消失为进

步，共21例；无效2例。[程广里. 新加逍遥饮治疗植物神经功能失调50例. 湖北中医杂志，1984，(3)：23]

【临证提要】逍遥饮主要用于治妇人因思郁过度，劳伤心脾冲任之源，血气日枯，渐至经脉不调者，现多用于妇女绝经期综合征及植物神经功能失调等病证的治疗。兼气虚者，加人参、黄芪；阳虚者加制附子、肉桂；阵发性烘热、汗出加丹皮、柴胡、地骨皮滋阴清热，心悸易惊加龙骨、牡蛎镇惊安神，烦热急躁易怒加重栀子用量并加竹茹除烦祛躁；情绪忧郁、悲泣欲哭合甘麦大枣汤加减。

调经饮

【来源】《景岳全书》卷五十一。

【组成】当归三五钱　牛膝二钱　山楂一二钱　香附二钱　青皮　茯苓各一钱半

【用法】水二盅，煎七分，食远服。

【主治】治妇人经脉阻滞，气逆不调，多痛而实者。

加减：如因不避生冷而寒滞其血者，加肉桂、吴茱萸之类；

如兼胀闷者，加厚朴一钱，或砂仁亦可；

如气滞者，加乌药二钱，

或痛在小腹者，加小茴香一钱半。

【方解】本方具理气活血，调经止痛之功。"气为血之帅，血为气之母"，气行则血行，气滞则血滞，故月经正常与否，与气密切相关。若气机条达，则血脉通畅，冲脉按时以充，月信自可如期而至。若气机不畅，则血脉阻滞，而经行无定期，且瘀滞而经痛。故治当活血、理气双管齐下，待气行血畅，自然经调痛止。方中香附芳香性平为君，辛香入肝善能散肝气之郁，微甘性平而无寒热之偏，故为疏肝理气解郁之要药，盖肝为藏血之脏，气为血之帅，肝气调和则血行通畅，故本品又为调经止痛之主药，李时珍称之为"气病之总司，女科之主帅"也。当归、牛膝、山楂强肝肾、养血脉、散瘀滞，活血调经；青皮苦辛而温，行气化滞，对气滞胀痛之证常用之；茯苓实脾和中、利湿除浊，以为佐使。诸药合用，有理气活血、调经止痛之功，适用于气滞血瘀、月经不调、临经腹痛等证。

【临床应用】

痛经　何氏应用调经饮加减治疗寒湿凝滞型、气滞血瘀型及气虚血瘀型痛经共 25 例。基本处方：当归、淮牛膝、香附、元胡、山楂、茯苓、陈皮七味药组成。结果：寒湿凝滞型治愈 5 例，好转无效各 1 例（合并慢性盆腔炎、子宫肌瘤）；气滞血瘀型治愈 9 例，好转 2 例；气血虚弱型治愈 5 例，好转 2 例。

典型病例：李某某，27 岁，汉族，干部，1984 年 5 月门诊。痛经已数年，月经每次延期，少腹阵痛，腰脊酸楚，心悸乏力，面色少华。述昨日经至，量少色淡。苔薄白，舌尖红，脉虚细（西医妇科检查子宫发育不良），为气血两亏，冲任不调，拟调经饮加减：熟地黄 18g，当归 12g，炒白芍 10g，炒川芎 6g，党参 30g，茯苓 10g，香附 10g，淮牛膝 10g，益母草 15g，炙甘草 6g，山楂 10g，元胡 10g，肉桂 3g，另用益母草膏 1 匙，赤砂糖 1 匙冲服，连服 4 剂，持续治疗 2 个周期而愈。[何明侠. 调经饮治疗痛经 25 例临床报导. 新疆中医药，1987，(02)：31－32]

【临证提要】　调经饮用于治妇人经脉阻滞，气逆不调所致之月经不调、痛经或产后瘀阻胞宫者。如寒湿凝滞胀闷者，可加肉桂、吴茱萸、厚朴之类；气滞痛甚者，加乌药、元胡；气虚血瘀者，可加参芪以益气行血。余证亦可参"通瘀煎"为用。

通瘀煎

【来源】《景岳全书》卷五十一。

【组成】　归尾三五钱　山楂　香附　红花新者，炒黄，各二钱　乌药一二钱　青皮钱半　木香七分　泽泻钱半

【用法】　水二盅，煎七分，加酒一二小盅，食前服。

【主治】　治妇人气滞血积，经脉不利，痛极拒按，及产后瘀血实痛，并男妇血逆血厥等证。

加减：兼寒滞者，加肉桂一钱，或吴茱萸五分；

火盛内热，血燥不行者，加炒栀子一二钱；

微热血虚者，加芍药二钱；血虚涩滞者，加牛膝；

血瘀不行者，加桃仁三十粒，去皮尖用，或加苏木、元胡之类，

瘀极而大便结燥者，加大黄一二三钱，或加芒硝、莪术亦可。

【方解】本方具活血祛瘀，行气调经止痛之功。女子以血为本，血的运行有赖气的推动，气为血帅。气滞则血积，经脉不利，疼痛拒按使然，故治当理气活血，化瘀调经。方中当归养血活血，行血中之气；红花秉辛散温通之性，助当归活血祛瘀；山楂酸甘微温，行气散瘀化积，常用于产后瘀滞腹痛、经闭、痛经及瘀滞疼痛等证；香附、理气疏肝，气行则血行；乌药辛热温通，使血得温而行，行气止痛，温肾散寒，《素问·调经论》有"血气者，喜温而恶寒，寒则气不能流，温则消而去之"；青皮、木香行气破滞；行气化瘀之中加入一味泽泻，概因气血不利，多易导致津液蓄积，故用之利湿泄浊，导水下行也。诸药合用，则气舒血顺，经脉流畅而诸痛瘀滞可除也。

本方当与桃仁当归汤（《症因脉治》）鉴别，后者由桃仁、当归、牡丹皮、郁金、泽兰、山楂肉、红花、山栀子、赤芍药组成。功能活血化瘀。主治血滞瘀停，腹痛不胀，饮水作呃，入夜更痛，痛处固定不移，以热物熨之稍减，脉多见芤涩。

【临床应用】

1. 胃神经官能症 陆某，女，52岁。1985年8月10日诊。平素多愁善感，2年前因家父及一姐殁于胃癌，即嗳气，脘腹胀痛，但屡治乏效。刻诊：面容憔悴，形体瘦弱，嗳气频频，脘腹胀痛，食少运迟，头晕耳鸣，心悸健忘，肢体困倦，入寐梦多，二便正常，月经3年来未行，舌苔薄白，边见紫气，脉滑且涩。腹诊未及癥瘕积聚，亦无拒按喜揉现象。全消化道钡透及胃镜检查均无异常发现。诊断为胃神经官能症。此属肝郁气滞，木土失睦，胃络瘀阻，失于和降也，以通瘀煎加味进治。处方：当归、生山楂、制香附各15g，红花、青皮、木香、川芎各5g，乌药、泽泻、川楝子各10g，曲酒20mL。共服药21剂，嗳气平息，脘腹胀痛解除，余恙亦减，眠食正常，精神亦振。

[贾美华. 通瘀煎胃神经官能症. 四川中医, 1990, (01)：27]

按 胃神经官能症非特肝气郁结，克犯胃土，亦且胃络有瘀，血行有障，津血停蓄，酝酿成痰。有形之痰瘀阻于胃口，则胃失和降。景岳通瘀煎既通瘀，又行气，且化痰行水气。张山雷谓川楝子"能调肝木之横逆，能顺其条达之性，为涵养肝阴无上良药"，笔者喜在通瘀煎中加入此药。由于方药功能与胃神经官能症之病机相合，所以获效满意。

2. 脂肪肝 卢氏用通瘀煎加味治疗脂肪肝48例，疗效满意。基本方组成：生山楂20g，当归10g，制香附10g，乌药10g，青皮10g，木香10g，泽泻15g，莪术15g，姜半夏9g。痰瘀交阻型加王不留行12g、厚朴9g、泽兰10g；痰湿偏重型加苍术9g、佩兰9g；瘀血偏重型去姜半夏，加三棱10g、桃仁10g。结果：治愈（临床症状消失，甘油三酯和肝功能恢复正常；B超检查肝肿大回缩至正常，无衰减波）25例；有效（临床症状不显著，甘油三酯及肝功能基本恢复正常；B超示肝肿大回缩明显，衰减波减少）22例；无效（治疗后实验室检查、症状、B超检查均无改善）1例。总有效率达97.9%。[卢建明. 通瘀煎加味治疗脂肪肝48例. 河北中医，2000，22（3）：198]

3. 冠心病心绞痛 马氏运用通瘀煎加味治疗冠心病心绞痛89例，并与西药常规治疗80例进行对照观察。治疗组中药组成：当归尾、山楂、红花、三七、太子参、泽泻各20g，香附、青皮、川芎各15g，木香、乌药各10g。每日1剂，水煎3服。对照组：消心痛10mg，每日3次口服；肠溶阿司匹林75mg，每日1次口服。同时每天应用极化液静脉滴注，每日1次。结果：中药通瘀煎加味治疗组总有效率达91.01%，明显优于西药对照组的62.50%，$P < 0.01$。[马洁. 通瘀煎加味治疗冠心病心绞痛89例临床观察. 四川中医，2004，22（2）：58]

4. 月经过少 王氏等应用通瘀煎加味治疗月经过少48例临床观察，收到较好的效果。处方：当归15g，香附12g，川芎10g，青皮10g，木香10g，生山楂30g，桃仁10g，红花10g，水蛭1.5g，肉桂6g，牛膝10g，泽泻10g。水蛭研细末，用药汤冲服。瘀血化热者加大黄、生地、黄芩以清热化痰；兼寒者酌加吴茱萸、桂枝以温通血脉；瘀久正虚者加黄芪、党参以补养气血，益气化瘀；兼肾虚者加桑寄生、山药、菟丝子、川续断补益肾气。于每月行经前1周开始服用至经后，每日1剂，分早、中、晚口服。连服3个月经周期为1个疗程。结果：服药1个疗程后，显效31例，占64.6%；有效13例，占27.1%；无效4例，占8.3%；总有效率为91.7%。

典型病例：张某，女，32岁，已婚，于2003年10月15日来我科就诊。患者17岁初潮，周期为5～7/28天，经量适中，经色暗红，无血块，无腹痛。皆因半年前单位改制，涉及自身，心中烦乱、郁闷，至此月经来潮经量逐渐减少，色黯。此月月经来时，经量更少，色紫黑，日已尽。伴有少腹小适，头痛、胸胁胀痛。妇科检查未见异常。舌质暗边有瘀斑，脉沉弦。依其症脉舌象，证属忧思气滞瘀血内结，冲任阻滞。治宜行气活血，化瘀通经。通瘀煎加味：当归15g，香附12g，川芎10g，青皮10g，木香10g，生山楂30g，桃仁10g，红花10g，水蛭1.5g，肉桂3g，牛膝10g，泽泻10g。水蛭研细末，用药汤冲服。水煎服，每日 1 剂。于下月行经前 1 周服用，至月经来潮时，经量已增多，但色仍紫黑，少腹不适，头痛。经行时续服 3 剂。原方下月续服，2 个月经周期后，经量增多如常，色暗红，头痛消。嘱其畅心志，缓解思想和情绪上的压力。[王桂花，赵玉武. 通瘀煎加味治疗月经过少 48 例临床观察. 甘肃中医，2005，18（5）：27]

5. 子宫内膜异位症痛经 邱氏等运用通瘀煎加减合西药治疗子宫内膜异位症痛经 51 例。处方以通瘀煎加减为基本方：当归尾 10g，山楂 9g，香附 9g，红花 9g，青皮 5g，五灵脂 10g；三棱 10g，莪术 10g。气滞明显加木香 10g、枳壳 10g，寒凝较重加小茴香 10g、肉桂 10g、吴茱萸 10g，瘀血互结加黄柏 10g、红藤 30g、丹皮 10g，痰瘀凝结伴有包块、结节者加鳖甲 30g、浙贝母 10g、海藻 15g，经量多去三棱、莪术，加花蕊石 15g、炒蒲黄 10g，气虚明显加党参 15g、黄芪 20g，腰痛肾虚加狗脊 15g、川断 15g。每日 1 剂，水煎 2 次，两煎相混，分 2 次服，疗程 3 个月。结果：治疗组痊愈 4 例，显效 18 例，有效 24 例，无效 5 例，有效率为 90.19%；对照组分别为 1、12、19、15 例，68.08%。两组疗效比较，经 Ridit 分析检验，$P < 0.05$。[邱丽，彭小鹏等. 通瘀煎加减合西药治疗子宫内膜异位症痛经 51 例. 江西中医药，2006，（05）：40]

【现代研究】

高脂血症 张氏观察本方加减对高脂血症患者血脂及血清炎症因子的影响。方法：对照组 40 例用氟伐他汀治疗，治疗组 40 例在与对照组治疗相同的基础上加用通瘀煎。结果：治疗组血清胆固醇、甘油三酯、低密度脂蛋白及血清炎症因子水平的降低都较对照组明显（$P < 0.01$）。结论：西药联合通瘀煎加减治疗高脂血症可有效降低血脂及血清炎症因子水平。[张一骄. 通瘀煎加减对高脂血症患者血脂及血清炎症因子的影响. 实用中医药杂志，2009，25（10）：648 - 649]

【临证提要】 通瘀煎原方主治证有三：一为妇女气滞血积，经脉不利，疼痛拒按；二为产后血实疼痛；三为男妇血逆血厥之证。三者证候虽各有殊，然疼痛是其主要症状，气滞血瘀，脉络失畅，不通则痛为三者共同病机，故以行气活血立法。常用于妇女血瘀气滞，月经失调，痛经及产后腹胀作痛。临床以经行不畅，小腹胀满，疼痛拒按，舌暗滞，脉沉实为辨证要点。除原方病证外，亦可参其立法加减用于治疗胃神经官能症、冠心病心绞痛、脂肪肝等证属气滞血瘀，脉络不畅者。

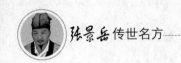

胎元饮

【来源】《景岳全书》卷五十一。

【组成】人参随宜　当归　杜仲　芍药各二钱　熟地二三钱　白术钱半　炙甘草一钱　陈皮七分，无滞者，不必用

【用法】水二盅，煎七分，食远服。或间日，或二三日，常服一二剂。

【主治】治妇人冲任失守，胎元不安不固者。

加减：如下元不固而多遗浊者，加山药、补骨脂、五味子之类；

如气分虚甚者，倍白术，加黄芪。芪、术气浮，能滞胃口，倘胸膈有饱闷不快者，须慎用之；

如虚而兼寒多呕者，加炮姜七八分，或一二钱；

如虚而兼热者，加黄芩一钱五分，或加生地二钱，去杜仲；

如阴虚小腹作痛，加枸杞二钱；

如多怒气逆者，加香附无妨，或砂仁亦妙；

如有所触而动血者，加川续断、阿胶各一二钱；

如呕吐不止，加半夏一二钱，生姜三五片。

【方解】本方具益气补血，固肾安胎之功。从药物组成上看本方为气血双补之八珍汤加杜仲、陈皮而成。气虚则统摄无权，血虚则灌溉不周胎不能养，景岳云："凡妊娠胎气不安者，证本非一，治亦不同。盖胎气不安，必有所因，或虚或实，或寒或热，皆能为胎气之病，去其所病，便是安胎之法"（卷三十八·妇人规上）。故治当益气养血，固肾安胎。方中人参大补元气，盖元气者，起于肾，上及于肺，为人体生化动力之源泉；伍以白术、甘草补脾益气安胎；熟地功擅补血滋阴，益精填髓，为滋补肝肾阴血之要药；芍药、当归滋补阴血，调冲任；伍以杜仲以补肾安胎；陈皮调畅气机，使全方无补而滞气之弊。诸药合用，待气足而摄固，血丰而灌溉周，则胎元自安矣。

【临床应用】

1. 先兆流产　肖金兰以胎元饮为主，治疗先兆流产20例，取得较好的疗效。基本方：人参10g（或党参20g）、当归6g、杜仲10g、炒白芍10g、白术10g、熟地10g、陈皮4g、炙甘草5g。出血多者，去当归，加阿胶、仙鹤草，气虚甚者，加炙黄芪；腰酸下坠甚者，加菟丝子、桑寄生；呕恶者，加砂仁。

每日 1 剂，煎服 2 次。

典型病例：乐某某，女性，28 岁，工人，1995 年 3 月 5 日就诊。曾流产两胎。本次就诊，已停经 50 余天，腰感酸痛，小腹坠胀，隐隐作痛，有少量血水流出，头晕，四肢乏力，恶心呕吐，不思饮食，食之则吐甚，舌淡红、苔薄，脉虚缓而滑。尿化验呈阳性。拟诊断先兆流产。辨为气血亏虚，肾气不固。治以补脾养血，佐以安胎。处方：西党参 20g，炙黄芪 20g，白术 10g，阿胶 10g，仙鹤草 10g，菟丝子 15g，桑寄生 15g，杜仲 10g，熟地 10g，陈皮 4g，砂仁 5g。连服 30 剂而愈，后生一男孩，母子平安。[肖金兰．胎元饮加减治疗先兆流产 20 例的体会．江西中医药，1996，27（2）：47]

赵氏采用脐疗法配合胎元饮治疗先兆流产 30 例。脐疗法：菟丝子、续断、杜仲、阿胶、艾叶各等份，研为细末混匀，每次取 10g，加香油或蜂蜜适量调成糊状外敷脐部，日 1 次，7 天为 1 个疗程。血热者加黄芩；纳差者加白术、陈皮；恶心呕吐者加生姜、制半夏。内服药采用张景岳之胎元饮加减：人参 10g，黄芪 20g，桑寄生 15g，白术 15g，白芍 12g，熟地黄 10g，陈皮 10g，炙甘草 6g。出血多者加黄芩炭 10g。日 1 剂，水煎分 2 次温服。嘱患者卧床休息，调畅情志，加强营养。结果：30 例中临床治愈 27 例，均为用药 2~6 个疗程后血止胎安，兼症消失。B 超检查提示：胚胎发育良好，可以继续妊娠。无效 3 例均为既往有先兆流产史者，阴道出血量多，腹痛加重，B 超检查提示胚胎停止发育。

典型病例：张某，女，24 岁，农民，2002 年 7 月 23 日来诊。既往月经正常，末次月经 2002 年 6 月 2 日，停经 51 天，尿 HCG（＋），本次为初次怀孕。3 天前因劳累出现阴道少量出血伴腰酸痛持续至今。B 超提示宫内早孕，胚胎存活。因其早孕反应明显，恶心呕吐较重，拒服药物，遂采用脐疗法辨证加减治疗，用药 1 个疗程后腰痛缓解，阴道出血减少，仅有少量血性分泌物，恶心呕吐减轻，继配以胎元饮内服，并嘱其绝对卧床休息。又 3 个疗程后诸症消失，B 超检查示胚胎发育良好，嘱其继用 2 个疗程以巩固疗效。于 2003 年 3 月 11 日足月顺产 1 男婴，体重 3700g，现身体智力发育均正常。[赵伟．脐疗法配合胎元饮治疗先兆流产 30 例．河南中医，2007，27（09）：51-52]

王氏运用寿胎丸合胎元饮加减治疗早期先兆流产 60 例。方药组成：菟丝子，续断各 15g，桑寄生、焦杜仲、阿胶（烊化）、党参、白芍、白术、黄芩各 10g，熟地 9g，当归、炙甘草各 5g。小腹坠痛不适者可加升麻 6g，生黄芪 15g，山药 15g，阴道出血量多者可加仙鹤草 15g，艾叶炭 10g，恶心呕吐食欲差者可加砂仁 6g，生姜 3g，木香 6g。上方水煎 300mL，早晚分 2 次空腹温服，1 剂/天，7 天为 1 疗程。用药 1~3 个疗程后统计疗效。服药期间减少妇科检查，不服用其他保胎药物。结果：治愈 49 例，占 81.67%；好转 5 例，占 8.33%；无效 6 例，占 10%；总有效率 90%。[王琴英. 寿胎丸合胎元饮加减治疗早期先兆流产 60 例. 现代中医药，2011，31（5）：58－59]

2. 胎儿宫内生长迟缓 吴氏用胎元饮加丹参治疗胎儿宫内生长迟缓 23 例。处方：党参 20g，当归 12g，杜仲 10g，白芍 10g，熟地 10g，白术 10g，陈皮 6g，丹参 12g，甘草 6g。水煎 2 次，取汁 400mL，2 次分服，2 周为 1 个疗程。结果：治愈 21 例，未愈 2 例，总治愈率 91.3%。[吴冬梅. 胎元饮加丹参治疗胎儿宫内生长迟缓 23 例. 福建中医药，2000，31（2）：31]

【现代研究】

富含多种微量元素 周氏等采用电感耦合等离子体原子发射光谱仪快速测定胎元饮中多种微量元素，为从营养学角度探讨胎元饮养胎安胎的物质基础提供理依据。方法：胎元饮采用传统中药煎煮方式，采用湿法消解其煎煮液浸膏完全后进行上机测定。结果：胎元饮中含有丰富的 K、Ca、P、Mg、Na 等物质基础元素和 Fe、Mn、Zn、Cu 生血四要素，而 Pb、Cd、As 未检出。结论：胎元饮为妊娠母体提供了丰富的微量元素。[周琼，付志红等. 胎元饮微量元素测定及其功效讨论. 中国中医基础医学杂志，2011，17（5）：566－567]

【临证提要】 本方用于妇人因气血不足致冲任失守，胎元不固之先兆流产或胎儿宫内生长迟缓的治疗。盖气虚则统摄无权，血虚则灌溉不周胎不能养，故气虚甚者可倍白术加黄芪；兼寒多呕者，加炮姜；如虚而兼热者，加黄芩、生地以清热安胎；兼腰感酸痛，小腹坠胀，隐隐作痛者，加菟丝子、续断、桑寄生之类以固肾安胎。

脱花煎

【来源】《景岳全书》卷五十一。

【组成】 当归七八钱或一两 肉桂一二钱或三钱 川芎 牛膝各二钱 车前子钱半 红花一钱，催生者，不用此味亦可

【用法】 水二盅，煎八分，热服，或服后饮酒数杯亦妙。

【主治】 用于临盆催生，或治产难经日，或死胎不下俱妙。

加减：若胎死腹中，或坚滞不下者，加朴硝三五钱即下；

若气虚困剧者，加人参随宜；

若阴虚者，必加熟地三五钱。

【方解】 本方具温经养血活血，催生下胎之功。景岳指出："所谓催生者，亦不过助其血气而利导之耳。"（卷三十九·妇人规）且血多则润而产易，血枯则涩而难产，故治在养血活血，另气调血畅，顺应自然，则产自易且速，如瓜熟蒂落。方中当归、川芎二味，曰佛手散，《和剂局方》谓其可治胎漏，下死胎，并云其"催生如神"，本方用以养血活血，而滋润产道；辅以牛膝、红花之活血化瘀，肉桂温养阳气，以御寒邪干犯，且能流通血脉，以利生产；车前子通利膀胱，减其充盈，而无迫逼胞宫之患。药后饮酒数杯，意在借酒性而行药力，切强活血之功。诸药合用，可竟养血活血，催生下胎之效。若肉桂用量增至三或五钱，加强其温经散寒之力以解寒凝，本方亦可用于寒凝胞宫，瘀血阻滞，以致胎儿久产不下者。

【临床应用】

1. 药物流产后残留 刘氏用加味脱花煎治疗药物流产后残留80例疗效观察。加味脱花煎组成：当归15g，川芎15g，车前子（包）15g，川牛膝15g，红花10g，芒硝12g（分冲），肉桂3g。1剂/日，水煎分两次服，共用9剂，无效者建议清宫。结果：80例患者中痊愈50例，占62.50%，显效23例，占28.75%，无效7例，占8.75%，总有效率为91.25%。

典型病例：患者，女，28岁，2007年4月26日初诊。主诉：早孕（停经38天），口服米非司酮加米索前列醇后第3天，来院观察，见绒毛排出，阴道出血减少，予离院，嘱1周后仍有出血复诊。5月7日复诊，述仍有阴道出血，量时多时少，伴有血块，舌质略紫，苔薄白，脉细滑。B超提示：宫内不均质团块6mm×10mm，诊断为不全流产血瘀证。方用加味脱花煎：当归15g，川芎15g，车前子（包）15g，川牛膝15g，红花10g，芒硝（分冲）12g，肉桂3g，水煎服3剂。复诊：服药后排出小血块数块，血止。复查B超提示：子宫内膜回声均匀，未见宫内残留物。[刘根兰. 加味脱花煎治疗药物流产后残留80例疗效观察. 临床医药实践，2010，19（3A）：203－204]

2. 药物流产后出血 黄氏用脱花煎加减治疗药物流产后出血68例。脱花煎加减基本方：当归30g，川芎15g，海马6g（研面），川牛膝15g，血余炭30g，车前子12g，枳壳9g，生贯众12g。每日1剂分早晚2次温服，必要时加黄芪、红花或三棱、文术、水蛭。治疗效果：68例中痊愈52例，治愈率76.47%；

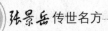

有效 13 例，有效率 19.11%；无效 3 例，占 4.41%，总有效率：95.58%。

典型病例：范某，女，26 岁，2005 年 12 月 10 日，停经 42 天，查尿 HCG（+），B 超报告宫内妊娠囊。患者无药物流产禁忌症，查血常规，凝血功能正常，在我院口服米非司酮流产，12 月 12 日晨 8 点服米索 600μg，2 小时后阴道排出物经医生检查证实孕囊已排出，观察 2 小时阴道出血不多，给予抗生素预防感染及止血药物带药回家观察，并嘱其若阴道出血较多或出血时间过长，来院复查。12 月 22 日病人返院，自诉阴道仍有出血，色暗红似月经量，查盆腔 B 超报告，宫内回声均匀，内膜厚度 5mm，给予宫血宁、益母草口服液带药回去服用观察。12 月 27 日患者再次返院，诉阴道出血无明显减少，时多时少，色暗红，时有小血块，余无不适。查病人一般情况好，口唇暗红，舌质紫暗，苔薄白，脉沉涩。脉症合参属血瘀之证。治以活血行气，祛瘀止血。方用脱花煎加减：当归 30g，川芎 5g，海马 6g（研面），川牛膝 15g，红花 12g，车前子 12g，枳壳 9g，生贯众 12g 水煎口服，每日 1 剂早晚温服，服用 3 剂后阴道出血停止，后随访月经正常。[黄性灵. 脱花煎加减治疗药物流产后出血 68 例. 光明中医，2007，22（5）：74 - 75]

鞠氏应用脱花煎加味防治药物流产后阴道出血 200 例临床研究。方法：把 200 例药物流产患者按随机数字表法分为两组，从流产效果、孕囊排出时间、阴道流血量、流血时间及月经恢复时间等方面进行比较。脱花煎的组成：当归 12g，川芎 12g，肉桂 6g，红花 12g，牛膝 15g，车前子 12g，蒲黄 12g，益母草 30g，党参 18g，炙甘草 6g，加水 600mL，煎煮 30 分钟，取汁 200mL；再次加水 500mL，煎煮 30 分钟，取汁 200mL。结果：治疗组完全流产率 96.0%，对照组为 77%，两组比较有显著差异（$P < 0.05$），治疗组阴道流血量明显减少，流血时间明显缩短，与对照组比较有明显差异（$P < 0.05$）。[鞠红梅. 脱花煎加味防治药物流产后阴道出血临床研究. 中医学报，2011，26（3）：362 - 363]

3. 肿瘤 韩氏在《脱花煎加味治疗肿瘤》一文中报道称，以脱花煎为基本方治疗肿瘤，取得较好的疗效。[韩建锋. 脱花煎加味治疗肿瘤. 浙江中医杂志，2002，（10）：437]

典型病例 1：甲状腺腺瘤 王某某，女，49 岁。工人。2000 年 6 月 13 日初诊。患者于 1 年前因左前颈部甲状腺腺瘤在某医院行手术治疗。2 个月前又发现右前颈部有一肿块，经 B 超检查、放射性碘扫描、T3 与 T4 测定，确诊为右侧甲状腺腺瘤，医生建议再作手术切除，但患者不愿再次手术。检查：

右侧前颈部触及一椭圆形肿块，大小约 2.5cm×3.5cm，无压痛，表面光滑，质地稍硬，边界清楚，随吞咽上下移动。诊见：形体偏胖，情绪易波动，口干而苦，晨起有痰涎，大便偏干。舌质暗红、苔薄，脉弦滑。此为肝郁气滞，痰瘀交阻。治拟疏肝理气，化痰散结，行瘀导下。药用脱花煎加味，处方：当归、怀牛膝、车前子、八月札、浙贝、川石斛各 15g，川芎、柴胡、海浮石、杏仁各 10g，桂枝、藏红花、生甘草各 5g，昆布、海藻各 20g。每日 1剂，水煎分早晚 2 次温服。服药 7 周，口已不苦，大便通畅，颈部肿物似有缩小。服药 1 个月后，颈部肿块未触及，B 超复查示正常。随访 1 年，未再复发。

典型病例 2：肺癌　叶某某，男，72 岁。农民。1999 年 4 月 9 日初诊。咳嗽、气喘、胸闷、胸痛 3 个月，经西药消炎、止咳治疗，未见明显好转，后经胸部 CT 检查，诊断为肺癌。诊见：形略瘦，咳嗽，胸痛，痰少，神疲乏力，纳可，溲黄赤。舌质偏紫、苔少中裂，脉滑略数。此为气阴不足，瘀浊留滞。治拟益气养阴，祛瘀化浊，解毒通滞。药用脱花煎加味，处方：当归、川芎、怀牛膝、车前子、麦冬各 15g，丹参、太子参、生地、生米仁、野荞麦根、藤梨根各 30g，桂枝、藏红花各 5g。每日 1 剂，水煎分早晚 2 次温服。服药半个月，咳嗽、胸闷明显好转。后坚持服用中药，随访 8 个月，病情稳定。

典型病例 3：子宫肌瘤　沈某某，女，32 岁。农民。1999 年 12 月 19 日初诊。引产后继发不孕 3 年，小腹发胀隐痛，月经量多夹有血块，腰脊酸楚，四肢不温，面色不华，纳食欠香。舌质红边有瘀斑、苔薄白，脉弦。B 超检查示子宫肌瘤大小约 1.2cm×1.5cm。此为气滞血瘀，兼有寒凝。治拟理气散结，活血化瘀，温经止痛。药用脱花煎加味，处方：当归、怀牛膝、车前子、苏子、制香附、茜草各 15g，川芎、郁金、陈皮各 10g，夏枯草、生牡蛎、焦山楂各 30g，藏红花、肉桂、炙甘草各 5g。每日 1 剂，水煎分早晚 2 次温服。服药 10 天，腹痛减轻，腰酸改善，服药 1 个月后，临床症状基本消失，B 超复查示子宫附件正常。

【现代研究】

提高流产效果　邓氏等在应用中药脱花煎协同米非司酮与米索前列醇终止早期妊娠的机制研究中，对在 70 例临床疗效研究中收集到的完整的药物流产标本 25 例（其中观察组 8 例，对照组 17 例），采用前瞻性的对照研究方法，检测两组的绒毛、蜕膜组织结构坏死率以及 PCNA 蛋白和 Bcl－2 的表达。结果两组的绒毛、蜕膜组织结构坏死率比较有显著差异（$P < 0.05$）；两组的

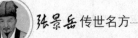

PCNA 蛋白阳性表达率有显著性差异（$P < 0.05$）；两组的 Bcl - 2 阳性表达率无显著性差异（$P > 0.05$）。说明脱花煎协同米非司酮、米索前列醇可增加早期妊娠的绒毛、蜕膜组织结构坏死率，提高流产效果；脱花煎协同米非司酮、米索前列醇可降低药物流产的绒毛、蜕膜组织的 PCNA 蛋白表达，促进妊娠组织细胞凋亡，提高流产效果；脱花煎协同米非司酮、米索前列醇对药物流产蜕膜组织的 Bcl - 2 表达与米非司酮、米索前列醇组无明显差异。［邓高丕，孙冬莉，李道成. 中药脱花煎协同米非司酮与米索前列醇终止早期妊娠的机制研究. 时珍国医国药，2008，19（11）：2768 - 2769］

【临证提要】 脱花煎原方证治临盆催生、难产或死胎不下者。景岳指出："所谓催生者，亦不过助其血气而利导之耳。"故气虚日久或产难经日虚弱无力者可合独参汤助其力下。本方加减亦可用于药物流产后残留、出血及相关肿瘤等病证属血虚而瘀或兼肾阳不足或兼寒凝者的治疗，还可以协同米非司酮与米索前列醇用于终止早期妊娠。

清化饮

【来源】 《景岳全书》卷五十一。

【组成】 芍药　麦冬各二钱　丹皮　茯苓　黄芩　生地各二三钱　石斛一钱

【用法】 水一盅半，煎七分，食远温服。

【主治】 治妇人产后因火发热，及血热妄行，阴亏诸火不清等证。

加减：如觉骨蒸多汗者，加地骨皮一钱半；

热甚而渴或头痛者，加石膏一二三钱；

下热便涩者，加木通一二钱，或黄柏、栀子皆可随证用之；

如兼外邪发热，加柴胡一二钱。

【方解】 本文具有养阴清热、凉血泻火之功。景岳对产后发热之因，析之颇详，指出：有风寒外感而热者；有邪火内盛而热者；有水亏阴虚而热者；有因产劳倦虚烦而热者；有去血过多，头晕们乱烦热者。妇人产后因火发热，若火生与内，治当清热泻火，热易伤阴，还须养阴生津。方中生地甘苦而寒，质柔润，入心肝血分，为清热凉血要药，又《药类法象》云其可"凉血，补血，补肾水真阴不足"；麦冬、石斛、芍药滋培肝肾肺胃已伤之阴津，且可助生地抑其火势；黄芩、丹皮清热泻火，凉血止血，丹皮尚有化瘀生新之用；

茯苓甘淡渗湿，利水清热，分消火势。诸药合用，共凑养阴清热，凉血泻火，化瘀生新之用，故适用与产后因火发热，阴虚内热，及血热妄行等症。

【方论】张景岳说："丹溪云：芍药酸寒，大伐发生之气，产后忌用之。此亦言之过也。夫芍药之寒，不过于生血药中稍觉其清耳，非若芩、连辈之大苦大寒者也。使芍药犹忌如此，则他之更寒者，尤为不可用矣。余每见产家过慎者，或因太暖，或因年力方壮，而饮食药饵太补过度，以致产后动火者，病热极多。若尽以产后为虚，必须皆补，岂尽善哉！且芍药性清，微酸而收，最宜于阴气散失之证，岂不为产后之要药乎？不可不辨也。"

【临床应用】

崩漏 孙氏运用加味清化饮治疗阳盛内热、虚热内炽、迫血妄行所致之崩漏，每获效验。

典型病例1：刘某，女，23岁，学生。1981年10月来诊。自诉平素月经量多，经期提前，血色鲜红。近因劳动过累，又因口角发怒以致经血下多、血色深红、久久不止，情绪烦燥，口干舌燥。舌质红、苔薄黄、脉数。诊为阳盛内热、迫血妄行。法当清热养阴，凉血止血。治宜清化饮加味：生地40g，赤芍15g，丹皮20g，石斛30g，麦冬20g，茯苓20g，栀子15g，藕节15g，地榆20g，水煎服。共进8剂，血止，诸症悉除。继进4剂，巩固疗效，经访未再复发。

典型病例2：李某，女，36岁，社员。1981年11月来诊。自诉半年前人流后下血不止，经治无效，检查均未发现器质性病变，但下血不止，色深红、烦燥不宁，口唇干裂，面白颧红，视物昏花，舌质红，脉细数。诊为虚热内炽，迫血妄行，以清热养心，凉血止血为法。投以清化饮加味为治，先后服用8剂，诸症皆除。继服四剂以资巩固。1年后追访未见复发。[孙永安.加味清化饮治疗崩漏二则.吉林中医药，1983，（05）：13]

按 清化饮为《景岳全书》用治气血俱热者。原方加藕节、地榆、栀子以增强凉血止血清热之效。运用本方当注意者有二：一是必须辨证清楚，热盛里炽，迫血妄行所致崩漏者当用之。二是应本"初用止血以塞其流，中用清热以澄其源，末用补血以还其用"之原则，投加味清化饮时，当于病之中期为妥。

【现代研究】

提高巨噬细胞吞噬功能 刘氏为观察加味清化饮对巨噬细胞吞噬功能的影响，选择巨噬细胞吞噬功能低下患者17例，用加味清化饮治疗，平均服药

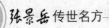

（30.24±8.408）剂，观察治疗前后巨噬细胞吞噬率及其吞噬积分的变化情况。结果：治疗前后比较，巨噬细胞吞噬率及其吞噬积分的差异有显著统计学意义（$P<0.05$）。说明加味清化饮具有提高巨噬细胞吞噬功能的作。[刘学俭．加味清化饮对巨噬细胞吞噬功能的影响．中医药临床杂志，2004，（03）：242]

【临证提要】清化饮主要用治妇人产后因火发热，及血热妄行，阴亏诸火不清所致之月经过多或崩漏等病证。其症多见经血下多、血色鲜红或深红、久久不止，情绪烦燥，口干舌燥。舌质红、苔薄黄、脉数。故治当以本方养阴清热、凉血止血。如觉骨蒸多汗者，加地骨皮；兼热渴甚者加石膏；小便赤涩可酌加木通、黄柏之类；烦燥易怒者可加柴胡、山栀子以除烦解郁。

毓麟珠

【来源】《景岳全书》卷五十一。

【组成】人参　白术土炒　茯苓　芍药酒炒，各二两　川芎　炙甘草各一两　当归　熟地蒸捣，各四两　菟丝子制，四两　杜仲酒炒　鹿角霜　川椒各二两

【用法】上为末，炼蜜丸，弹子大。每空心嚼服一二丸，用酒或白汤送下，或为小丸吞服亦可。

【主治】治妇人气血俱虚，经脉不调，或断续，或带浊，或腹痛，或腰酸，或饮食不甘，瘦弱不孕，服一二斤即可受胎。凡种子诸方，无以加此。

加减：如男子制服，宜加枸杞、胡桃肉、鹿角胶、山药、山茱萸、巴戟肉各二两；

如女人经迟腹痛，宜加酒炒破故、肉桂各一两，甚者再加吴茱萸五钱，汤泡一宿炒用；

如带多腹痛，加破故一两，北五味五钱，或加龙骨一两，醋用；

如子宫寒甚，或泄或痛，加制附子、炮干姜随宜；

如多郁怒，气有不顺，而为胀为滞者，宜加酒炒香附二两，或甚者再加沉香五钱；

如血热多火，经早内热者，加川续断、地骨皮各二两，或另以汤剂暂清其火，而后服此，或以汤引酌宜送下亦可。

【方解】本方由八珍汤加味组成，又名毓麟丸、调经毓麟珠、助孕八珍丸，具益气养血，补肾益精，调经种子之功。治证属气血俱虚，肝肾不足所

致经脉不调，或断续，或带浊，或腹痛，或腰酸，或饮食不甘，瘦弱不孕者。盖气血为生长之本，气血虚则难做胎，命门火衰，则胞宫无生化之机。故治当从双补气血，温肾养肝，调摄冲任立法。方中人参、白术、茯苓、炙甘草益气；当归、芍药、川芎、熟地补血调经，以上八味药即八珍汤，补气血以养冲任。菟丝子、杜仲、鹿角霜温肾养肝，益精养血，调补冲任。川椒温煦胞宫，暖督脉以助阳，《本草纲目》称其"补右肾命门"。综观全方，既温养先天肾气以生精，且又培补后天以化血，使精充血足，冲任调摄，胎孕乃成，故方名毓麟珠。

【方论】叶天士云：治妇人气血俱虚，经脉不调，或带浊，腹痛，腰酸，或饮食不甘，瘦弱不孕。凡种子之方，无以加此。此等之方，一味用补而温暖，未能切中病情。女子不孕多端，用药不一，大概以调经理气凉血为要。

【临床应用】

1. 更年期功能性子宫出血（脾肾虚弱型） 王氏应用毓麟珠治疗更年期功能性子宫出血脾肾虚弱型临床观察。方法：将 118 例更年期功能性子宫出血患者随机分成 2 组，治疗组 61 例采用毓麟珠加减一号方（人参、白术、熟地黄、炒续断、炒杜仲、鹿角胶、棕榈炭、炒蒲黄、艾叶各 10g，黄芪 30g，菟丝子、枸杞子、益母草各 15g，三七、甘草各 6g。每天 1 剂，水煎分 2 次服。待出血停止或出血减少后改服毓麟珠加减二号方。）和毓麟珠加减二号方（黄芪 30g，党参、菟丝子、枸杞子、桑寄生各 15g，白术、茯苓、白芍、当归、川芎、熟地黄、杜仲、鹿角胶各 10g，甘草 6g。每天 1 剂，水煎分 2 次服，连服半月。）治疗；对照组采用宫血宁及复方甲地孕酮治疗。治疗 3 个月经周期为 1 疗程。结果：治愈率、总有效率治疗组分别为 70.49%、98.36%，对照组为 49.12%、87.72%，2 组比较，差异有显著性意义（$P < 0.05$）；平均止血时间治疗组 5.8 天，对照组 7.6 天，2 组比较，差异有显著性意义（$P < 0.05$）。[王淑英. 毓麟珠治疗更年期功能性子宫出血脾肾虚弱型临床观察. 新中医，2010，42（10）：67 – 68]

典型病例：何某某，女，46 岁，2008 年 4 月初诊。月经淋漓不尽 3 个月余。患者 1 年来阴道不规则出血，量时多时少，多时如崩，必须卧床。曾服妇康片 2 个月余，服时有效，药停或减量至每日 2～3 片即又见红。遂来就治于中医。本院 B 超：子宫卵巢未见异常。E_2 25pg/mL，lLH 42.25mIU/mL，lFSH 40mIU/mL。诊断为更年期功血。诊见：月经淋漓，量少色暗，少腹作胀，面色苍白，头晕目花，神疲短气，舌淡脉细数。虑其日久有瘀，先予生化汤加益母草 3 剂。药

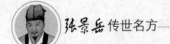

后经量又多如崩，患者十分紧张。告知此为祛瘀生新之法，复投毓麟珠加减：鹿角霜10g，菟丝子15g，生地12g，白芍10g，当归10g，川芎6g，党参12g，白术10g，茯苓10g，杜仲12g，龟板6g，血余炭10g，炙甘草3g。7剂即经量明显减少。上方去血余炭，加地榆炭15g，槐米炭10g，守方调治2个月。不光无崩漏之症，且面色好转，诸症消失。[孔昭东.毓麟珠妇科验案举隅.江西中医药，2009，(05)：21–22]

按 本案病例已届更年，冲任气血均亏不得固约，以致淋漓崩漏不止。毓麟珠乃气血双补，益肾化瘀之剂，配以止血之品，故有良效。

2. 不孕症

（1）子宫内膜过薄性不孕 郑氏毓麟珠加味治疗子宫内膜过薄性不孕30例临床观察。药用：制菟丝子15g，鹿角霜15g，杜仲12g，当归20g，熟地15g，川芎15g，白芍15g，人参6g，炒白术（另炖）15g，茯苓20g，炙甘草6g，川椒6g，加丹参25g，泽兰15g，日1剂，从MC第5天开始服用，连服10~20剂至排卵日为1个疗程，治疗3~12个疗程。每疗程从MC10天阴超连续监测卵泡发育，于卵泡18mm时若En≥7mm则指导患者于排卵日同房。结果：治愈17例，好转9例，无效4例，总有效率86.7%。结论：En<7mm的不孕患者，多由肾阳不足、胞宫受损兼脉络瘀滞，治以温肾壮阳，滋养精血，活血通脉，化瘀生新改善子宫微循环血量，促子宫内膜生长，改善子宫内膜的容受性，提高临床妊娠率，临床疗效满意。[郑瑞君.毓麟珠加味治疗子宫内膜过薄性不孕30例临床观察.辽宁中医杂志，2011，38（10）：2036–2037]

（2）子宫发育不全原发性不孕 子宫发育不全引起的原发性不孕在临床较为常见。姜氏等用毓麟珠加味治疗子宫发育不全原发性不孕23例，取得满意效果。方药：鹿角胶、熟地黄、枸杞子、杜仲、白芍、川芎、菟丝子、党参、茯苓、丹参、香附各15g，紫河车、当归、白术、炙甘草各10g，花椒5g。制法：上药每日1剂，（除紫河车）浓煎2次，滤液混合。另将紫河车放在60℃恒温箱中，烤干研末，然后将两药混合，早晚分2次服。2个月为1疗程。治疗结果：本组患者经治疗后，最短1疗程怀孕，最长1年怀孕，以4~5个月最多。同时子宫发育不全，多伴有月经过少、月经不规则或痛经。经治疗后，其伴随症状均有明显好转。[姜丽玉.毓麟珠加味治疗子宫发育不全原发性不孕23例.中医药学报，2001，(05)：30]

（3）卵巢性不孕 孙氏等报道运用毓麟珠加味治疗卵巢性不孕40例，临床效果满意。基本方：当归12g，川芎9g，熟地黄、白芍各12g，党参、茯苓、白术各15g，杜仲、菟丝子各12g，鹿角胶10g（烊化），花椒2g，甘草10g，紫石英30g，水煎服，每日1剂，分2次服，周期第7天服药。1个月为1疗程。月经先期而至，加生地黄、牡丹皮；月经后期而至，加肉桂、艾叶；行经腹痛，加元胡、乌药。结果：通过3~6个疗程的治疗，40例患者经基础体温、B超监测恢复排卵功能者32例，占80%；怀孕者30例，占75%；5个疗程无效者8例，占20%。

典型病例：张某，28岁，2002年3月8日初诊。结婚3年，夫妻同居，未避孕至今未孕。末次月经2002年3月3日。经期3天，经量偏少，色暗，有血块，伴小腹冷感。平素月经稀发，或50天行经1次，或60~90天行经1次。经常用黄体酮促经。外院检查，子宫输卵管碘油造影显示：子宫大小形态正常，双侧输卵管通畅。男方精液检查正常，基础体温单相，B超监测不排卵。经用克罗米酚、补佳乐、绒毛膜促性腺激素治疗半年无效，要求中医治疗。平素腰膝酸软，性欲低下，舌质淡红，苔薄白，脉细无力。辨证属肾虚血亏，不能摄精成孕。给以中药补肾养血活血，调补冲任。处方：当归12g，川芎9g，熟地黄12g，白芍12g，党参15g，茯苓15g，白术15g，杜仲12g，菟丝子12g，鹿角胶10g（烊化），肉桂5g，花椒2g，甘草10g，紫石英30g，周期第7天服药。服药半月后，上述症状有所减轻，于4月15日行经，经期5天，量、色、质正常。继守方加减治疗2个月。月经未潮，停经已45天，现感乳胀腰腹坠胀，白带多，色白，质黏稠，伴纳呆，乏力，查HCG（+），诊断为早孕，予孕康口服液以养血安胎。[孙晓峰，所俊强等. 毓麟珠加味治疗卵巢性不孕40例. 医学理论与实践，2006，19（08）：957-958]

（4）排卵障碍性不孕　洪氏等应用毓麟珠治疗排卵障碍性不孕62例。处方：党参30g，白术、杜仲各15g，丹参、熟地黄、当归各20g，茯苓、川芎、鹿角霜、白芍、菟丝子、香附、紫河车各10g，甘草、川椒各6g。从月经来潮5天，共服13剂，每2天服1剂，水煎服，日服2次。治疗结果：62例中半年内受孕40例，无效22例，总有效率64%。

典型病例：张某，女，30岁，工人。间断性闭经6年未孕。14岁月经初潮，开始尚规则，18岁之后数月一行，自20岁月经停闭，最长时间10个月，用乙烯雌芬、黄体酮治疗则经来，药停则止。某大医院检查子宫较小，服中药启宫丸60余剂无效。来我院妇科检查：子宫为正常的2/3大小。余（-）。基础体温、单相正常，宫颈黏液涂片未见典型羊齿状结晶。患者面色晦暗，腰酸腿软，性欲淡漠，小便清长，大便不实，舌淡苔白，脉沉细。遵上方治疗 3 个月，每次月经来潮第 5 天或撤药性出血第 5 天开始服药，每 2 天服 1 剂，连服 13 剂，待月经期满 30 天还未行经时，每天肌内注射黄体酮 20mg，连用 5 天，待撤药后出血第 5 天接着用毓麟珠，同时月经来潮第 5～9 天服克罗米芬 1 天 50mg，服药后患者月经周期正常，基础体温曲线改善，月经中期自感宫颈黏液分泌物增多，性欲增强，继用毓麟珠 3 个月（停西药）后怀孕，后足月顺产一胎女婴，母女健康。[洪义德，樊恩党．毓麟珠治疗排卵障碍性不孕 62 例．陕西中医，2005，26（10）：1080]

（5）血虚不孕　29 岁，1999 年 2 月 17 日就诊。结婚 4 年，曾怀孕但因故流产，此后一直未孕。月经周期 29～34 天，经期 5～7 天，有痛经史。刻诊：面色萎黄，头晕目眩，四肢无力，气短懒言，食欲不振，少腹冷痛，月经量少而淡，时有闭经，舌苔薄白，脉细弱。妇科检查：外阴、阴道正常，宫颈光滑，宫体大小、活动度正常，双侧附件无异常。男方身体健康，精液检验正常。辨证：劳伤脾肾，血虚不孕。治以补益脾肾，生血助孕。处以毓麟珠加减：人参 4g，白术 9g，茯苓 12g，炙甘草 6g，当归 12g，川芎 6g，白芍 10g，熟地黄 2g，菟丝子 15g，杜仲炭 15g，鹿茸 2g，紫河车 25g，香附 12g，元胡 12g。其中鹿茸、紫河车均研粉，早晚各取鹿茸粉 1g、紫河车粉 12.5g，药液冲服。日 1 剂，水煎早晚分服。从经后第 3～4 天开始服用，服药期间忌食辛辣之物，忌过劳、节房事。服上方 17 剂，诸症大减。继服 2 个月有孕，足月顺产一女婴。[何志娟，枭建利．毓麟珠加减治疗血虚不孕．山东中医杂志，2003，22（7）：440]

3. 闭经　邓氏选用《景岳全书》毓麟珠一方治疗闭经，收到了较满意疗效。处方：熟地、当归、白芍、川芎、党参、白术、茯苓、甘草、鹿角霜、菟丝子、杜仲、花椒。在原方加以北芪补气，配服胎盘片，1 周服药 4 剂，至月经来潮或连服 3～5 个月。治疗效果：本组病例全用毓麟珠汤及胎盘片内服，未用任何西药。服药 2～4 个月恢复正常月经周期 12 例；月经后期，35～57 天一行者 6 例。4 例经 5 个月服药，无月经复潮，无效。总有效率 81.8%，治愈率 54.5%。[邓克．毓麟珠治疗闭经 22 例．吉林中医药，1994，（6）：25]

金氏等报道毓麟珠加减治疗闭经 24 例，观察毓麟珠加减治疗闭经的疗效。处方：党参、白术、茯苓、熟地、白芍、川芎、当归、炙甘草、菟丝子、杜仲、香附、元胡、鹿茸及紫河车，其中鹿茸及紫河车均为粉剂，每周服用 4 剂，至月经来潮或连续服用 3～5 个月。治疗后恢复正常月经周期（治愈）者为 13 例，月经周期为 35~60 天（有效）者为 7 例，无效者为 4 例。

典型病例 1：患者，35 岁，2003 年 5 月 24 日初诊，自述 2002 年 3 月行人工流产术，术后失血过多，随之出现消瘦、头晕目眩、耳鸣及畏寒怕冷等症状及体征，伴随闭经 1 年。妇科检查见阴道干涩苍白，皱壁消失，无阴道分泌物，子宫体萎缩；B 型超声波检查示子宫大小为 21mm×24mm×18mm；血红蛋白值为 70mg/L；诊断为闭经。本病例属人工流产术所致出血过多、肝肾失养、冲任不充、血海空虚及无血可下而致闭经，给予处以毓麟珠加减治疗。毓麟珠加减含党参 20g、白术 12g、茯苓 15g、熟地 15g、白芍 15g、川芎 6g、当归 12g、炙甘草 5g、菟丝子 15g、杜仲 15g、香附 12g、元胡 12g、鹿茸 2g、紫河车 25g，其中鹿茸及紫河车均为粉剂，早晚各取鹿茸粉 1g 及紫河车 12.5g 冲入药液服用，连续 3 个月，阴道出现分泌物后，继续服用 3 个月，患者每 40~49 天出现月经 1 次，量中等，色浅淡，此后间断服药，6 个月后，月经基本恢复正常，随访 1 年，月经恢复正常 [金京丽，尹明浩. 毓麟珠加减治疗闭经 24 例. 延边大学医学学报，2006，29（1）：62-63]

典型病例 2：徐某某，17 岁，2005 年 4 月初诊。患者 13 岁初潮，先 2 年周期尚准。第 3 年开始月经逐渐稀发，3 个月至半年一行。曾以补佳乐、黄体酮人工周期治疗半年。服药时月经按时来潮，但疗程结束又恢复原状。来诊时已 5 个月未潮。B 超：子宫附件未见异常。$E_2$75pg/mL，lLH、FSH 正常。诊见形体偏瘦，面色少华，腰酸乏力，带下稀少，舌淡脉细。证属肾气不足，冲任血虚，以毓麟珠加减投之。处方：当归 15g，熟地 15g，鹿角霜 12g，菟丝子 12g，白芍 10g，川芎 6g，党参 10g，白术 10g，茯苓 10g，杜仲 10g，巴戟天 10g，香附 12g，炙甘草 3g。每日 1 剂。调治 2 周，患者清稀白带增多，上方加入益母草 30g，三棱、莪术各 15g，服至 4 周月经来潮，经量多，色暗伴腹痛，此乃冲任旺盛之象，嘱患者坚持随访，以上方加减调治半年，月经已能按时来潮。[孔昭东. 毓麟珠妇科验案举隅. 江西中医药，2009，(05)：21-22]

按 青春期闭经以虚居多。本患者闭经同时一派虚象，毓麟珠以补为主兼以活血，故投之最当。在清稀白带增多之前不急于专注化瘀。

4. 多囊卵巢综合征 高氏等应用毓麟珠加减治疗多囊卵巢综合征 39 例。药物组成：党参 12g，白术 12g，熟地黄 20g，白芍 12g，枸杞子 9g，当归 12g，菟丝子 15g，杜仲 10g，香附 12g，元胡 12g，鹿角霜 15g，鳖甲 15g，川椒 5g，生薏苡仁 30g。水煎，1 天 1 剂，早晚 2 次分服，经期不停药，30 天为 1 个周期。服药至连续 2 次正常排卵结束，复查各项指标；若至第 12 个周期仍未连续 2 次正常排卵者，则复查各项指标后终止观察。结果：显效 31 例，有效 5 例，无效 3 例，显效率占 79.5%，有效率占 92.3%。21 例不孕症患者中，8 例在治疗期间妊娠，妊娠率占 38.1%。39 例患者共治疗 338 个月，共行经 225 次，排卵 86 次，周期行经率占 66.5%，周期排卵率占 21.5%。24 例肥胖患者中，15 例体重明显减轻，9 例体重未增加。[高翠霞，杨世英．毓麟珠加减治疗多囊卵巢综合征 39 例．中医研究，2009，22（11）：37 - 39]

5. 卵巢早衰　张某某，38 岁，2007 年 8 月初诊。诉未行经半年。早年月事正常，生有一子。3 年前开始经事逐渐延期，后发展成 2 ~ 3 个月一行。在外院中西医处多方就诊，起初服黄体酮能行经，现亦失效。刻诊腰酸膝软，神疲乏力，面色少华多色斑，外阴干涩无白带，下肢不温，舌淡苔白脉细弱。B 超：子宫及双侧附件未见明显异常。E_2 38pg/mL，lLH 41mIU/mL，lFSH 50mIU/mL。诊断为卵巢早衰（POF）。证属肾亏血虚，天癸早竭。方取毓麟珠加味：鹿角霜 15g，菟丝子 30g，熟地 12g，白芍 10g，当归 10g，川芎 6g，党参 12g，白术 10g，茯苓 10g，杜仲 12g，巴戟天 15g，阳起石 15g，肉桂 6g，川椒 6g，炙甘草 3g。服用 3 周月经虽未潮，然腰痠肢冷减轻，白带增多呈鸡蛋清样。遂原方加入三棱、莪术各 15g，又服 2 周，月经来潮。虽量不多，然已半年多未行，又未服用激素，患者甚喜。此后每予毓麟珠先服数周，待白带增多后加入三棱、莪术、益母草、丹参加强活血，患者建立起正常月经周期，各项激素指标亦调整正常。[孔昭东．毓麟珠妇科验案举隅．江西中医药，2009，（05）：21 - 22]

按　卵巢早衰近年发病渐增，对女性身心伤害很大。西医主要采用激素替代疗法，副作用较大，患者多有顾虑。本案以毓麟珠加味，重用鹿角霜与菟丝子，突出益肾气温肾阳，使天癸再复而见效。

6. 性淡漠　王某，43 岁。1994 年 5 月 13 日初诊。患者近 2 年来性功能丧失，毫无性欲，对性刺激全身都无反应，更无高潮可言，阴道干燥，很少有分泌物。平时常有腰酸膝软。脉两尺沉细无力。舌质淡，舌边齿印，苔白薄。证属肾气虚。予毓麟珠加味：菟丝子 30g，当归 20g，黄芪 20g，熟地 20g，白芍 10g，杜仲 10g，茯苓 10g，红参须 10g，白术 10g，鹿角胶 10g，川椒 5g，川芎 5g，炙甘草 5g。水煎服，每日 1 剂。连服 10 剂后性功能恢复正常，随访 2 年多，疗效巩固。[丁禹占，李建丽．毓麟珠妇科新用举隅．江苏中医，1998，19（1）：36]

【现代研究】

改善子宫内膜容受性 冉雪梦，张华等为探讨补肾助孕中药对多囊卵巢综合征（PCOS）患者促排卵后着床窗口期子宫内膜降钙素（CT）表达的影响。采用毓麟珠加减方对促排卵后子宫内膜 CTmRNA 表达进行了研究。结果：CTmRNA 在 3 组妇女着床期子宫内膜均有表达，A 组比对照组表达弱（$P < 0.01$），B 组比 A 组表达强（$P < 0.05$），B 组和对照组之间比较差别无统计学意义（$P > 0.05$）。各组着床期血清 E_2，P 水平及子宫内膜厚度比较，差别无统计学意义（$P > 0.05$）。结论：毓麟珠加减方使着床期子宫内膜 CT 表达增强，提示补肾助孕中药可改善子宫内膜容受性，中西医结合促排卵可提高临床妊娠。[冉雪梦，张华等. 毓麟珠加减对促排卵后子宫内膜 CTmRNA 表达的影响. 中医研究，2007，20（2）：29 - 30]

【临证提要】 本方温润添精，功可调经种子，多用于妇人气血俱虚，肝肾不足所致之各种不孕证的治疗。临床以月经后期，量少色淡，腰腿酸软，少腹冷感，性欲减退，小便清长，舌淡苔白，脉沉细为辨证要点。痰湿、肝郁所致的不孕证，则非本方所宜。此外，毓麟珠加减亦可用于因脾肾亏虚或气血不足所引起的更年期功能性子宫出血、闭经、卵巢早衰等病证的治疗。如卵巢早衰者以毓麟珠加味，重用鹿角霜与菟丝子，突出益肾气温肾阳，使天癸再复而见效。

赞育丹

【来源】《景岳全书》卷五十一。

【组成】 熟地八两，蒸捣　白术用冬术，八两　当归　枸杞各六两　杜仲酒炒　仙茅酒蒸一日　巴戟肉甘草汤炒　山茱萸　淫羊藿羊脂拌炒　肉苁蓉酒洗去甲　韭子炒黄，各四两　蛇床子微炒　附子制　肉桂各二两

【用法】 上炼蜜丸服。

【主治】 治阳痿精衰，虚寒无子等证。

加减：或加人参、鹿茸亦妙。

【方解】 本方具补肾壮阳，养血生精之功。治命门火衰，精气虚冷，阳痿精衰，不能生育者。阳痿之证，张景岳认为"火衰者十居七八"，治从补肾壮阳立法。方中附子、肉桂峻补下焦元阳；肉苁蓉、巴戟天、淫羊藿、蛇床子、

仙茅、杜仲补肾壮阳；韭子、山茱萸温肾固精。上十味均为补肾壮阳之品，今集于一方，其补肾壮阳作用较为强大。阴阳互根，补肾宜于温润，故配以熟地、当归、枸杞补阴益精。阳明（胃）总宗筋之会，虚者宗筋弛纵，治惟通补阳明；重用一味白术以健运脾胃，运化精微，使肾精得到补充，宗筋弛缓自会好转，此实寓脾肾并治之意。诸药合用，对命门火衰，虚寒无子之证确有赞助生育之功，故名赞育丹。

本方与赞化血余丹鉴别：后者由血余八两，熟地（蒸捣）八两，枸杞、当归、鹿角胶（炒珠）、菟丝子（制）、杜仲（盐水炒）、巴戟肉（酒浸剥，炒干）、小茴香（略炒）、白茯苓（乳拌蒸熟）、肉苁蓉（酒洗，去鳞甲）、胡桃肉各四两，何首乌（小黑豆汁拌蒸七次，如无黑豆，或人乳、牛乳拌蒸，俱妙）四两，人参（随便用，无亦可）组成。功能大补气血，培元赞育。主治气血虚弱，肾衰无子。

【方论】景岳曰："火衰者十居七八，命门火衰，精气虚寒而阳痿者，宜赞育丹之类主之。"

叶天士云：治阳痿精衰，虚寒无子。人之无子，虽属肾不足，然非药之能子，若可以用药有子，天地间无乏嗣之人矣。

【临床应用】

1. 阳痿 谢氏应用赞育丹加减治疗阳虚阳痿83例。基本方：制附片30～60g，肉桂5～10g，大熟地、炒白术、炒杜仲、杭巴戟、山茱萸、淫羊霍、肉苁蓉、全当归、韭子、蛇床子各20g，阳起石、生炒谷芽各30g，炒枳壳15～20g，炒鸡内金15g。水煎服，每日1剂，每剂煎约600mL左右，每日服3次，每次服200mL。根据情况也可把上药加工成蜜丸服用，每丸10g，每日服3次，每次服1丸。结果：治疗3个疗程后统计疗效。痊愈（阳痿不举消失、坚挺有力，持续时间较长）61例；有效（阳痿不举基本消失，但举而不坚）17例；无效5例。总有效率为94%。

典型病例：段某，男，23岁，1994年7月5日初诊。结婚1年余后出现阳痿不举，渐加重，近3个多月根本无性生活，极为苦恼。刻诊：面色青白，倦怠乏力，腰膝酸软，舌质谈、苔白，脉小重取无力。自买六味地黄丸、壮腰健肾丸等中成药服用数月无效。辨证属肾阴阳虚损，阳痿不举。治以温肾育阴，主以温肾阳，选方用药同前。继服2个疗程后阳痿痊愈，随访至今保持正常性生活。[谢正卿. 赞育丹加减治疗阳虚阳痿83例. 四川中医, 1999, 17（12）：24]

何氏等用赞育丹加减治疗肾虚阳痿80例，取得较满意疗效。处方：肉苁蓉、巴戟天、韭子、杜仲、山茱萸、仙茅、淫羊藿各12g，蛇床子、附子6g，枸杞、当归各18g，附子6g，肉桂5g，白术、熟地各24g。伴阴茎不易举者加露蜂房10g，蜈蚣1条；伴举而不坚者加远志10g，小茴香9g；伴腰酸痛者加狗脊、续断各15g。伴气虚体弱者加黄芪30g，党参12g。连服10剂为1疗程，3个疗程后判定疗效。治疗结果：治愈58例，有效10例，无效12例，总有效率85%。

典型病例：张某，56岁，2003年9月3日就诊。3年前偶感阳事不举或举而不坚，渐渐加重，自购六味地黄丸，服后未见好转，现阳痿不举，不能勃起性交，平时偶有性冲动，阳具稍勃起即痿，伴头晕，腰膝酸软，略感畏寒，肢冷，舌质淡、苔薄，脉细。证属肾阳虚衰。治宜温补肾阳。药用黑附子、制巴戟天、蛇床子、枸杞子、制韭子、制杜仲、制山茱萸、制苁蓉各12g，肉桂、制远志各10g，炒白术、当归各15g，制狗脊、制仙茅、制续断各18g，熟地、制淫羊藿各24g。服10剂后，阳痿消失，能勃起性交，略感硬度欠佳，腰膝略软，再服10剂，诸症消失。[何念善，朱强等. 赞育丹治疗阳痿80例. 实用中医药杂志，2004，20（7）：364-365]

2. 男性不育症 周久诚运用针灸结合加味赞育丹治疗男性不育症169例。处方：熟地黄20g，赤芍12g，炮山甲12g，柴胡15g，黄精20g，鹿茸10g，淫羊藿15g，菟丝子10g，覆盆子15g，金樱子15g，枸杞子10g，僵蚕10g，枳壳12g。用法：上药诸味，粉碎为末，水泛为丸，每日6g，分2次服，2周为1个疗程。治疗结果169例中痊愈104例，占61.5%；显效35例，占20.7%；好转9例，占5.3%；无效21例，占12.4%。[周久诚. 针灸结合加味赞育丹治疗男性不育症169例. 中国中医药现代远程教育，2009，7（09）：141]

【现代研究】

调节性腺功能 刘氏等为研究赞育丹对腺嘌呤所诱发的睾丸生精障碍不育大鼠的影响，应用赞育丹对不育大鼠性腺功能调节作用进行了实验研究。以腺嘌呤灌胃Wistar大鼠，诱发睾丸细胞生精障碍，观察赞育丹制剂给药后实验动物精子计数、睾丸形态学及性激素（T、FSH、LH）的改变。结果：赞育丹可增加睾丸生精障碍性不育大鼠精子数量；增加睾丸附睾重量。提高前列腺和精囊指数，提高性激素水平；使受损的睾丸组织明显改善。[刘天成，崔撼难等. 赞育丹对不育大鼠性腺功能调节作用的实验研究. 实用中医内科杂志，2008；（01）：44-45]

【临证提要】本方温壮肾阳，主要用于治男子命门火衰，精气虚冷之阳痿精衰及男性不育症的治疗。临床以面色㿠白，腰膝酸软，舌淡苔白，脉沉细为辨证要点。伴阴茎不易举者加露蜂房、阳起石；举而不坚者加远志、小茴香；伴腰酸痛者加狗脊、续断；伴气虚体弱者加黄芪，党参等。

何人饮

【来源】《景岳全书》卷五十一。

【组成】何首乌_{自三钱以至一两，随轻重用之}　当归_{二三钱}　人参_{三五钱或一两，随宜}　陈皮_{二三钱，大虚者，不必用}　煨生姜_{三斤，多寒者用三五钱}

【用法】水二盅，煎八分，于发前二三时，温服之。若善饮者，以酒一盅，浸一宿，次早加水一钟煎服亦妙。再煎不必用酒。

【主治】凡气血俱虚，久疟不止，或急欲取效者，宜此主之。

【方解】本方具益气养血，扶正截疟之功。《素问·刺疟篇》说："疟脉缓大虚，便宜用药，不宜用针。"明确提出以脉象"缓大虚"为疟疾治宜用药，不宜用针的原则。本方益气养血，为久疟图本之法，甚合《内经》之旨。方中何首乌养血截疟，为治虚疟之要药，人参益气扶正，二药相合，气血双补为君；当归养血和营为臣；陈皮、生姜理气和中，助补药之运行，以免补药腻膈不化，均为佐使。诸药合用，共奏补气血，截虚疟之功。考《景岳全书》其他版本中的何人饮有大枣。本方录自《景岳全书》（岳峙楼藏版），方中无大枣，这是正确的。因久疟多见胁下痞硬，殊非大枣所宜。《伤寒论》小柴胡汤下说："若胁下痞硬，去大枣"，可资佐证。

　　本方与休疟饮鉴别：后者以人参、白术（炒）、当归各三四钱，何首乌（制）五钱，炙甘草八分组成，功能补气血，扶脾气，止虚疟。主治疟疾汗散过多，以致脾气虚弱，或年老体衰而疟不止者。休疟饮是何人饮去陈皮，加白术、甘草而成，可见其在何人饮补气补血之外，更多白术、甘草二药扶正健脾。

　　本方与追疟饮鉴别：后者由何首乌（制）一两，当归、甘草、半夏、青皮、陈皮、柴胡各三钱组成。功能补血健脾，和解治疟。主治久疟不止，气血不甚虚弱者。本方和解扶正兼顾，介乎小柴胡汤与何人饮之间。

　　【方论】张秉成《成方便读》说："方中首乌补肝肾之阴，人参助脾肺之阳；当归和其营，陈皮理其气，以为补药之助；生姜生则散表，熟则温中而益其阳气耳。"

《临证指南医案》427，记载：治疟疾明伤；某，舌绛，口渴，汗泄，疟来日晏，寒热过多。身中阴气大伤，刚补勿进，议以何人饮。用人参、何首乌。

《临证指南医案》433，记载：治久疟阴虚火升；某，遗泄损阴，疟热再伤阴。声嘶火升，乃水源不充；易怒神躁，水不涵木之象，用何人饮，佐清阴火。用制首乌、人参、天冬、麦冬、知母、茯苓。

【临床应用】

1. 产后发热 祁桂琴采用景岳"何人饮"或与抗生素相配合的方法治疗产后发热，疗效满意。中药治疗：有 6 例经西药治疗 3 ~ 13 天，体温未见下降，又无临床感染表现，遂停用西药，以"何人饮"为主随证加减施治。主药：何首乌 15g，潞党参 15 ~ 30g，当归 9g，盐陈皮 6 ~ 9g，生姜 4.5g。加减法：有寒热往来者合小柴胡汤，兼血瘀恶露暗褐或浊秽者合生化汤，血虚甚者合四物汤，兼肠热内结便秘者加大黄 9g，川厚朴（或枳实）6 ~ 9g，兼有外感者加疏风清解之品。中西药合用治疗：有 8 例经用抗生素 3 ~ 8 天，体温仍不正常，白细胞偏高或明显增高，均继续使用抗生素，同时用"何人饮"为主随证加减施治。中药疗效分析：显效（单纯中药口服 1 ~ 2 剂，体温降至正常，2 ~ 3 天后无反复出院）6 例，有效（中西药合用，经服中药 1 ~ 5 剂，体温降至正常 2 ~ 3 天后无反复出院）7 例，无效（中西药合用，经服中药 5 剂后，感染仍存在体温未降至正常，后加敏感抗生素而治愈）1 例。[祁桂琴. 产后发热 14 例临床分析. 福建医药杂志，1984，（02）：33]

2. 无名高热 薛某，女，23 岁，农民。初诊 1984 年 3 月 4 日：发热 10 余日，前医曾予解热、抗感染等法治疗 1 周未见好转。现寒热往来，高热时体温可达 40℃左右，纳食尚可，苔薄黄，质淡红，脉弦细。实验室检查：白细胞 3.7×10^9/L，中性粒细胞 0.53，淋巴细胞 0.47。病久气阴两伤，故拟小柴胡汤加何人饮投之。柴胡 10g，生黄芩 7g，太子参 12g，制首乌 14g，板蓝根 12g，甘草 4g，金钱草 12g，焦山楂 12g、生薏苡仁 18g，大贝 5g。3 月 7 日复诊：服上方 3 剂高热已退，惟感午后低热。仍继上方小其制击鼓再进 3 剂。服药尽热退病愈。复查血象：白细胞 4.5×10^9/L，中性粒细胞 0.64，淋巴细胞 0.34，嗜酸粒细胞 0.02。[查锦屏，吕敬仁. 小柴胡汤加减治验举隅一附病例五则分析. 蚌埠医药，1986，（01）：99]

按 患者高热日久不解，气阴均伤。但症见寒热往来，知少阳证尤存。

乃投以小柴胡汤和解少阳，疏其枢机，取景岳何人饮补益气阴。增板蓝根清热解毒，金钱草、生薏苡仁利湿清热，驱毒邪由汗、溺而出，故药中肯綮。

【临证提要】本方功能补气血，截虚疟。原方证治气血两虚疟疾久发不止者，是治疟的变法。临床以寒热时作，面色萎黄，倦怠无力，稍劳即发，食少自汗，形体消瘦，舌质淡，脉缓大而虚为辨证要点。如疟疾初起，体质未虚者忌用。患者高热日久不解，气阴均伤，但症见寒热往来者，亦可用小柴胡汤合何人饮治之。

牙皂散

【来源】《景岳全书》卷五十一。

【组成】牙皂 用量不拘

【用法】用牙皂烧存性，以烟将尽为度，研末，用烧酒调服一钱许即效。

【主治】治胃脘痛剧，诸药不效者，服此如神。

【方解】牙皂味辛咸，性温，有小毒。辛窜行散温通，有开窍的作用，研末内服外敷，有祛痰消积，消痈肿止痛功效。《本草正》载其"气味辛温，性温，有小毒，善……诸虫精物，消谷导痰，除咳嗽，心腹气结，疼痛胀满"，一药而众擅兼长。本方所治之胸膈胃脘大痛，属有邪滞之实证，但经用理气消食之常规止痛方而不效，当虑及痛属食滞气结痰阻之甚者使然，故景岳独用之以为方，待食消，气畅，结开则诸痛可却。先生赞之"其效如神，亦余试效者"。

【临床应用】

治疗面瘫早期 牙皂散可用于面瘫早期的治疗。方法：猪牙皂200g，研细末，取适垫以陈醋调如糊状，涂于患侧颊车、地仓穴之间，每日换药2次，10天为1疗程。[吴震西．中医杂志．1998，03（39）：186]

【现代研究】

祛痰催吐致泻 现代研究表明牙皂含三萜类皂苷、鞣质、蜡醇、廿九烷、豆甾醇等。有祛痰、催吐、致泻等作用。

【临证提要】牙皂味辛咸，性温，有小毒。辛窜行散温通，有开窍的作用，可以作为催嚏药，并作为催吐药，能吐风热痰涎，治突然昏迷、痰涎上涌，或中风痰多、神昏不语等证，可研末吹鼻取嚏或温水调灌取吐。此外，研末内服外敷，有祛痰消积，消痈肿止痛功效。治猝然昏迷，口噤不开，属实闭证者，以之配伍细辛、天南星等研末，吹鼻取嚏，以促使苏醒。对于湿痰壅滞，咳吐不爽，胸闷喘咳者，可单用本品为末，用红枣煮汤调服；也可与半夏、莱菔子等同用。此外，皂角熬膏涂疮肿（未溃者）有消肿作用。

连翘金贝煎

【来源】《景岳全书》卷五十一。

【组成】金银花　贝母土者更佳　蒲公英　夏枯草各三钱　红藤七八钱　连翘一两或五七钱

【用法】用好酒二碗，煎一碗服。服后暖卧片时。

【主治】治阳分痈毒，或在脏腑肺膈胸乳之间者，此方最佳，甚者连用数服，无有不愈。

加减：火盛烦渴乳肿者，加天花粉；

若阳毒内热，或在头项之间者，用水煎亦可。

【方解】本方具清热解毒，消痈散结之功。阳分痈毒，多因热毒壅结，营卫不和，气血凝泣，经络阻滞，热胜肉腐而成，故治当清热解毒，消痈散肿。方中连翘功善清热解毒，消痈散结，治疮痈、瘰疬，有"疮家圣药"之称；金银花善清热毒，散痈消肿，为治疮痈要药；蒲公英、红藤清热解毒力强，为疡科要药，《新修本草》云蒲公英"主妇人乳痈肿"；贝母解毒散结，常用与痈疽痰核，乳痈乳癖；夏枯草清热散结消肿。此方适用范围较广，以上部痈疡为最宜，如乳痈、乳疖之类。

【临床应用】

1. 乳胀　少妇初产，乳胀不得通畅，宜清利。连翘金贝煎。[张年顺.中医综合类名著集成.北京：华夏出版社.1997.]

2. 消化性溃疡　李振洲应用红藤蒲贝煎治疗消化性溃疡54例，同时与用呋硫硝胺治疗消化性溃疡30例进行对照。治疗组以红藤蒲贝煎作为基本方：红藤30g、蒲公英30g、浙贝母15g、连翘15g、木香9g、槟榔12g、乌药9g、熟大黄6g、海螵蛸15g。脾胃虚寒酌加党参、炙黄芪、桂枝、高良姜；脾胃湿热酌加黄芩、黄连、半夏、厚朴；胃阴不足酌加北沙参、百合、麦冬；胃酸过多酌加煅瓦楞、吴萸、黄连；久痛入络酌加川楝子、元胡、炒九香虫、炙猬皮；合并出血改熟大黄为吞服生大黄粉（片），或酌加白及粉、云南白药。每日1剂，水煎早晚分 2 次服，8 周为 1 疗程。对照组口服呋硫硝胺，每次 150mg，每天 2 次。8 周为 1 疗程。结果：治疗组 54 例内镜复检 42 例，治愈 25 例（59.5%）、好转 13 例之 31.0%），无效 4 例（9.5%），总有效率 90.5%；对照组 30 例内镜复检 22 例，分别为 12 例（54.5%）、8 例（56.4%）、2 例（9.1%），总有效率 90.9%，两组疗效比较差异无显著性（$P > 0.05$）。治疗组对 4 项（胃脘痛、腹胀、嗳气、反酸）主要症状总有效率分别为 90.2%、91.1%、89.5%、93.1%；对照组分别为 71.4%、66.7%、66.7%、75.0%，治疗组疗效明显优于对照组（均 $P < 0.05$）。[李振洲. 红藤蒲贝煎治疗消化性溃疡疗效分析. 中国中西医结合脾胃杂志，1997，05（1）：17−19]

【临证提要】连翘金贝煎主要用于阳证痈疮肿毒及溃疡性疾病的治疗。方中所用之银花、贝母、蒲公英、红藤、连翘等均为治疗疮痈圣药，尤善治乳痈、乳疖等上部痈疡。治内部之消化性溃疡可合用海螵蛸、煅瓦楞加吴萸、黄连、玄胡、乌药等以泄热制酸止痛，效果更佳。

桔梗杏仁煎

【来源】《景岳全书》卷五十一。

【组成】桔梗　杏仁　甘草各一钱　阿胶　金银花　麦冬　百合　夏枯草　连翘各二钱　贝母三钱　枳壳钱半　红藤三钱

【用法】水二盅，煎八分，食远服。

【主治】治咳嗽吐脓，痰中带血，或胸膈隐痛，将成肺痈者，此方为第一。

加减：如火盛兼渴者，加天花粉二钱。

【方解】本方乃桔梗汤之变方也，具清肺养阴，解毒化痰排脓之功。肺痈病，多因风热犯肺，或痰热素盛，致热聚成毒，损伤肺气，蒸液为痰，热壅血瘀，肉腐血败，而成痈化脓。以咳吐大量腥臭脓血痰为起特征，其治以清热散结，解毒排脓为主。因热毒易耗阴气，故当据情酌用清养补肺之品。方中桔梗辛散苦泄，性平和且善上行，专入肺经，功擅开宣肺气、祛痰排脓；杏仁则苦温润降，入肺、大肠经，上能降肺气，疏利开通以止咳平喘，下能降气宽胸利膈，与桔梗想须为用宣降肺气，祛痰排脓；配以金银花、连翘、红藤、夏枯草以清肺解毒，消散痈肿；贝母、枳壳利肺化痰，散结排脓；再与阿胶、麦冬、百合之养阴润肺，清热止血；甘草解毒和中，助枳、桔、杏、贝以祛痰止咳。诸药合用，则咳止痰消，热清毒解，膈利痛消，诸症自除矣。

【临床应用】

小儿肺炎 童继红在常规西药治疗基础上加用桔梗杏仁煎加减治疗小儿肺炎174例，取得较满意效果。方法：对照组177例用常规西药治疗，治疗组174例在常规西药治疗基础上加用桔梗杏仁煎加减治疗。处方：桔梗、杏仁、薄荷、白芷、川贝各5g，银花、连翘、黄芩、桑白皮各9g，丹参10g。怕冷汗多加黄芪、芦根各15g，咽红者加牛蒡子9g，痰多者加天竺黄9g。剂量为1~5岁用量，应随年龄加减。每日1剂，水煎服，3天为1疗程，治疗1~3个疗程。结果：治疗组治愈140例（80.5%），显效24例（13.8%），无效10例（5.7%），总有效率94.3%。对照组治愈54例（30.5%），显效110（62.1%），无效13例（7.4%），总有效率92.6%。两组总有效率比较无显著性差异（$P > 0.05$），但治疗组治愈率明显高于对照组（$P < 0.05$）。治疗组6天内治愈117例，对照组6天内治愈33例，两组比较有显著性差异（$P < 0.05$）。治疗组无副作用，对照组有18例白细胞减低，24例便秘。[童继红.中西医结合治疗小儿肺炎174例观察.实用中医药杂志，2008，24（7）：443]

【临证提要】本方原方证治肺痈初起，症见咳嗽吐脓，痰中带血，或胸膈隐痛者。现有用于肺炎、支气管炎见上症者。如热毒壅滞，痰瘀互结，当合《外台秘要》之"苇茎汤"清肺化痰，逐瘀排脓。

芍药蒺藜煎

【来源】《景岳全书》卷五十一。

【组成】龙胆草 栀子 黄芩 木通 泽泻各钱半 芍药 生地各二钱 白蒺藜连刺捶碎，五钱，甚者一两

【用法】水二盅，煎八分，食远服。

【主治】治通身湿热疮疹，及下部红肿热痛诸疮，神效。外以螵蛸粉敷之。

加减：如火不甚者，宜去龙胆、栀子，加当归、茯苓、薏仁之属；

如湿毒甚者，加土茯苓五钱，或一二两。

【方解】本方具清热除湿，消肿止痛之功。湿热疮疹，及下部红肿热痛诸

疮，多有皮肤潮红、肿胀糜烂、黄水侵淫、小便短赤，舌红苔黄腻，脉滑数等临床特征。治当以清热解毒除湿，凉血消肿止痛立法。方中（赤）芍药苦寒清泄，清热凉血，祛瘀止痛，《本草汇言》载其可"泻肝火，消积血，散疮疡"；白蒺藜"味苦微辛微甘微凉……除喉痹，癣疥，通身湿烂，恶疮……用凉宜连刺生捣，去风解毒，白者最良"（卷四十八·本草正），且尚可平肝疏肝，畅其疏泄条达之用，故景岳重量用之为主药；以龙胆草泻足厥阴肝经之热，栀子、黄芩，清肺与三焦之热并有燥湿之功；芍药、生地养阴清热凉血，且防火热对阴津的耗伤。加之泽泻、木通泻小肠膀胱之湿热从小便而出。诸药合用，泻中有补，疏中有养，使泻火之药不致于苦燥伤阴，即可泻心肝之火，又可清肺脾之湿热，故为治疗通身湿热疮疹，及下部红肿热痛诸疮之效方。

【方论】景岳曰："郁热之火，宜散而解之……若郁热在经而为痈疽、为疮疹者，宜连翘归尾煎，或芍药蒺藜煎，或当归蒺藜煎之类主之，或于本门求法治之。此皆火郁发之之谓也。"

【临床应用】

1. 皮肤疮疡及下部（外阴）诸疾

（1）带状疱疹　带状疱疹，是由疱疹病毒所致，以皮肤出现成簇水疱，沿周围神经分布，剧烈疼痛，局部淋巴结肿大为特征的一种皮肤病。常于春、秋两季急性发病，患者因剧烈刺痛而昼夜不安。阎氏等采用芍药蒺藜煎化裁治疗带状疱疹30余例，疗效显著。

典型病例：张某，男，26岁，初诊于1979年10月24日。7天前左腹部出现红色丘疹，痛如针刺，饮酒后疼痛加重并发水疱，逐渐增多，向后腰部蔓延。伴有头晕，口苦纳呆，夜不能寐，大便秘结，小便黄赤，舌质红、尖赤，苔薄黄腻，脉浮弦略数。诊见左腹部有高粱粒大小之水疱疹，集簇成群，带状排列，蔓及后腰部，周围皮肤红肿灼热，未见破溃。诊断为缠腰火丹（带状疱疹）治宜清肝泻热，解毒化湿。处方：白蒺藜50g，赤白芍各15g，龙胆草15g，栀子15g，黄芩15g，木通10g，泽泻15g，生地40g，土茯苓50g，防风25g，丹皮15g，槐花30g，马齿苋20g，菊花20g，石见穿25g，甘草10g，水煎服，每日2次。服上方6剂后，刺痛消失，疱疹干燥，局部结痂脱屑，但食纳欠佳。原方去生地、胆草、菊花，加砂仁10g，扁豆花20g，焦三仙60g，继服3剂，以善其后。经随访，痊愈上班工作。[阎纯义，李浩川.芍药蒺藜煎治疗带状疱疹.吉林中医药，1982，（3）：33]

（2）泛发性湿疹　李某，男，40 岁，煤矿工人。1983 年 5 月 8 日诊。素患湿疮，反复发作，嗜食辛辣，遂致泛发，曾自选外用软膏，效乏。刻下周身可见红斑、丘疹、水疱渗出、糜烂结痂等急性湿疹皮损，奇痒难忍，烦躁不安，伴有轻度发烧，胸闷纳差，舌红、苔黄腻，脉滑数。此乃素有湿热伏邪，误食辛辣，湿热蕴蒸肌肤，伺机而发，遂成湿疮。与芍药蒺藜煎投之，处方：白蒺藜（捣碎）30g，土茯苓等 60g，地肤子、生地各 20g，胆草、栀子、黄芩各 10g，赤芍药 15g，蝉蜕 12g。水煎，每日 1 剂，分 3 次服，药渣煎水待凉湿敷。5 月 12 日复诊：上方服 5 剂后，皮损较前好转，痒已减轻，苔退脉和。是方既收良效，稍事加减出入，前后共服药 10 剂，诸症悉除，肤康体安。遂将此方制成粗末，平素代茶饮之，以防患于未然。随访 7 年未发。

（3）扁平斑　沈某，女，21 岁，服务员。1985 年 10 月 17 日诊。额、面、手背等处出现肤色丘疹 1 年，曾多方求治，疗效不佳，来院要求服中药。诊其面赤性躁，舌红苔黄，脉象弦数。查其皮损：额、面、手背处有芝麻和粟米大扁平稍高起皮面的小疣，表面光滑，较正常肤色稍暗，呈不规则形和园形，境界清楚，密集成片。诊断：扁平疣。证属脾湿肝旺，感受邪毒，发为疣目。治宜清热解毒，佐以健脾利湿，方用：白蒺藜 30g，生薏苡仁 60g，木贼、生地各 15g，赤芍、黄芩、当归各 12g，龙胆草、栀子各 6g，泽泻 10g，水煎服，药渣水煎外洗。上方服 10 剂后，皮损由暗变红，洗后微痒。数目减少，此乃病退之征象。服完 15 剂后，皮损若失。

（4）结节性红斑　黄某，女，25 岁，工人。1954 年 3 月 1 日诊。10 天前自感关节痛，全身乏力，有轻度发烧，继而双腿伸侧发生对称性疼痛性红肿结节，头重纳差，肢体倦怠。证见口苦，舌苔黄腻、舌边红，脉滑数。双下肢胫前伸侧有 1 分硬币大的结节，略高出皮肤，肿胀，色紫红，有压痛，表面无溃破。化验 ESR 83mm/h，诊为结节性红斑。由湿热之邪下注于络脉之中，气血运行不周，瘀滞不通，聚而成形，发为结节。拟清利湿热、化瘀散结为治，方宗芍药蒺藜煎化裁，处方：白蒺藜、鸡血藤各 30g，赤芍、生地、玄参各 15g，薏苡仁 20g，元胡、龙胆草各 12g，栀子 10g，木通、全蝎（分冲）各 3g，水煎服，日 1 剂。上方服完 15 剂，诸症消失。

（5）女阴溃疡　王某，女，35 岁，干部。1988 年 7 月 6 日诊。1 个月前，外阴被钢筋刺入 10cm 之深，经手术虽脱危险，但伤口表面形成溃疡，久不愈合，曾在某院外用西药及氦氖激光等综合治疗，仍不见效。邀余诊之。证见外阴肿胀，一侧小阴唇溃疡、糜烂，触之痛甚，脉象弦数，舌红苔黄。患者遭受外伤，兼感湿毒，湿热下注，加之外用药物浓度过高，腐蚀肌肤，遂致溃疡，遂投芍药蒺藜煎原方7剂，一周服完。同时外用螵蛸散（海螵蛸、煅人中白、密陀僧、冰片、煅炉甘石研极细粉）蛋黄油调涂。再诊时肿胀消失。三焦之湿热得以疏利，腐浊祛而新肌渐生，再投3剂，黏膜溃疡得以平复，共服药10剂而告愈。

（6）急性淋病　孙某，男，29岁，采购员。1988年9月6日诊。尿频尿痛、尿道口滴脓10余日，曾在西安某医院诊为淋病，入夜则阴茎勃起胀痛，长时间不痿，要求服用中药。检查生殖器外观正常，尿道口流脓状物，点滴而出，双侧腹股沟淋巴结肿大如花生米大小，质硬有压痛。化验检查：尿道口分泌物染色镜检可见淋病双球菌，WBC 12×10^9/L，N 0.72，诊断为急性淋病。此由不洁性交，直接感染湿热邪毒，下注前阴，发为淋病。处方：赤芍、泽泻各15g，风眼草、白茅根、白蒺藜各30g，土牛膝、龙胆草各10g，山栀12g，土茯苓等60g，木通3g，水煎服。先后用此方进退遣药，调理20余日，诸症消失，后在西安等地医院做过3次化验检查，均未再找见淋病双球菌。方中风眼草（即臭椿树籽）配伍白茅根常服，治淋病有肯定疗效。[杨敬信.芍药蒺藜煎治验举隅.陕西中医，1991，12（11）：506－507]

2. 妇科疾病（湿热类型）　吴氏运用芍药蒺藜煎加减治疗湿热类型的妇科疾病，收到了较好的效果。具体介绍如下。

（1）黄带　姚某，女，35岁，工人，1986年9月16日初诊，患者平素健康，半个月前在澡堂洗澡后感外阴及阴道瘙痒，带下量多色黄，质稠。曾在某医院给中药熏洗8天，效果不显。现停药5天以上，症状加重而来我院就诊。查：舌质红，苔黄腻，脉滑数。外阴（－），阴道充血，可见黄色泡沫样脓性分泌物，量较多，阴道分泌物镜检发现阴道滴虫。诊断：滴虫性阴道炎。中医辨证属湿热下注之阴痒，黄带。治以清热利湿，解毒杀虫止痒，芍药蒺藜煎加味，药用：白蒺藜、土茯苓等各30g，龙胆草、栀子、黄柏、泽泻、白芍各15g，生地20g，木通、白果、黄芩、生甘草各10g。外用蛇床子、苦参各50g，百部15g熏洗，每日2次，每日更换内裤。治疗6天一切症状消失，原方加减3剂巩固疗效。查阴道滴虫（－），观察3个月未见复发而病愈。

（2）白塞综合征　杜某，女，32岁，于1985年9月16日初诊。患者口腔溃疡疼痛，外阴、阴道溃疡疼痛难忍，每月经前和经期加重1年多，明显加重10多天，曾分别在两所综合性医院诊为白塞综合征，用激素、抗生素及外用药等治疗无效而来我院就医。查口唇紫暗，舌质红，苔黄厚，口腔黏膜及舌面有数处滤泡样溃疡，脉弦滑。双侧小阴唇内侧及阴道下 1/3 处均有大小不等之溃疡面，呈蚕食状缺损，触痛明显，其他未发现明显异常。中医诊断为狐惑病，证属湿热邪毒内蕴，上蒸下注，治以清热燥湿祛毒生肌解毒止痛。芍药蒺藜煎加味：白蒺藜、白芍、龙胆草、栀子、黄芩、白鲜皮、苦参各 15g，生地 12g，木通、甘草各 6g，泽泻、大胡麻各 10g，水煎服，日 1 剂。外用蛇床子、苦参、黄柏、大胡麻各 30g，紫草 15g，水煎后外阴、阴道熏洗、坐浴日 2 次。治疗 5 天，阴部溃疡明显好转，痒痛减轻，口腔溃疡消失。但经常反复发作，予以龙胆泻肝汤合赤小豆汤加减，水煎服，每日 1 剂，外用苦参汤熏洗每日 1 次，治疗 2 个多月，症状、体征消失。一次月经前病人又觉外阴部发痒，口腔轻度疼痛，病人根据以往经验认为是再发先兆故又来就诊。查口腔舌面充血，舌苔微黄厚，脉弦数，外阴两小阴唇内侧及阴道也有充血和轻度溃疡，予以芍药蒺藜煎加减，水煎服每日 1 剂，5 剂症状消失，继服 3 剂巩固疗效，观察至今未再发病。

（3）外阴急性湿疹　吕某，女，41 岁，于 1986 年 7 月 28 日初诊：患者外阴出现红色丘疹伴痛痒，尿黄 10 天就诊，曾在某医院诊为外阴急性湿疹，经用西药治疗无效来我院要求中医治疗。查：舌红、苔黄，脉数有力。整个外阴部皮肤潮红、有密集成片的小米粒至高粱粒大小红色之丘疹并杂有小水疱，部分丘疹被抓破，有少量渗出液及结痂，中医辨证属湿热邪毒，蕴于皮肤，治以清热利湿，凉血止痒，芍药蒺藜煎加减：白蒺藜、黄芩、栀子、泽泻、生地、赤小豆、苦参各 15g，龙胆草 25g，木通 10g，茵陈 24，连服 6 剂，湿疹渐退，但食纳差，上方去生地加焦三仙各 10g，砂仁 6g，3 剂病愈。

（4）盆腔炎　田某，女，26 岁，患者因在某医院放环后发热恶寒，阴道少量出血，下腹胀痛拒按，心烦不安，恶心纳呆 4 天，于 1987 年 3 月 17 日就诊。查：体温 38.8℃，急性病容，舌赤苔黄，脉弦滑，下腹明显压痛。妇科检查：阴道可见少量暗红色血迹，宫颈光滑肥大，宫体后位，略大，压痛明显，双附件增厚，压痛明显。血 Hb：115g/L，WBC：19×10^9/L，N：0.54，L：0.16。诊断：急性盆腔炎。中医辨证属湿热邪蕴，气滞血瘀，治以清热燥湿，活血化瘀。芍药蒺藜煎加减：龙胆草、栀子各 15g，白芍、木通、泽泻、元胡、黄芩、陈皮、竹茹、川楝子各 10g，红藤、白花蛇舌草、败酱草各 30g，甘草 6g。服上方 6 剂体温降至正常，腹痛明显减轻，再服 1 剂，全部症状消失，妇科检查均正常，血常规正常而愈。[吴葆卿. 芍药蒺藜煎在妇科病中的应用. 陕西中医，1991，12（5）：219 - 220]

按　芍药蒺藜煎是龙胆泻肝汤去柴胡，当归、车前子、甘草，加芍药、白蒺藜组成。方中龙胆草泻肝胆清下焦之湿热，栀子、黄芩燥湿并有清肺与三焦之热的功效，白芍养血和血、调和营卫、柔肝止痛，白蒺藜疏肝解郁、行气活血、祛风止痒；生地入心、肝、肾经，清热凉血养阴，泽泻、木通泻小肠膀胱之湿热，诸药配伍以清热利湿为主，但泻中有补，疏中有养，既可泻心肝之火，又可清脾肺之湿热，又不致苦燥伤阴，是治湿热病之佳方，特别在治疗下焦湿热方面，笔者认为疗效胜过龙胆泻肝汤。

　　【临证提要】芍药蒺藜煎主要用于治疗湿热疮疹，及下部红肿热痛诸疮等病证，如今之湿疹、带状疱疹、淋病、湿热类型的男妇科疾病等病属肝胆实火、湿热者均可以本方加减治之。若肝胆实火较盛，可去木通，加黄连以去泻火之力；若湿热轻者，可去黄芩、生地，加滑石、苡仁以增强利湿之功；若玉茎生疮或外阴溃烂，或便毒悬痈及阴囊肿痛，红热甚者，可琢加连翘、黄连、大黄以泻火解毒。本方在煎汤内服的同时亦可煎水外洗以祛湿除痒，或外以螵蛸粉敷之。此外，芍药蒺藜煎与《医方集解》之"龙胆泻肝汤"处方立法有相似之处，故临床上二者可相参为用。

肠痈秘方

　　【来源】《景岳全书》卷五十一。

　　【组成】当归五钱　蝉蜕　僵蚕各二钱　天龙　大黄各一钱　石蝎蚆五钱，此草药也，老蜘蛛二个，捉放新瓦上，以酒盅盖定，外用火煅干存性

　　【用法】先用红藤一两许，以好酒二碗，煎一碗。午前一服，醉卧之。午后用紫花地丁一两许，亦如前煎服。服后痛必渐止为效，然后服后末药除根神妙。上共为末。每空心用酒调送一钱许，日逐渐服，自消。

　　【主治】凡肠痈生于小肚角，微肿而小腹隐痛不止者。若毒瓦斯不散，渐大内攻而溃，则成大患，急宜以此药治之。

　　【方解】本方具清热解毒，消痈散结之功。发生于肠的痈肿称为肠痈，即相当于西医之阑尾炎及其合并症。多因热毒内聚，血气蕴积，热壅血瘀，血腐血败，化而为脓所形成。故治须清热解毒，活血消痈散结为主。方中红藤、紫花地丁清热解毒，消散痈肿，前者尤为治肠痈之要药，以其尚能活血散瘀止痛，利于热瘀相搏肿块的消散；大黄苦寒攻下，泻热逐瘀，荡涤肠中湿热

瘀结之毒；老蜘蛛微寒，有小毒，能治瘰疬结核，疗疔肿毒；天龙为蜈蚣之别名，辛温有毒，善于解毒散结，通络止痛，用于疮疡肿毒有良效；石蝎蚆（俗名映山红）能疗疬串、肠痈，疗肿诸毒；《本草衍义》载蝉蜕能疗"疔肿毒疮"，李时珍谓僵蚕可治"一切金疮、疔肿、风痔"等；当归养血活血，又可防攻毒泻下之品耗散阴血。诸药合用，适用于肠痈初起尚未成脓阶段，即景岳所谓"毒气不散渐大"，尚未"内功而溃"者。若已"内功而溃，则成大患"，又非本方所能胜任，则须及时转请外科治疗。

【临床应用】

阑尾炎 肠痈验方，杨栗山《伤寒温疫条辨》所载，用此方治阑尾炎颇有效，先用红藤30g，好黄酒2碗，煎取1碗，午前1次服。午后用紫花地丁30g，好黄酒2碗，煎取1碗服之，服后痛必渐止为效。然后服末药除根，其方如下：当归15g，僵蚕6g，蝉蜕6g，川大黄3g，蜈蚣3g，老蜘蛛2个（放在瓦上，以酒杯盖住火焙存性），石蠦蚆15g（又名映山红）共为细末。空腹服3g，温酒送下，肿消自愈。《蒲辅周医疗经验》

按 《伤寒温疫条辨》为清代名医杨璇于1784年编撰，杨璇字玉衡，号栗山老人，河南夏邑人。书中卷四第七十一页所载"肠痈秘方"方名、组成用法、主治等皆与景岳新方八阵之肠痈秘方相同，故知该方系源于景岳新方。

【临证提要】 肠痈秘方善治肠痈生于小肚角，且初起尚未成脓阶段者，即相当于今西医之阑尾炎及其合并症。如热毒较重者，可加蒲公英、金银花、败酱草加强清热解毒之力；血瘀甚者，加赤芍、丹皮、乳香、没药之类以活血化瘀。

槐花蕊

【来源】《景岳全书》卷五十一。

【组成】 槐花蕊

【用法】 凡绵花疮毒及下疳初感，或毒盛经久难愈者，速用新槐蕊拣净，不必炒，每食前用清酒寒凉败脾之虑，此经验神方也。如不能饮，即用滚水、盐汤俱可送下，但不及酒送之效捷也。

【主治】 治杨梅疮、下疳神方。

【方解】 槐花蕊性味苦，微寒。归肝、大肠经。入血敛降，体轻微散；具有凉血止血，清肝泻火的功能。杨梅疮，因感染梅毒而引致的一种全身性疾病。证见：先出现下疳，或见有横痃，继则发杨梅疮。见《疮疡经验全书》卷六。又名霉疮、广疮、时疮、棉花疮。故绵花疮毒及下疳初感者景岳用生槐花蕊以清热泻火，凉血解毒。并强调"宜服二三升，则毒从小便泄去，可免终生之患"。

【方论】《日华子本草》：治五痔，心痛，眼赤，杀腹藏虫及热，治皮肤风，并肠风泻血，赤白痢。

《本草纲目》：炒香频嚼，治失音及喉痹，又疗吐血衄血，崩中漏下。

《药品化义》：槐花味苦，苦能直下，且味厚而沉，主清肠红下血，痔疮肿痛，脏毒淋沥，此凉血之功能独在大肠也，大肠与肺为表里，能疏皮肤风热，是泄肺金之气也。

《医学启源》：凉大肠热。

《本草正》：凉大肠，杀疳虫。治痈疽疮毒，阴疮湿痒，痔漏，解杨梅恶疮，下疳伏毒。

《医林纂要》：泄肺逆，泻心火，清肝火，坚肾水。

《本草求真》：治大、小便血，舌衄。

《本草求原》：为凉血要药。治胃脘卒痛，杀蛔虫。

《东北药植志》：治疗糖尿病的视网膜炎。

【临床应用】

1. 下疳 近录槐花蕊一方，治疳甚效，不拘内因外因，凡毒轻者宜用之。景岳先生云：尝治一少年，因触秽毒，遂患下疳。始溃龟头，敷治不效，随从马口延入尿管，以渐而深，直至肛门，逐节肿痛，形如鱼骨，每过夜则脓结马口，胀不得出，润而通之，则先脓后尿，敷洗皆不能及，甚为危惧。余曾遇一山叟，传得槐花蕊方法以治之，不十日而茎根渐愈，半月则内达外退，至马口而痊愈。疳愈后，即现些微广疮，复与五加皮饮十余剂而痊愈。[胡晓峰. 中医外科伤科名著集成. 北京：华夏出版社. 1997.]

2. 治疗急性乳腺炎

（1）槐米15g，炒至黄褐色，研为细末，用黄酒与开水各半冲服，每日1次。治疗20余例，一般用药1~2次即可痊愈。[新中医, 1976；(6)：50]

（2）槐米30g，蚤休、生甘草各15g，共研细末，早晚以水、酒送服。治疗32例，效果良好。[陕西中医, 1985；6 (4)：174]

3. 治疗银屑病 槐花炒黄研末，每次3g，饭后服2次。治疗53例，痊愈

6 例，显效 22 例，进步 19 例。[临床实用中药学.北京人民卫生出版社.1984：678]

4. 治疗暑疖　槐花米 2 份，糯米 1 份，炒黄研末，每晨空腹服 2 匙（约 10g）。服药期间禁止服糖。治疗 30 余例，全部治愈。（浙江中医杂志，1966；9（7）：40

5. 治疗小儿头部黄癣　槐花花蕾炒后研末，用食油调成膏状，涂于患处，每日 1 次。治疗 32 例，敷药 1 次痊愈者 7 例，2～3 次痊愈者 25 例。[新医学，1976；（1）：48]

附：类方加减古今用法

1. 治疗大肠下血　槐花、荆芥穗等份，为末酒服一钱匕。[《经验方》]

2. 治疗脏毒　酒病、便血：槐花半两炒半两生、山栀子一两，去皮炒，上为末，每服二钱，新汲水调下，食前服。[《经验良方》]

3. 治疗赤白痢疾　槐花微炒，三钱、白芍药炒，二钱、枳壳麸炒，一钱、甘草五分，水煎服。[《本草汇言》]

4. 治疗吐血不止　槐花不拘多少，火烧存性，研细，入麝香少许。每服三钱匕，温糯米饮调下。[《圣济总录》]

5. 治疗白带不止　槐花炒、牡蛎煅等份为末。每酒服三钱取效。[《摘元方》]

6. 治疗衄血不止　槐花、乌贼鱼骨等份。半生半炒为末吹鼻。[《世医得效方》]

7. 治疗舌出血不止，名曰舌衄　槐花晒干研末敷舌上，或火炒出火毒为末敷。[《奇效良方》]

【现代研究】

1. 抗炎解痉作用　现代研究表明，生槐花中主要含芸香苷（芦丁，Rutin）或其化合物，另有蜡、绿色素、树脂、缩合鞣质、色素、蛋白质（或黏液质）、氨基酸（或肽）、糖和维生素 A 等，炒槐花基本与生槐米相同，仅部分氨基酸（或肽）或糖受到破坏，鞣质含量略有增加。从干花蕾中得三萜皂苷，水解后得白桦脂醇（Betulin）、槐花二醇（Sophoradiol）和葡萄糖、葡萄糖醛酸（Glucuronic acid）。从花蕾中亦得槐花米甲素、乙素和丙素，甲素是和芦丁不同的黄酮类，乙素和丙素为甾醇类。槐花中的芦丁在酸或酶的作用下可水解为斛皮素（Quercitrin）。根据其所含成分的不同，槐花蕊具有抗炎、解痉、抗溃疡、抗病原微生物等作用。

2. 止血作用　有实验研究显示槐米炭煎液给小鼠灌胃，能明显缩短出血时间和凝血时间。其止血和凝血作用可能与其鞣质含量有关，或含有其他止血和凝血成分。槐花炭能缩短大鼠创伤性出血的时间和减少出血量；去掉芦丁的槐花溶液对大鼠创伤性出血有显著的止血作用；芦丁对皮肤负压下生成的点状出血和实验性肺出血有明显的抑制作用。芦丁给兔灌胃对实验性冻伤有预防作用。

【临证提要】槐花蕊味苦、性微寒，归肝、大肠经；入血敛降，体轻微散；具有凉血止血，清肝泻火的功效。通常凉血止血伍以仙鹤草、白茅根；亦可与夏枯草、菊花、黄芩等同用，以增清肝泻火明目之效。除了景岳用于杨梅疮、下疳治疗外，现代还可用于治疗肠风便血，痔血，血痢，尿血，血淋，崩漏，吐血，衄血，肝火头痛，目赤肿痛，喉痹，失音，痈疽疮疡等病证。而从西医的角度看，槐花所含芦丁能改善毛细血管的功能，保持毛细血管正常的抵抗力，防止因毛细血管脆性过大，渗透性过高引起的出血、高血压、糖尿病，服之可预防出血。此外，槐花常作为为治疗便血的常用药，用于大肠湿热引起的痔出血、便血、血痢及血热引起的吐血、衄血。一般为煎服 10~15g，外用适量，脾胃虚寒及阴虚发热而无实火者慎服。

二辛煎

【来源】《景岳全书》卷五十一。

【组成】北细辛_{三钱}　生石膏_{一两}

【用法】上二味，用水二碗，煎一碗，乘热频漱之。

【主治】治阳明胃火，牙根口舌肿疼不可当者。

【方解】本方具清热泻火止痛之功。从组成药物性味来看，细辛辛温，生石膏辛甘大寒，两药皆具辛味，故以"二辛"名方。牙龈属胃与大肠经络之分野，因阳明胃火上炎所致之牙根及口舌肿痛，其治当以清泻阳明胃经火热为主，故用生石膏清热泻火，且尤长于清泄阳明胃经实热，李时珍谓之可"止阳明经头痛……牙痛"；细辛虽味辛气温，但有较强的止痛作用，《药性论》载其可"除齿痛"，且与生石膏相伍，则温燥之性可去，而止痛作用却可相得益彰，故用与胃火引起之牙根、口舌肿痛，可获良效。此种"去性存用"的组方经验可堪效法，值得继承。治阳明胃火，牙根口舌肿疼不可当，先用此汤漱之，漱后敷以三香散，或仍服清胃等药以治其本。此外，本方虽为漱口之剂，但若以所煎药汁内服或配合清胃散之类方剂使用，亦可起到治疗疗胃火牙痛的作用。应当注意的是细辛内服用量不宜过大，正如《本草别说》云"细辛，若单用末，不可过钱匙，多则气闷塞不通者死"。故宜慎之！

【临床应用】

1. 牙痛 贾元博应用二辛煎治疗牙痛38例，其中中医辨证属风火牙痛者14例；胃火牙痛者24例。方药组成：生石膏45g，细辛4.5g。用法：上二味药水煎2次，将两次药液混匀，一半漱口，一半分2次服下，日1剂。结果：全部治愈。服1剂药痊愈者10例，2剂药痊愈者16例，3剂药痊愈者8例，4剂药痊愈者4例。一般用药漱口后5分钟内即可见效。未发现副作用。

典型病例：患者吴某，牙痛10余日，就诊前每日注射青霉素80万U，并间断服用去痛片，痛不得止。察患者牙眼红肿，口干口渴，舌红苔黄，脉滑数。辨证属胃火牙痛，投二辛煎，漱口后3分钟痛止，3剂痊愈。[贾元博. 二辛煎治疗牙痛38例. 山西中医，1986，(03)：29]

按 《华佗神方》谓治牙痛"宜辛散，忌凉遏"。而余在临证中细心体验，认为治疗牙痛应有二忌：一忌辛散太过。辛散之药多性热，与火不宜；二忌过于寒凉。因寒凉遏伏火邪，使邪无出路。本方原出自《疡医大全》，方中生石膏、细辛，其味皆辛，妙取石膏之辛寒与细辛之辛温相配伍，使其方辛而不热，寒而不遏，因其与病机相得，故收效理想。笔者认为本方具有简便廉的优点，值得推广。

2. 三叉神经痛 三叉神经痛属中医学"头痛"、"面痛"、"头风"等范畴。头为诸阳之总会，面为三阳经循行之处，而阳明之腑多气多血，阳明之脉上丽于面，故面部疼痛多为火邪上扰，阳明被遏。但火为阳邪，易生风动血，风火善动而不居，故虽被郁于内，然稍有朝激便被触动，发而不畅，则呈阵发性灼热刺痛。朱氏应用二辛煎加味治疗三叉神经痛每获良效。

典型病例：傅某，男，76岁。1993年5月3日初诊。1个月前突然出现右侧颜面部灼热疼痛，瞬间即逝。初未在意，后愈发愈重，1日数发，如锥刺刀割，每次发作持续约1分钟左右，常因刷牙、咀嚼而诱发。首服卡马西平及行局部封闭疗法，均无明显疗效。诊见右侧颜面部痛如刀割，伴头重昏蒙，面部晦滞。舌体胖、舌质暗红、苔白滑，脉弦而兼滑。属火郁阳明，风痰阻络。予二辛煎合牵正散加味：生石膏30g，细辛3g，僵蚕、白附子、川芎、川牛膝各10g，全蝎6g。水煎服，2剂痛减，4剂而安。予《金匮》肾气丸合逍遥丸巩固治疗。随访1年无复发。[朱树宽. 二辛煎加味治疗三叉神经痛. 浙江中医

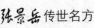

杂志，1995，（09）：420]

3. 鼻渊头痛 郭氏采用二辛煎加味治疗急性或慢性鼻渊急性发作所致头痛32例。方药组成：石膏30g，细辛3g。加减：便秘者加大黄6g，浊涕带血者加小蓟10g，头痛甚者加白芷12g，涕多黄绿色加车前子15g，水煎服，日1剂，分3次服。结果：28例临床治愈（头痛、黄浊涕或血涕、时时振寒消失，持续2个月以上），4例好转（症状减轻而未能消除），是为全部有效。

典型病例：李某某，男，35岁。1995年3月27日初诊。自诉：间断性头痛、流黄涕1年，现发作2个月。服鼻炎康、复方新诺明等药未见显效。鼻塞、涕黄稠浊带血，量中，时时振寒，便溏，咽痛，口苦。苔薄黄，脉弦细。诊断：风热郁滞肺窍而致鼻渊头痛。治宜散风通窍，清热泻火。处方：二辛煎加白芷、小蓟。3剂后诸症显著好转，但仍有微量黄涕，脉细，苔薄白。守原方继服3剂，诸症消失。随访3个月未见复发。[郭兴旺.二辛煎治疗鼻渊头痛32例.浙江中医杂志，1997，（06）：274]

【临证提要】二辛煎主要用于阳明胃火上扰引起的牙痛、三叉神经痛及风热郁滞肺窍之急性或慢性鼻渊急性发作所致头痛的治疗。治三叉神经痛属火郁阳明，风痰阻络，可予二辛煎合牵正散加味；治鼻渊头痛兼便秘者加大黄，浊涕带血者加小蓟，头痛甚者加白芷，涕多黄绿色可加车前子。

下 篇
被忽略的名方

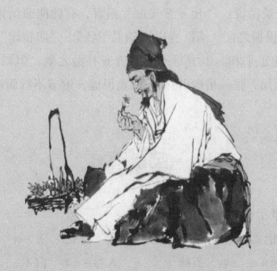

第一章　补　阵

五福饮

【来源】《景岳全书》卷五十一。

【组成】人参随宜，心　熟地随宜，肾　当归二三钱，肝　白术炒，一钱，肺　炙甘草一钱，脾

【用法】水二盅，煎七分，食远温服。

【主治】五脏气血亏损诸证。

加减：或加生姜三五片。凡治气血俱虚等证，以此为主。

或宜温者，加干姜、附子；

宜散者，加升麻、柴胡、葛根，左右逢源，无不可也。

【方解】本方主治五脏气血亏损诸证，药用五味补养五脏，方中人参补心，熟地补肾，当归养肝，白术补肺，炙甘草益脾，药仅五味，而各有所司，诸药合用益气血而养五脏，故名曰五福。

【方论】张景岳说："凡五脏气血亏损者，有此能兼治之，足称王道之最。"但凡五脏俱损之证，诸医皆以"四君子汤"、"四物汤"为要，但五福饮较前方更为纯正平和。本方对于五脏皆有补益之效，但以心、肾为主要。对于本方具体运用，张景岳指出："三阴血俱虚，治节不行而不便于温者，宜五福饮。"

五阴煎

【来源】《景岳全书》卷五十一。

【组成】熟地五七钱，或一两　山药炒，二钱　扁豆炒，二三钱　炙甘草一二钱　茯苓一钱半　芍药炒黄，二钱　五味子二十粒　人参随宜用　白术炒，一二钱

【用法】水二盅，加莲肉去心二十粒，煎服。

【主治】凡真阴亏损，脾虚失血等证，或见溏泄未甚者，所重在脾，故曰五阴。忌用润滑，宜此主之。

【方解】本方益气养阴并用治疗真阴亏损，脾虚失血诸证。方中重用甘温之熟地为君，以滋补肾阴，养血益精。臣以人参、白术、茯苓以益气健脾，山药、扁豆以健运脾胃，脾气旺，则统血之功如常。更佐以酸、甘之芍药、五味子养血敛阴。甘草顾护中土、调和诸药，是为使药。诸药合用，则真阴可补，使血生化有源；脾气健旺，统血有权。

小营煎

【来源】《景岳全书》卷五十一。

【组成】当归二钱　熟地二三钱　芍药二钱，酒炒　枸杞二钱　山药二钱，炒
炙甘草一钱

【用法】水二盅，煎七分，食远温服。

【主治】治血少阴虚，此性味平和之方也。

加减：如营虚于上，而为惊恐怔忡，不眠多汗者，加枣仁、茯神各二钱。

如营虚兼寒者，去芍药，加生姜。

如气滞有痛者，加香附一二钱，引而行之。

【方解】本方是治阴虚血少的基本方。方中重用甘温之熟地为君，以滋补肾阴，养气血，益精髓。臣以当归以益肾养血活血，且又能防熟地过于滋腻，更伍以酸甘之白芍，补养阴血。佐以枸杞子、山药滋补真阴，阴足则血化有源。甘草一药，合山药能健脾益气，合甘草可酸甘化阴，是为使药。

补阴益气煎

【来源】《景岳全书》卷五十一。

【组成】人参一二三钱　当归二三钱　山药酒炒，二三钱　熟地三五钱或一二两
陈皮一钱　炙甘草一钱　升麻三五分，火浮于上者，去此不必用　柴胡一二钱，如无外邪者，不必用

【用法】用至水二盅，加生姜三五七片，煎八分，食远温服。

【主治】治劳倦伤阴，精不化气，或阴虚内乏，以致外感不解，寒热疟，

阴虚便结不通等症。凡属阴气不足，而虚邪外侵者，用此升散，无不神效。

【方解】此乃补中益气汤之变方也，宗《内经》"损者益之"之旨意，但凡劳倦内伤，中气不足，气虚下陷诸证，以补中益气为本。但除此之外还有劳倦伤阴，精不化气者，故景岳立此方，旨意在于"今人以劳倦伤阴精血受损者为尤多，则芪术之属亦有不相宜者，兹余复制补阴益气煎"。本方弃去黄芪、白术，加入偏于补阴的山药、熟地，更侧重于滋阴养阴。方中用熟地、人参共为君药，以补阴生精、大补元气、健脾益气、阴血及元气同补。臣以当归补血和营，以助滋阴补气养血。佐以山药补气健脾；陈皮理气调中，使补气而不滞。使以升麻生发脾胃清阳；柴胡疏达少阳阳气，透达余邪；甘草调和诸药。

贞元饮

【来源】《景岳全书》卷五十一。

【组成】熟地黄七八钱，甚者一二两　　炙甘草一二三钱　　当归二三钱

【用法】水二盅，煎八分，温服。

【主治】治气短似喘，呼吸促急，提不能升，咽不能降，气道噎塞，势剧垂危者。常人但知为气急，其病在上，而不知元海无根，亏损肝肾，此子午不交，气脱证也，尤为妇人血海常亏者最多此证，宜急用此饮以济之，缓之，敢云神剂。凡诊此证，脉必微细无神，若微而兼紧，尤为可畏。倘庸众不知，妄云痰逆气滞，用牛黄、苏合及青、陈、枳壳破气等剂，则速其危矣。

加减：如兼呕恶或恶寒者，加煨姜三五片；

如气虚脉微至极者，急加人参随宜；

如肝肾阴虚，手足厥冷，加肉桂一钱。

【方解】肝肾亏损，肾气亏虚于下，元海无根，肾气上逆而成虚喘之证。故治宜滋补肝肾，纳气定喘。方中用熟地为君，以滋肾阴，益精髓，使纳气有根。臣以当归补血和血，使补而不滞，并防熟地之腻。更佐以甘草补中益气，以补后天。共凑滋补肝肾，纳气定喘之功。

【方论】张景岳认为虚喘"亏损肝肾"，曾云："常人但知为气急，其病在上，而不知元海无根，亏损肝肾，此子午不交，气脱证也。尤为妇人血海常亏者，最多此证，宜急宜此饮以济之缓之敢云神剂。"此方以熟地补肾，当

归养肝，甘草益气，使肾气固，阴有所守，不致气脱于上也。

<h1 align="center">地黄醴</h1>

【来源】《景岳全书》卷五十一。

【组成】熟地_{取味极甘者，烘、晒干以去水气，八两} 沉香_{一钱，或白檀三分亦可} 枸杞_{用极肥者，亦烘、晒以去润气，四两}

【用法】上药，每药一斤，可用高度烧酒十斤浸之，不必煮，但浸十日之外，即可用矣。凡服此者，不得过饮。服完又加酒六七斤，再浸半月，仍可用。

【主治】治男妇精血不足，营卫不充等患，宜制此常用之。

【方解】方中重用熟地为君，《本草纲目》谓：熟地有"补五脏内伤不足，通血脉，利耳目，黑须发，男子五劳七伤，女子伤中胞漏"的功用，足见其补精血之力强，故本方重用之，辅以枸杞，大补真阴，补益精血诸不足，以增强熟地补益精血之功力。但熟地、枸杞汁浓味厚，有滋腻滞胃之嫌，故配以沉香调气，醒脾开胃，可使本方补而不滞，其补益作用能更好的发挥。

<h1 align="center">赞化血余丹</h1>

【来源】《景岳全书》卷五十一。

【组成】血余_{八两} 熟地_{八两，蒸捣} 枸杞 当归 鹿角胶_{炒珠} 菟丝子_制 杜仲_{盐水炒} 巴戟_{肉，酒浸，剥，炒干} 小茴香_{略炒} 白茯苓_{乳拌蒸熟} 肉苁蓉_{酒洗，去鳞甲} 胡桃肉_{各四两} 何首乌_{小黑豆汁拌蒸七次，如无黑豆，或人乳、牛乳拌蒸俱妙，四两} 人参_{随便用，无亦可}

【用法】上药研末，炼蜜丸服。每食前用滚白汤送下二三钱许。

【主治】此药大补气血，故能乌须发，壮形体，其于培元赞育之功，有不可尽述者。

加减：精滑者，加白术、山药各三两；

便溏者，去苁蓉，加补骨脂酒炒四两；

阳虚者，加附子、肉桂。

【方解】血余，即头发，"血盛则发盛，最得阴阳之生气。以火炮制，其色甚黑，大能壮肾；其气甚雄，大能补肺"，故血余能补肾养血。故方中用血余为主药，配伍熟地、当归、枸杞、何首乌等药，可补肝肾，益精血，驻容颜，明目聪耳，更添鹿角胶、菟丝子、巴戟天、肉苁蓉、杜仲、胡桃肉等，能温养肝肾，补填精髓，温命门，兴阳道，抗衰老；复用人参、茯苓、补气血，强肝肾，培先天，养后天之功。景岳指出："肾为精血之海，而人之生气即天之阳气，无非自下而上，而肾为五脏之本。"故对于气血亏虚，肝肾虚衰者，宜峻补精血，且应以补肾为首要。而何首乌以小黑豆汁或人乳、牛乳拌之，可增强填补精血。

养元粉

【来源】《景岳全书》卷五十一。

【组成】糯米一升，水浸一宿，沥干，漫火炒熟　山药炒　芡实炒　莲肉各三两　川椒去目及闭口者，炒出汗，取红末二三钱或加四君、山楂肉各一二两更妙。

【用法】上为末。每日饥时，以滚水一碗，入白糖三匙化开，入药末一二两调服之。

【主治】用于脾胃虚弱症，大能实脾养胃气。

【方解】本方具健脾养胃，固肠止泻之功。方中糯米味甘、性温，入脾、胃、肺经；具有补中益气，健脾养胃，止虚汗之功效，故以为君，配伍山药、芡实、莲肉等甘淡之品，健脾养胃，祛湿固涩，加强糯米健脾止泻之功，而无温燥壅滞之弊。且用辛热之川椒为佐，善解郁结，去胸腹停痰宿食，可温中止泻，以助运脾。或加四君、山楂肉各一二两更妙。

玄武豆

【来源】《景岳全书》卷五十一。

【组成】羊腰子五十个　枸杞二斤　补骨脂一斤　大茴香六两　小茴香六两　肉苁蓉十二两，大便滑者去之　青盐八两，如无苁蓉，此宜十二两　大黑豆一斗，圆净者，淘洗净

【用法】上用甜水二斗，以砂锅煮前药七味，至半干，去药渣，入黑豆，匀火煮干为度。如有余汁，俱宜拌渗于内。取出用新布摊晾晒干，瓷瓶收贮。

日服之，其效无穷。如无砂锅，即铁锅亦可。若阳虚，加制附子一二两更妙。

【主治】肾阳衰微，精血亏损证。

【方解】本方旨在温肾阳，益精血，故用善治下焦虚冷、阳事不行，脚膝无力之羊腰子温肾壮阳为主，伍以枸杞、补骨脂、肉苁蓉等味之温肾益精，大小茴香之"最暖命门"及青盐之"益肾气"尤妙在用大黑豆尽吸药汁，故尽温肾益精之全功，且取用方便，利于长服，可使阳衰精亏之病，愈于不知不觉之中。

蟠桃果

【来源】《景岳全书》卷五十一。

【组成】芡实_{一斤，炒} 莲肉_{去心，一斤} 胶枣肉_{一斤} 熟地_{一斤} 胡桃肉_{去皮，二斤}

【用法】上以猪腰六个，掺大茴香蒸极熟，去筋膜，同前药末捣成饼。每日服二个，空心食前用滚白汤或好酒一二盅下。

【主治】治遗精虚弱，补脾滋肾最佳。

【方解】本方旨在滋补脾肾精气，固精止遗。方用猪腰为主以肾补肾，与玄武豆用羊腰为主用意相同，均属脏器疗法。加入茴香同蒸，可去猪腰腥味，并增温中暖肾之力，配伍熟地，补肾添精，以培元气；伍用芡实、莲肉益气健脾，涩精止遗，胡桃肉为补肾专品，功擅强壮腰膝。诸药合用则滋补脾肾固精止遗功效卓著。

王母桃

【来源】《景岳全书》卷五十一。

【组成】白术_{用冬术片味甘者佳，苦者勿用。以米泔浸一宿，切片，炒} 熟地_{蒸捣，上二味等份} 何首乌_{九蒸} 巴戟_{甘草汤浸，剥，炒} 枸杞子_{上三味减半}

【用法】上为末，炼蜜捣丸，龙眼大。每用三四丸，饥时嚼服，滚汤送下。或加人参，其功尤大。

【主治】培补脾肾，功力最胜，用于脾肾气虚证。

【方解】本方主治脾肾气虚证，故方中重用白术、熟地补脾益肾。白术苦甘温，入脾胃经，可大补脾气，燥湿和中，以广气血生化之源，熟地滋补肾阴，益精养血，专补肾中元气。配伍制首乌增强熟地滋肾益精之力；巴戟天味甘微温，温肾助阳，亦可养心神，安五脏，补五劳，益志气，助精强阴，治阴痿不起，腰膝疼痛，其与熟地、首乌相伍，有阳中求阴之妙用。枸杞子补肝肾，益精血，增强补肾之功。诸药合用，共奏补肾益脾之效。

休疟饮

【来源】《景岳全书》卷五十一。

【组成】人参　白术炒　当归各三四钱　何首乌制，五钱　炙甘草八分

【用法】水一盅半，煎七分，食远服。渣再煎。或用阴阳水各一盅，煎一盅，亦如之。俱露一宿，次早温服一盅，饭后食远再服一盅。

【主治】若汗散既多，元气不复，或以衰老，或以弱质，而疟有不能止者，俱宜用此，此化暴善后之第一方也。

加减：如阳虚多寒，宜温中散寒者，加干姜、肉桂之类，甚者，或加制附子；如阴虚多热，烦渴喜冷，宜滋阴清火者，加麦冬、生地、芍药，甚者加知母，或加黄芩；

如肾阴不足，水不制火，虚烦虚馁，腰酸脚软，或脾虚痞闷者，加熟地、枸杞、山药、杜仲之类，以滋脾肾之真阴。如邪有未净而留连难愈者，于此方加柴胡、麻黄、细辛、紫苏之属，自无不可。如气血多滞者，或用酒、水各一盅，煎服，或服药后饮酒数杯亦可。

【方解】疟疾久作，伤阴耗气，寒凉之品，必伤脾胃，脾胃虚弱则运化不足。气阴不足，则邪之难去，劳则复发。故方中人参大补气血，何首乌滋养阴血，配伍白术、甘草补中益气，助人参补益元气之力，当归养血活血可助首乌益血养营，如此则脾胃健，气血旺，正气旺，疟邪可却也。

第二章 和 阵

苓术二陈煎

【来源】《景岳全书》卷五十一方。

【组成】猪苓一钱半　白术一二钱　泽泻一钱半　陈皮一钱　半夏二三钱　茯苓一钱半　炙甘草八分　干姜炒黄,一二钱

【用法】上几味,以水一盅半,煎服。

【主治】治痰饮水气停蓄心下,呕吐吞酸等证。

加减:如肝肾兼寒者,加肉桂一二钱。

【方解】本方所治诸证,系因脾阳不振,失于健运精微不布,水湿内停,凝痰聚阴,蓄于心下使然。故治当温中健脾,燥湿化痰,利水消饮,和胃降逆。本方由干姜、二陈汤、四苓散组合而成。方中干姜温养中土,振奋脾阳,伍以白术甘温补中,健脾燥湿,茯苓甘淡,健脾补中,利水渗湿;二陈汤理气健脾,燥湿化痰;更添猪苓、泽泻以通调水道,下疏膀胱,使水道畅通无阻而利水消饮。如此,则诸药协同而中阳振奋,脾土健运,清升浊降,精微敷布,水湿得除,已蓄之痰饮亦可潜消,心下无邪则胃气调和,而呕吐吞吐酸等证,自当告痊。

【临证提要】本方主要用于痰饮水气停蓄心下,呕吐吞酸等证,诸如痰饮留于胸中,或寒邪滞留中脘而呕吐;或霍乱初起,为胀为痛而邪滞下部;或饮食停滞而溺白如泔如浆,尚无内热;或小儿吐泻初起,邪滞未清而胸腹胀闷不爽之类,只要内无热象,舌苔白润,脉弦或滑者,均可用此方随意增损治之。

和胃饮

【来源】《景岳全书》卷五十一方。

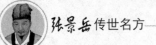

【组成】陈皮　厚朴各一钱半　干姜炮，一二钱　炙甘草一钱

注：此即平胃散之变方也。凡呕吐等证，多有胃气虚者，一闻苍术之气，亦能动呕，故以干姜代之。

【用法】水一盅半，煎七分，温服。

【主治】适用于治寒湿伤脾，霍乱吐泻，及痰饮水气，胃脘不清，呕恶胀满腹痛等证，妊娠胃寒气实，胎气上逆。

加减：此方凡藿香、木香、丁香、茯苓、半夏、扁豆、砂仁、泽泻之类，皆可随宜增用之。若胸腹有滞而兼时气寒热者，加柴胡。

【方解】景岳自注本方，谓之"即平胃散之变方也，凡呕吐等证，多有胃气虚者，一闻苍术之气，亦能动呕，故以干姜代之"。平胃散源于《和剂局方》，主治"脾胃不和，不思饮食，心腹胁肋胀满刺痛，口苦无味，胸满短气，呕哕恶心，嗳气吞酸，面色萎黄，肌体瘦弱，怠惰嗜卧，体重节痛，常多自利"。由苍术、厚朴、陈皮、甘草四味药物组成，景岳因嫌苍术过于辛香燥烈，而易之以干姜。方中陈皮理气化湿，厚朴宽胸除满，合之则芳化理气，醒脾化湿之功更著，干姜温中散寒，暖脾化饮，炙甘草益气健脾，甘缓和中，共奏温中和胃，燥湿健脾之效，故对寒湿伤脾之霍乱吐泻，或脾胃运化失司之痰饮水气，胃气失和诸证，均有良效。

大和中饮

【来源】《景岳全书》卷五十一方。

【组成】陈皮一二钱　枳实一钱　砂仁五分　山楂二钱　麦芽二钱　厚朴一钱半　泽泻一钱半

【用法】上几味，以水一盅半，煎七八分，食远温服。

【主治】治饮食留滞积聚。

加减：胀甚者，加白芥子；

胃寒无火或恶心者，加炮干姜一二钱；

疼痛者，加木香、乌药、香附之类；

多痰者，加半夏。

【方解】《素问·痹论》云："饮食自倍，肠胃乃伤。"若饮食无节，恣啖酒肉，过度则脾运受损，必致食积不化，出现胸脘痞满，腹胀时痛，嗳腐吞酸，厌食呕恶等象，治需消食导滞；配伍砂仁、陈皮、厚朴、枳实芳香理气，宽中消痞，助脾健运；佐以泽泻利水渗湿，可使湿食分离，而食滞易于消导，且湿去则脾无所困而健运易复。

【临证提要】本方适用于饮食积滞，或脾胃受损后食积不化，胸脘痞闷，腹胀腹痛等证。临证时结合病症特点加强消食导滞及利水渗湿等法。

小和中饮

【来源】《景岳全书》卷五十一方。

【组成】陈皮一钱五分　山楂二钱　茯苓一钱半　厚朴一钱五分　甘草五分　扁豆炒，二钱

【用法】上几味，以水一盅半，加生姜三五片，煎服

【主治】适用于治胸膈胀闷，或妇人胎气滞满等证。

加减：如有呕者，加半夏一二钱；

如胀满气不顺者，加砂仁七八分；

如火郁于上者，加焦栀子一二钱；

如妇人气逆血滞者，加紫苏梗、香附之属；

如寒滞不行者，加干姜、肉桂之属。

【方解】脾恶湿，若调摄失宜，湿邪外侵；或饮食无节，湿自中生，均可困遏脾阳而健运失司，遂令湿滞气阻，或食积不化而致胸膈脘腹胀满疼痛，故治当健脾除湿，消食和中，方中陈皮芳香理化，醒脾化湿，厚朴苦温燥湿，除胀消满，生姜宣散，和中降逆，茯苓甘淡，渗湿实脾，益以扁豆、甘草益气健脾，复添山楂消导积食。如此则湿邪却，脾健运，食积消，中焦气和，升降有序，胸膈脘腹自无苦楚矣。

小厘清饮

【来源】《景岳全书》卷五十一方。

【组成】茯苓二三钱　泽泻二三钱　薏仁二钱　猪苓二三钱　枳壳一钱　厚朴一钱

【用法】水一盅半，煎七八分，食前服

【主治】治小水不利，湿滞肿胀，不能受补等证，此方主之。

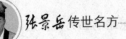

加减：如阴虚水不能达者，加生地、牛膝各二钱；

如黄疸者，加茵陈二钱；

如无内热而寒滞不行者，加肉桂一钱。

【方解】湿邪阴凝，其性重浊，易于困遏气机，损伤阳气。湿为水之渐，性易下行，即所谓"伤于湿者，下先受之"。湿滞气阻，气化不利，遂小水不利；水湿内停，走注肠间可为泄泻；泛溢肌肤则为肿胀，故治当利水除湿，方中茯苓、猪苓、泽泻、薏苡仁甘淡实脾，利水渗湿；水湿留滞，有碍气机运行，而气郁运滞，又会加重湿聚水停，故配枳壳、厚朴调理气机，敷布水湿。诸药合用，共奏理气除湿，利水消肿之效，于湿滞气阻，小便不利，肿满泄泻者，颇为相宜。

【临证提要】本方有理气除湿，消肿除胀之功，适用于因水湿内停引起的泄泻，肿胀，小便不利等病证。

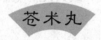

苍术丸

【来源】《景岳全书》卷五十一方。

【组成】茯苓四两　白芍药炒黄，四两　炙甘草一两　川椒去闭口者，炒去汗　小茴香炒，各一两　浓厚朴三两，姜汁炒　真茅山苍术八两，米泔浸二宿，切，炒。如无，即以好白术代之　补骨脂酒浸二日，晒干，炒香，四两。

【用法】上为末，糯米糊为丸，桐子大。每食远清汤送下七八十丸。

【主治】治寒湿在脾，泄泻久不愈方。寒湿之泄，常有泄泻清稀，甚如水样，腹痛肠鸣，脘闷食少，舌苔白腻，脉象濡滑等特点。

【方解】脾胃中土，职司运化，需赖阳气温煦，方能清气升发，输布精微，灌溉四旁，脾为阴土，喜躁恶湿，若饮食劳倦损伤脾气，使寒湿内生，或调摄不慎，寒湿侵脾，遂致脾阳被戕，清气下陷，而生飧泄，故治须温中散寒，则久泄可愈。是方名以"苍术丸"，旨在燥湿健脾可知，伍以厚朴苦温燥湿，以增苍术健脾之力；"久泄无火，多因脾胃之虚寒"（卷二十四·泄泻），故配川椒、小茴香、补骨脂以温养脾肾阳气，祛化中焦寒湿，方中茯苓淡渗，利水除湿，分清泌浊，且甘淡实脾；芍药、甘草，酸甘相合，既可柔肝以其伐中，益脾以御防肝侮，且能缓急止痛；而易糯米糊丸，能增健脾止泻之力。诸药合用，丸药缓调，故可治寒湿在脾之久泻不止证。

【临证提要】

本方为治寒湿在脾，泄泻久不愈方。凡寒湿之泄，常有泄泻清稀，甚如水样，腹痛肠鸣，脘闷食少，舌苔白腻，脉象濡滑等特点的病证，适于此方。

贝母丸

【来源】《景岳全书》卷五十一方。

【组成】贝母一两

【用法】为末，用砂糖或蜜和丸，龙眼大。或噙化，或嚼服之。

【主治】消痰热，润肺止咳，或肺痈肺痿，乃治标之妙剂。

加减：若欲劫止久嗽，每贝母一两，宜加百药煎、蓬砂、天竺黄各一钱佐之尤妙。如无百药煎，即醋炒文蛤一钱亦可，或粟壳亦可酌用。

若治肺痈，宜加白矾一钱，同贝母丸服如前，最妙。

【方解】贝母有川贝母、浙贝母之分，两者均能清肺化痰止咳，皆可用于痰热咳嗽。但川贝性凉而干，兼有润肺之功，多用于肺虚久咳，痰少咽躁等证；浙贝苦寒较重，开泄力大，清火散结作用较强，多用于外感风寒或痰火郁结咳嗽。景岳制方未明言用何种贝母，笔者据本方所载主治，及《全书》中是方所治证候推断，认为用治初、中期肺痈，以浙贝入丸为宜；若用治后期肺痈、肺痿及虚损久咳，则当以川贝为宜。砂糖甘寒无毒，具和中助脾，缓肝气，润心肺，解酒毒之功。蜂蜜甘平，有润肺止咳，滋养补中之效，适宜于肺燥干咳，虚劳久咳、咽干等证，而于慢性虚弱性疾病、脾胃不足者尤宜。贝母与砂糖或蜂蜜为丸则既具清热化痰之力，又有润肺止咳之效，且能扶脾建中，补土生金。如此则补脾润肺，清化热痰，两擅其长，更合以壮水主、制阳光之剂，则何愁肺痈、肺痿及虚损久咳病证之不愈哉。

括痰丸

【来源】《景岳全书》卷五十一方。

【组成】半夏制，二两　白芥子二两　干姜炒黄，一两　猪苓二两　炙甘草五钱　陈皮四两，切碎，用盐二钱入水中拌浸一宿，晒干。

【用法】研末，汤浸蒸饼为丸如绿豆大。每服一钱许，开水调下。

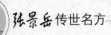

【主治】治一切停痰积饮，吞酸呕酸，胸胁胀闷疼痛等证。

加减：若欲劫止久嗽，每贝母一两，宜加百药煎、蓬砂、天竺黄各一钱，佐之尤妙；

如无百药煎，即炒醋文蛤一钱亦可，或粟壳亦可酌用；

若治肺痈，宜加白矾一钱，同贝母丸服，如前最妙；

如胸胁疼痛者，加台乌药二两。

【方解】本方由二陈汤去茯苓，加猪苓、干姜、白芥子而成，主治一切停痰积饮为患。二陈汤具理气和中，燥湿化痰之功，去茯苓加猪苓后，因猪苓利水渗湿之力胜于茯苓，故其基本作用仍存在，而消痰化饮之功则更胜一筹。"病痰饮者，当以温药和之"，故加干姜辛热，不特温中散寒，振奋中阳，运脾除湿，以绝痰饮之源，且能温肺化饮，助消胸胁之停痰悬饮；白芥子辛温，能温肺祛痰，李时珍谓其能"理气宽胸，除寒暖中，治咳嗽、反胃"。诸药相协，则共奏温肺散寒，化饮消痰之功，故于一切寒饮痰积作祟致患者甚为适宜。于此，景岳之善用古方、自出机杼者可见一斑。

神香散

【来源】《景岳全书》卷五十一方。

【组成】丁香、白豆蔻或砂仁各等份。

【用法】为末，每服五至七分，甚者一钱，温开水调下。

【主治】治胸胁胃脘逆气难解，疼痛呕哕胀满，痰饮膈噎，诸药不效者，惟此最妙加减法：若寒气甚者，姜汤送服，日数服。

【方解】本方主治寒邪内凝，气机逆乱所致病证，故以温中散寒，理气降逆为法。方中丁香辛温，归脾、胃、肾经，功可暖肾助阳，尤善温中散寒，和胃降逆，为治胃寒疼痛、呕哕之要药。李时珍谓其能"治虚哕，小儿吐泻，痘疮胃虚，灰白不发"；配伍白蔻辛温，芳香理气，温中降逆，《开宝本草》载其"主积冷气，止呕逆反胃，消谷下气"，《用药法象》谓之能"散肺中滞气，宽膈进食"，二药相须，共奏阳振寒散，气顺逆之效，而胸胁胃脘痛呕证自可得痊。本方药品，芳香辛烈，小量即可见效，故用量甚轻，景岳赞之为上述各证"诸药不效者，惟此最妙。"但该方总属辛辣燥烈之品，短气使用，获效必佳，但若久用，则有伤津耗液之虞，故陈修园警告说："若服至数日外，必增燥渴之症。"（《景岳新方八阵砭》）颇有见地，值得参考。

二药合用，共奏理气宽中温中祛寒之功。使寒湿除，脾阳复健，气机畅通，则诸症自愈。本方药性辛温香燥，易耗气伤阴，故凡气虚阴亏者，用之宜慎。

【临证提要】 本方主要用于胸胁胃脘气逆所引起的疼痛，呕哕，痰饮噎嗝等证。其温中散寒，理气降逆之功尤佳，但若久用，则有伤津耗液之虞，故不可久服。

第三章 寒 阵

抽薪饮

【来源】《景岳全书》卷五十一。

【组成】黄芩 石斛 木通 栀子炒 黄柏各一二钱 枳壳钱半 泽泻钱半 细甘草三分

【用法】水一盅半，煎七分，食远温服。

【主治】治诸凡火炽盛而不宜补者。

加减：内热甚者，冷服更佳。

如热在经络肌肤者，加连翘、天花粉以解之；

热在血分大小肠者，加槐蕊、黄连以清之；

热在阳明头面，或躁烦便实者，加生石膏以降之；

热在下焦，小水痛涩者，加龙胆草、车前以利之；

热在阴分，津液不足者，加门冬、生地、芍药之类以滋之；

热在肠胃实结者，加大黄、芒硝以通之。

【方解】本方所主治为诸火炽盛而不宜补者，为专攻火热之经典方剂。方中之黄芩、栀子和黄柏清热泻火，分别清泻上、中、下三焦之火，是为君药；木通、泽泻清热利尿，使热从小便而去；伍以石斛益胃生津，滋阴清热，则无苦寒伤阴之虞，枳壳理气宽中，甘草能益气健脾，且调和诸药，三药合用则可顾护中土，可无苦寒伤中滞气之虞。

徒薪饮

【来源】《景岳全书》卷五十一。

【组成】陈皮八分 黄芩二钱 麦冬 芍药 黄柏 茯苓 牡丹皮各一钱半

【用法】水一盅半，煎七分，食远温服。

【主治】治三焦凡火，一切内热，渐觉而未甚者，先宜清以此剂。其甚者，宜抽薪饮。

加减：如多郁气逆伤肝，胁肋疼痛，或致动血者，加青皮、栀子。

【方解】火为阳邪，易于伤津耗气。若火热之势已盛，当急清热以存阴。方中黄芩苦寒，清热燥湿，泻火解毒，止血；丹皮苦辛微寒，清热凉血，且能活血，治血中伏火，且除烦热；黄柏苦寒，其性沉，尤专于清下焦湿热，三药共为君药，共清三焦火热。麦冬甘寒养阴，合芍药苦酸，养血敛阴，共为臣药，既复已伤之阴津，又防热邪更伤阴液，且养阴又可除热，故能增强芩、柏、丹之清热之效。陈皮苦温芳香，理气健脾，既能助脾，又防治苦寒伤中碍气，是为佐药。茯苓甘淡而平，利水渗湿，使热从小便而去，是为使药。诸药各展所长，共奏清热育阴之功。

大厘清饮

【来源】《景岳全书》卷五十一。

【组成】茯苓　泽泻　木通各二钱　猪苓　栀子或倍之　枳壳　车前子各一钱

【用法】水一盏半，煎八分，食远温服。

【主治】治积热闭结，小便不利，或致腰腿下部极痛，或湿热下利，黄胆，溺血，邪热蓄血腹痛淋闭等证。

加减：如内热甚者，加黄芩、黄柏、龙胆草之属；

如大便坚硬胀满者，加大黄二三钱；

如黄疸小水不利，热甚者，加茵陈二钱；

如邪热蓄血腹痛者，加红花、青皮各一钱五分。

【方解】本方适用于在积热闭结于下及湿热下注的病证，故治宜清泻火热，利水利湿为法。方中栀子苦寒，味厚气薄，善泻三焦郁火，是为君药；木通，车前子清热利尿，助栀子泻火通淋，是为臣药；枳壳理气健脾，以助水湿运化为佐药；茯苓、猪苓和泽泻为甘淡之品，善于利水渗湿，导热下泄，是为使药。诸药合用，各司其职，则积热可除，湿热可清。

清流饮

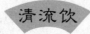

【来源】《景岳全书》卷五十一。

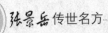

【组成】生地　芍药　茯苓　泽泻各二钱　当归一二钱　甘草一钱　黄芩　黄连各钱半　枳壳一钱

【用法】水一盏半，煎服。

【主治】治阴虚挟热泻痢，或发热，或喜冷，或下纯红鲜血，或小水痛赤等证。

加减：如热甚者，加黄柏；

小便热痛者，加栀子。

【方解】湿热为患，治当清热化湿。泻痢伤阴，又当顾护阴液。本方清热除湿及滋阴养血并用。方中黄芩、黄连苦寒，能清热燥湿，坚阴止痢；生地、芍药酸甘养阴，顾护阴液，防泻痢伤阴；当归养阴和血止痛；茯苓利水渗湿，湿去而热自孤，则湿热可除；枳壳理气去滞，甘草调和诸药。如此则清热除湿不伤正，滋阴养血而不恋邪，阴亏得复，湿热清解而痢止。

茵陈饮

【来源】《景岳全书》卷五十一。

【组成】茵陈　焦栀子　泽泻　青皮各三钱　甘草一钱　甘菊花二钱

【用法】用水三四盏，煎两盏，不时陆续饮之。

【主治】治挟热泄泻热痢，口渴喜冷，小水不利，黄疸湿热闭涩等证。

【方解】本方所主诸证，皆为湿热内郁所致，故其治以清热利湿退黄为法。方中茵陈蒿为君，清热利湿，醒脾化湿，利胆退黄，为治黄疸要药。臣以栀子通利三焦，清热泻火而利小便；伍以泽泻渗湿，利水除湿，泌别清浊，利小便以实大便，且能导热下走；青皮苦辛而温，芳香健胃，理气化滞；甘菊花清热解毒，合甘草缓急止痛，且能调和诸药。

安胃饮

【来源】《景岳全书》卷五十一。

【组成】陈皮　山楂　麦芽　木通　泽泻　黄芩　石斛

【用法】水一盏半，煎七分，食远服。

【主治】治胃火上冲，呃逆不止。

加减：如胃火热甚，脉滑实者，加石膏。

【方解】方中黄芩、石斛清胃生津，陈皮、山楂、麦芽行气消滞；木通、泽泻泻火利水。配合成方，共奏清胃生津，行气消滞的功效。诸药合用，则胃火下降，气行滞消，不止呃而呃自止。

【方论】张景岳说："胃火为呃者，其证极多，但察其脉见滑实，而形气不虚，胸膈有滞，或大便坚实，或不行者，皆其胃中有火，所以冲为呃，但降其火，其呃自止，惟安胃饮为最妙。余常治愈多人，皆此证也。"

太清饮

【来源】《景岳全书》卷五十一。

【组成】知母　石斛　木通各一钱半　石膏生用，五七钱　或加麦门冬

【用法】水一盅半，煎七分，温服或冷服。

【主治】治胃火烦热，狂斑呕吐等证。可与白虎汤出入酌用。

【方解】胃火内盛，自当清泻内热，热甚津伤，又须养阴生津。方中生石膏辛甘大寒，清热泻火，尤善清泻肺胃火热；知母苦甘而寒，与石膏相须为用，则清热泻火之功尤著；石斛甘凉，亦能清泄胃热，善于养胃生津，以补胃津之耗，且与知母同用，有滋阴之功，可助石膏清泻胃火；木通苦寒，清热利尿，导热外泄。

悉尼浆

【来源】《景岳全书》卷五十一。

【组成】梨子

【用法】用清香甘美大梨，削去皮，别用大碗盛清冷甘泉，将梨薄切浸于水中，少顷，水必甘美，但频饮其水，勿食其。

【主治】解烦热，退阴火，此生津止渴之妙剂也。

【方解】梨，性味甘酸而平、无毒，具有生津止渴、益脾止泻、和胃降逆的功效与作用，景岳单用其解烦热，退阴火，谓此为"生津止渴之妙剂也"。

【方论】《本草衍义》：梨，多食则动脾，少则不及病，用梨之意，须当

斟酌，惟病酒烦渴人，食之甚佳，终不能却疾。

《纲目》《别录》着梨，止言其害，不着其功，陶隐居言梨不入药，盖古人论病多主风寒，用药皆用桂、附，故不知梨有治风热、润肺、凉心、消痰、降火、解毒之功也。今人痰病火病，十居六七，梨之有益，盖不为少，但不宜过食尔。然惟乳梨、鹅梨、消梨可食，余梨则亦不能去病也。

《本草经疏》：梨，能润肺消痰，降火除热，故苏恭主热嗽止渴，贴汤火伤；大明主贼风心烦，气喘热狂；孟诜主胸中痞塞热结等，诚不可阙者也。《本经》言多食令人寒中者，以其过于冷利也；乳金疮不可食者，以血得寒则凝而成瘀为病也。凡人有痛处，脉数无力，或发渴，此痈疽将成之候，惟昼夜食梨，可转重为轻。膏粱之家，厚味醇酒，纵恣无节，必多痰火卒中痈疽之病，数食梨，刁变危为安，功难尽述。

《重庆堂随笔》：梨，不论形色，总以心小肉细，嚼之无渣，而味纯甘者为佳。凡烟火、煤火、酒毒，一切热药为患者，啖之立解。温热燥病，及阴虚火炽，津液燔涸者，捣汁饮之立效。

约阴丸饮

【来源】《景岳全书》卷五十一。

【组成】当归　白术炒　芍药酒炒　生地　茯苓　地榆　黄芩　白石脂醋粹　北五味　丹参　川续断各等份

【用法】上为末，炼蜜丸服。

【主治】治妇人血海有热，经脉先期或过多者，或兼肾火而带浊不止，及男妇大肠血热便红等证。

加减：火甚者，倍用黄芩；

兼肝肾之火甚者，仍加知母、黄柏各等份；

大肠血热便红者，加黄连、防风各等份。

【方解】月经先期，带浊不止等均为血海有热所致。治疗当清热凉血止血为法。方中当归、生地、白芍、丹参、地榆等药平抑肝阳、养血柔肝、缓中止痛；而当归、丹参能养血活血，止血而无留瘀之弊。黄芩清热燥湿，泻火解毒，止血，安胎；白石脂、五味子敛肺，滋肾，涩血；续断补肝肾，壮筋骨，调血脉；白术、茯苓益气健脾，以增强脾摄血之力。诸药合用，共奏泻火清热，收敛止血之功。

服蛮丸

【来源】《景岳全书》卷五十一。

【组成】生地　麦门冬　芍药　石菖蒲　石斛　川丹皮_{极香者}　茯神_{各二钱}　陈皮_{一钱}　木通知母_{各一钱半}

【用法】水一盅半，煎七分，食远服。

【主治】此方性味极轻极清，善入心肝二脏，行滞气，开郁结，通神明，养正除邪，大有奇妙。

加减：如痰胜多郁者，加贝母二钱；

痰盛兼火者，加胆星一钱五分；

阳明火盛，内热狂叫者，加石膏二三钱；

便结胀满多热者，玄明粉二三钱调服，或暂加大黄亦可；

气虚神困者，加人参随宜。

【方解】气郁日久，化热伤阴。治疗当清热养阴，开郁宁神为治。方中生地、麦冬、白芍、石斛等药养阴清热，用为君药；木通、丹皮、知母，能解郁热，凉血开郁，用为臣药；佐以石菖蒲辛温，开窍豁痰、理气活血，合以茯神宁心安神；陈皮理气开郁，燥痰；诸药合用，则郁证可除，心神得宁。

约营煎

【来源】《景岳全书》卷五十一。

【组成】生地　芍药　甘草　续断　地榆　黄芩　槐花　荆芥穗_{炒焦}　乌梅_{二个}

【用法】水一盅半，煎七分，食前服。

【主治】治血热便血，无论脾胃、小肠、大肠、膀胱等证，皆宜用此。

加减：如下焦火盛者，可加栀子、黄连、龙胆草之属；

如气虚者，可加人参、白术；

如气陷者，加升麻、防风。

【方解】热伤血络，则发为便血。治宜清热养阴，凉血止血。方中生地、芍药养阴清热，和营止血是为君药；黄芩、地榆、荆芥穗，清热泻火，和络止血；乌梅酸涩，收敛止血；续断补肝肾，调血脉。诸药合用，共奏清热养阴，凉血止血之效。

第四章 攻 阵

赤 金 豆

（亦名八仙丹）

【来源】《景岳全书》卷五十一方。

【组成】巴豆霜去皮膜，略去油，一钱半　生附子切，略炒燥，二钱　皂角炒微焦，二钱
轻粉一钱　丁香　木香　天竺黄各三钱　朱砂二钱为衣

【用法】上为末，醋浸蒸饼为丸，萝卜子大，朱砂为衣。欲渐去者，每服
五七丸。欲骤行者，每服一二十丸。用滚水，或煎药，或姜、醋、茶、蜜、
茴香、史君煎汤为引送下。

【主治】血凝气滞，疼痛肿胀，虫积结聚坚，宜此主之。

加减：若利多不止，可饮冷水一二口即止。盖此药得热则行，得冷则
止也；

如治气湿实滞鼓胀，先用红枣煮熟，取肉一钱许，随用七八丸，甚者一
二十丸，同枣肉研烂，以热烧酒加白糖少许送下；

如治虫痛，亦用枣肉加服，止用清汤送下。

【方解】对于积聚之治，景岳则认为："治积之要，在知攻补之宜，而攻
补之宜，盖缓之则养成其势，反以难制，此所急在积，速攻可也。"方中巴豆
辛热峻下，破血通闭，《本经》谓其"主伤寒温疟寒热，破癥瘕结聚、坚积、
留饮痰癖，大腹水胀，开通闭塞……杀虫鱼"，用为主药；配以生附子温阳逐
寒，振奋阳气；木香、丁香理气行滞；皂角、竺黄荡涤顽痰；轻粉辛寒，可
攻毒杀虫，逐水退肿，李时珍谓之能"治痰涎积滞，水肿鼓胀，毒疮"；朱砂
为衣，意在防腐，便于就贮，并具安神、解毒之效。全方共奏理气散瘀、涤
痰杀虫、消积散癥之效，于诸积之作，疼痛肿胀甚急，元气不虚而须急攻者
宜之。若于积久元虚，不可用之，否则积气本远，攻不易之，胃气先伤，而
愈攻愈虚。

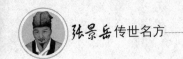
太平丸

【来源】《景岳全书》卷五十一方。

【组成】陈皮　厚朴　木香　乌药　白芥子　草豆蔻　三棱　蓬术煨　干姜　牙皂炒断烟　泽泻各三钱

【用法】以上十一味俱为细末。巴豆（用滚汤泡去皮心膜，称足一钱，用水一碗，微火煮至半碗，将巴豆捞起，用乳钵研极细，仍将前汤搀入研匀，然后量药多寡，入蒸饼浸烂捣丸，前药如绿豆大。每用三五分，甚者一钱）随证用汤引送下。

【主治】治胸腹疼痛胀满，及食积气积血积，气疝血疝，邪实秘滞痛剧等证。

加减：凡伤食停滞，即以本物汤下；

妇人血气痛，红花汤或当归汤下；

气痛，陈皮汤；

疝气，茴香汤；

寒气，生姜汤；

欲泻者，用热姜汤送下一钱。未利，再服；

利多不止，用冷水一二口即止。

【方解】方中巴豆辛热有毒，具峻下冷积，逐水退肿，祛痰破瘀作用，故为驱逐淤积之主药。原书载用，"滚烫泡去皮心膜"，是为了消减毒性。本方用之，旨在"借些微巴豆以行群药之力，去滞最妙"。配伍陈皮、厚朴、木香、乌药、草豆蔻以理气行滞，解郁止痛，且助活血散瘀之力；三棱、蓬术活血祛瘀，以消淤积，更添干姜，温中散寒，健运中土，以振升清降浊之能；白芥子、牙皂角善于搜剔积痰，以利经络之气；泽泻淡渗利水，促使湿浊外泄。各药协同，共奏理气活血，消痰攻积之效，故于气积、气疝、血积、血疝、食积等引起的胸腹胀痛秘滞诸证，均可使用。

猎虫丸

【来源】《景岳全书》卷五十一方。

【组成】芜荑　雷丸　桃仁　干漆_{炒烟尽}　雄黄_{微炒}　锡灰　皂角_{烧烟尽}　槟榔　使君子_{各等份}　轻粉_{减半}　细榧肉_{加倍}　汤浸蒸饼为丸，绿豆大。

【用法】每服五七分，滚白汤下，陆续服之。

【主治】治诸虫积胀痛黄瘦等病。

加减：如虫积坚固者，加巴豆霜与轻粉同。

【方解】诸虫于人，无论长幼皆可致患，但以儿童为多见。景岳所谓诸虫，主要是指肠道寄生虫，常见者有蛔虫、寸白虫、蛲虫、钩虫等。中医治疗虫证，每用复方，既能杀灭多种寄生虫，又可兼顾体质强弱、病情缓急及并发症，全面稳妥，颇切实用。方中使君子、雷丸、芜荑、榧子、槟榔、雄黄、轻粉、锡灰、干漆、皂角，皆具杀虫之力，故可用于多种寄生虫病；其中皂角、槟榔、轻粉、榧子又有不同程度的泻下通便作用，能促使虫体排出，勿需另用泻药；雄黄、锡灰及轻粉、皂角杀虫力强、但毒性亦大，须谨慎运用，严格控制用量；干漆辛苦而温，有毒，功可杀虫、祛瘀，《药性本草》谓其"杀三虫"，与破血祛瘀之桃仁同用，还具有破瘀血、生新血之效。

百顺丸

【来源】《景岳全书》卷五十一方。

【组成】川大黄_{锦纹者，一斤}　牙皂角_{炒微黄，一两六钱}

【用法】上为末，用汤浸蒸饼捣丸，绿豆大。每用五分，或一钱，或二三钱，酌宜用引送下，或用蜜为丸亦可。

【主治】治一切阳邪积滞。凡气积血积，虫积食积，伤寒实热秘结等证。

【方解】方中大黄苦寒，功擅泻火凉血，攻积导滞，活血祛瘀，推陈出新，功专效宏，直走不守，善夺土郁壅滞，破积聚坚癥，以为主药；牙皂角辛咸性温有小毒，善逐风痰，利九窍，杀诸虫精物，消谷导痰，除咳嗽、心腹气结、疼痛胀满、通大肠秘结，协助大黄，则攻逐之力更增，故适用于一切阳邪积滞实证。百顺丸为皂角配以大剂量大黄，意在泻热去积，故于阳邪积滞实证为宜。

第五章　散　阵

一柴胡饮

【来源】《景岳全书》卷五十一方。

【组成】柴胡二三钱　黄芩一钱半　芍药二钱　生地一钱半　陈皮一钱半　甘草八分

【用法】水一盅半，煎七、八分，温服。

【主治】"一为水数，从寒散也"。凡感四时不正之气，或为发热，或为寒热，或因劳因怒，或妇人热入血室，或产后、经后因冒风寒，以致寒热如疟等证，但外有邪而内兼火者。

加减：如内热甚者，加连翘一二钱；

如外邪甚者，加防风一钱；

如邪结在胸而痞满者，去生地，加枳实一二钱；

如热在阳明而兼渴者，加天花粉或葛根一二钱；

热甚者，加知母、石膏。

【方解】本方具疏解表邪，清泄里热之功。景岳设此方，"但外有邪而内兼火者，须从凉散，宜此主之"。一为感四时不正之气，表邪未解，入里化热，出现发热，或恶寒发热症状。或者因劳，阳气者烦劳则张，因怒，郁火内生，妇人热人血家，为内兼火者；或产后经后感风寒，邪乘虚而人，正邪相争而发寒热如疟者。外有邪则须疏散解表、内兼火则须清泄里热。方中以柴胡为君，苦辛微寒，具有疏散退热、畅达气机之力，善于疏表泄热，景岳不仅用之于少阳证之往来寒热，且认为"少阳之柴胡亦未有不入大阳、阳明者"，故治外感不分太阳、阳明、少阳，多以柴胡为主药而据情组方治之。配伍黄芩苦寒，善于清泄火热，与凉散之柴胡合用，可促使火热之邪内消外散。生地、白芍，清热凉血，养阴和营，防热邪伤阴，又可清内之火；陈皮调气和胃；甘草甘缓和中，顾护中土。诸药合用，共奏疏邪解表，清泄里热之效。

【方论】《退思集类方歌注》：此大柴胡变局也。去半夏、枳实、姜、枣，加陈皮、甘草调气，生地凉营分之热，如邪结胸而痞满者，仍宜去生地加枳实为妙。

《景岳全书发挥》：一柴胡饮一为水数，从寒散也。亦是好奇立说。但外有邪而内兼火者，宜此主之。一方而包括诸病之治，未免有误，当认病用药。

景岳此方为"外有邪而内兼火者"立，从药物组成来看，亦可适用于内伤杂病，证属肝郁化火，木火扰心，胃气失和者，以柴胡、黄芩疏肝解郁，清肝火，芍药柔肝缓急，生地、甘草清心泻火、陈皮理气和胃。今人治病在辨证论治基础上，多以此方为基础加减运用，单用者少。学古人之方，当学其组方思路，配伍特点，师其法而不泥其方。[康锁彬. 张景岳医方精要 ［M］，河北：河北科学技术出版社，2004，307]

【临证提要】一柴胡饮乃凉散之剂。用治外感或兼有里热者。症见：或为发热，或为寒热，或因劳因怒，外有邪而内兼火热，脉证惧阳而烦渴喜冷，或妇人热入血室，或产后、经后因冒风寒，以致寒热如疟等证且元气强实者当以本方治之。

二柴胡饮

【来源】《景岳全书》卷五十一。

【组成】 陈皮一钱半　半夏二钱　细辛一二钱　厚朴一钱半　生姜三五七片　柴胡一钱半，或二三钱　甘草八分

【用法】 水一盅半，煎七八分，温服。

【主治】 二为火数，从温散也。凡遇四时外感，或其人元气充实，脏气素平无火，或时逢寒胜之令，本无内热等证者，皆不宜妄用凉药，以致寒滞不散，则为害非浅，宜此主之。

【方解】 本方具有疏表散寒，理气和中之功效。景岳云本方为温散之剂，凡寒邪外盛，本无内热者，宜此主之。方中柴胡苦辛微寒，善于疏解外邪，且少阳、太阳、阳明之外邪具能解之；配以辛温之细辛，既能祛除在外之风寒，又能祛除入里之寒邪，加以辛温发表之生姜合用，增强本方疏表散寒之功用。此外，寒邪伤人，亦多从口鼻而入侵犯脾胃，致脾胃失和易现脘腹满闷等症，故方中用陈皮、厚朴、半夏以理气健脾，燥湿和中，且生姜又可以温中和胃止呕；甘草和中，调和诸药；诸药合用，共奏疏表散寒，理气和中之效。故于外有邪而寒盛，本无内热，或兼脘腹失和者宜之。

【方论】景岳曰：伤寒之宜温散者，以其寒邪外盛，而内无热证，及元气无亏而气清受寒者，皆可从温直散之，宜二柴胡饮为最当。

【临证提要】二柴胡饮为温散之剂，对四时外感，时逢寒盛之令感受客邪为患，内本无热，及元气无亏而气清受寒者，切勿用凉药，以免寒滞为害，此为阴邪固闭，阳气不达，宜二柴胡饮主之。

四柴胡饮

【来源】《景岳全书》卷五十一。

【组成】柴胡一二三钱　炙甘草一钱　生姜三五七片　当归二三钱，泻者少用
人参二三钱或五七钱，酌而用之

【用法】水二盅，煎七八分，温服。

【主治】四为金数，从气分也。凡人元气不足，或忍饥劳倦，而外感风寒，或六脉紧数微细，正不胜邪等证，必须培助元气，兼之解散，庶可保全，宜此主之。

加减：如胸膈滞闷者，加陈皮一钱。

【方解】本方具益气养血，疏表散寒之功。景岳设此方亦为兼补以散之剂，为元气不足，外感风寒，正不胜邪而设。人素禀元气不足，或忍饥劳倦，中气受损；六脉寸关尺俱为紧数微细，紧为寒，数为热为虚，微细为气血不足，脉道失充，为正气不足外感风寒之脉象。故本方意在益气养血，兼以疏表散寒。方中以人参大补元气，补脾益肺，振奋中气，《用药法象》云："人参甘温，能补肺中元气，肺气旺则四脏之气皆旺，精自生而形自盛，肺主诸气故也。" 配以当归养血和血，二药相合，扶助元气，使气充血旺以祛邪外出；柴胡、生姜疏解表寒；炙甘草益气和中，兼调和诸药。诸药合用，共奏扶正祛邪之功。

【方论】《退思集类方歌注》：此为小柴胡变局，去黄芩、半夏而加当归、陈皮。本方虽治从气分，而略兼营分，盖气虚者，营血必不足，故补气亦必兼补血也。

五柴胡饮

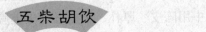

【来源】《景岳全书》卷五十一。

【组成】柴胡一二三钱　当归二三钱　熟地三五钱　白术二三钱　芍药钱半，炒用
炙甘草一钱　陈皮酌用，或不必用

【用法】水一盅半，煎七分，食远热服。

【主治】五为土数，从脾胃也。脾土为五脏之本，凡中气不足而外邪有不散者，非此不可。

加减：寒胜无火者，减芍药，加生姜三五七片，或炮干姜一二钱，或再加桂枝一二钱则更妙；

脾滞者，减白术；气虚者，加人参随宜；腰痛者，加杜仲；头痛者，加川芎；

劳倦伤脾阳虚者，加升麻一钱。

【方解】本方具有培中益脾，疏表散寒之功效。景岳云："五为土数，从脾胃也。"此方"兼培血气以逐寒邪"。故知本方旨在培益中气以扶正祛邪。方中白术甘苦而温，为补脾益气之要药，《神农本草经》云其"主风寒湿痹……除热，消食"；炙甘草益气补中，二药合用，则培中益气之力增强；景岳认为熟地能"大补血衰，滋培肾水"、又"得土气之最厚者"，故为治疗脾胃阴血不足之要药，与当归、芍药同用，则滋阴养血之力更显。柴胡气味俱轻，阳中之阴，善于升散、用以疏表散邪；陈皮苦温，芳香悦脾，理气和中，又可防熟地、归芍诸药之滞腻，促脾胃运化功能恢复；甘草兼以调和诸药。诸药合用，则共奏培中益脾，疏表散寒之功。

此与四柴胡饮相表里，但四柴胡饮止调气分，此则兼培血气以逐寒邪，尤切于时用者也，神效不可尽述。凡伤寒疟疾痘疮，皆所宜用。

【方论】《退思集类方歌注》：此与四柴胡饮相表里。但四柴胡饮调气分之药为多，此则兼培气血为异。

注　以上五方，皆出柴胡治例，录出聊为加减成方之一助。然毕竟后世之方，总不免笼统之弊，若病在太阳，便用。

【临证提要】三四五柴胡饮是兼补而温散之剂。凡素体不足而感外邪或伤寒，疟疾，痘疮初起症如外感轻症者可酌情选择用之。景岳认为"三为木数，从肝经血分也"。故肝经阴血不足而复感外邪较轻者宜三柴胡饮加减治之。"四为金数，从气分也"。故凡元气不足，或忍饥劳倦，而外感风寒，或六脉紧数微细，正不胜邪者，当以四柴胡饮酌而用之。"五为土数，从脾胃也"。盖脾土为五脏之本，凡中气不足而外邪有不散者宜用五柴胡饮主之。若微寒咳呕者，加半夏；头痛者，加川芎；劳倦伤脾阳虚者，加升麻。

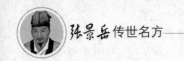

麻桂饮

【来源】《景岳全书》卷五十一。

【组成】官桂一二钱　当归三四钱　炙甘草一钱　陈皮随宜用，或不用亦可
麻黄二三钱

【用法】水一盅半，加生姜五七片或十片，煎八分，去浮沫，不拘时服。
不必浓盖，但取津津微汗透彻为度。

【主治】治伤寒、瘟疫、阴暑、疟疾，凡阴寒气胜而邪有不能散者，非此
不可。

加减：若阴气不足者，加熟地黄三五钱；

若三阳并病者，加柴胡二三钱；

若元气大虚，阴邪难解者，当以大温中饮更迭为用。

注　无论诸经四季，凡有是证，即宜是药，勿谓夏月不可用也。

【方解】本方具辛温发汗，解表散寒之功效。景岳曰："此实麻黄桂枝二
汤之变方，而其神效则大有超出二方者，不可不为细察。"方中麻黄辛温发
散，宣肺平喘，《神农本草经》云"治中风、伤寒头痛，温疟。发表出汗，去
邪热气……除寒热"；配以官桂，辛甘而温，温经通阳，发汗解表；生姜辛温发
表散寒，三药相合则发汗解表之力颇强，风寒外解，则发热恶寒、头身疼痛等
诸症自除。当归辛甘而温，养血活血，佐以麻桂柴葛等剂，可治营虚而表不解，
大能散表卫之寒热，此即景岳"求汗于血"之意；陈皮芳香，理气和中，燥湿
化痰；甘草益气和中，祛痰缓急。诸药合用，共奏辛温发汗、解表散寒且无伤
元气之效。故景岳谓之曰"凡阴寒气胜而邪有不能散者，非此不可"。

【方论】此麻黄、桂枝二汤之变方也。无论诸经、四季，凡阴寒邪盛，热
散忌早，寒散忌过者，与是药。盖姜、桂之性，愈老愈辣。和以甘草不防发
伤气之内寒。麻黄之资，能散能收，监以当归，自可解阴虚之表热。［徐又芳.
中医五官科名著集成. 北京：华夏出版社. 1997.］

柴陈煎

【来源】《景岳全书》卷五十一。

【组成】柴胡二三钱　陈皮一钱半　半夏二钱　茯苓二钱　甘草一钱　生姜三五七片

【用法】水一盅半，煎七分，食远温服。

【主治】治伤风兼寒，咳嗽发热，痞满多痰等证。

加减：如寒胜者，加细辛七八分；

如风胜气滞者，加苏叶一钱五分；

如冬月寒甚者，加麻黄一钱五分；

气逆多嗽者，加杏仁一钱；

痞满气滞者，加白芥子五七分。

【方解】本方具解表散邪，化痰除痞之功。主治风寒外束，咳嗽发热，痰浊内蕴痞满之证候。方中柴胡轻清辛散，疏表散邪，伍以生姜辛温发汗解表，共奏发表散寒之效；陈皮辛苦温，理气健脾、燥湿化痰以除痞；配以半夏增强燥湿化痰、降逆消痞之功；茯苓健脾化痰，甘草益气补中、祛痰止咳以为佐，兼以调和诸药。诸药合用，则在表之风寒之邪得驱，肺气得宣，内蕴之痰浊得除，而发热咳嗽、痞满不食等诸症自可痊以。

柴芩煎

【来源】《景岳全书》卷五十一。

【组成】柴胡二三钱　黄芩　栀子　泽泻　木通各二钱　枳壳一钱五分

【用法】水二盅，煎八分，温服。

【主治】治伤寒表邪未解，外内俱热，泻痢烦渴喜冷，气壮脉滑数者。及疟痢并行，内热去血，兼表邪发黄等证。

加减：如疟痢并行，鲜血纯血者，加芍药二钱，甘草一钱；

如湿胜气陷者，加防风一钱。

【方解】本方具疏解表邪，清热利湿之功。方为伤寒表邪未解，里热已盛，内外俱热等证而设。方中柴胡味苦微辛，气平微寒，轻清升散，善于疏解三阳经表之邪以退热；配以苦寒之黄芩，清泄里热，此乃仲景小柴胡汤配伍之精意，合用栀子清泄三焦火热，且能清热除湿、利胆退黄；泽泻、木通淡渗利水除湿、导热下泄；枳壳理气和中，以免寒凉滞气遏阳损中之虞。诸药合用，使得外热得散内热得消热，表里双解，是为表里俱热，或更兼湿热为患者之良方矣。

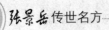

【方论】患者感受暑邪太盛，邪热入里，变为痢疟。症见寒热时作，状如正疟，兼有腹痛泄泻，或痢下赤白，里急后重，形体瘦削，气息低弱，舌苔腻，脉弦细滑。治当和解达邪，清化湿热。或病疟而夹热痢下赤白，舌苔黄腻者，用柴芩煎。[《实用中医内科学，144》]

【临证提要】柴芩煎用于治疗伤寒表邪未解，外内俱热，泻痢烦渴喜冷，气壮脉滑数者。如感邪日久未散变为痢疟亦可用本方加减治之。如热毒加重者，加白头翁、金银花增强解毒之力；如苔腻脉滑兼有食积，加山楂、神曲以消导；如痢下赤多白少，或纯下血痢，加丹皮、地榆凉血止血。

归葛饮

【来源】《景岳全书》卷五十一。

【组成】当归三五钱　干葛二三钱

【用法】水二盅，煎一盅，以冷水浸凉，徐徐服之，得汗即解。

【主治】治阳明温暑时症，大热大渴，津液枯涸，阴虚不能作汗等症。

【方解】本方药仅二味，极为精炼，却具有益营解表，解暑清热，生津止渴之功效。适用于营阴亏虚，感受外邪，大热大渴，津液枯涸，阴虚不能作汗者。正所谓血汗同源，营阴不足，则难以作汗达邪。故治须益营养血，发汗解表。方中当归辛温，补血行血，诚为血中之气药，景岳独识"营虚而表不解者，佐以柴、葛、麻、桂等剂，大能散表卫热"（《本草正》），遂重用之。葛根甘辛而凉，善于解肌发表，为凉散要药也，且能退热生津，景岳谓之"善达诸经，而阳明为最"，且"解温热时行疫疾，凡热而兼渴者，此为最良"。故用之以解阳明经表之邪。如此相配，则营阴足，汗源得充，邪即可随汗而解，大热大渴诸症亦除唉。

第六章　热　阵

四味回阳饮

【来源】《景岳全书》卷五十一。

【组成】人参_{一二两}　制附子_{二三钱}　炙甘草_{一二钱}　炮干姜_{二三钱}

【用法】水二盅，武火煎七八分，温服，徐徐饮之。

【主治】治元阳虚脱，危在顷刻者。

【方解】本方跟《伤寒论》中之四逆加人参汤如同一辙。其具有回阳救逆、扶正固脱之效。方中重用人参大补元气，补气回阳；制附子辛甘大热，能上助心阳以通脉，中暖脾土以健运，下补肾阳以益火，回阳救逆。干姜辛热，温里散寒，助附子回阳救逆；炙甘草，能益气和中，既助人参以益气，又能解毒，调和诸药。四药合用，能"瞬息化气于乌有之乡，顷刻生阳于命门之内"，力挽狂澜，回阳救逆。

理阴煎

【来源】《景岳全书》卷五十一。

【组成】熟地_{三五七钱或一二两}　当归_{二三钱或五七钱}　炙甘草_{一二钱}　干姜_{炒黄色，一二三钱}　或加肉桂_{一二钱}

【用法】水二盅，煎七八分，热服。

【主治】治真阴虚弱，胀满呕哕，痰饮恶心，吐泻腹痛，妇人经迟血滞等症。

加减：若风寒外感，邪未入深，但见发热身痛，脉数不洪，凡内无火证，素禀不足者，但用此汤加柴胡一钱半或二钱，连进一二服，其效如神；

若寒凝阴盛而邪有难解者，必加麻黄一二钱，放心用之，或不用柴胡亦可，恐其清利也。此寒邪初感温散第一方，惟仲景独知此义。第仲景之温散，

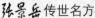

首用麻黄、桂枝二汤，余之温散，即以理阴煎及大温中饮为增减，此虽一从阳分，一从阴分，其迹若异，然一逐于外，一托于内，而用温则一也。学人当因所宜，酌而用之。

若阴胜之时，外感寒邪，脉细恶寒，或背畏寒者，乃太阳少阴证也，加细辛一二钱，甚者再加附子一二钱，真神剂也。或并加柴胡以助之亦可；

若阴虚火盛，其有内热不宜用温，而气血俱虚，邪不能解者，宜去姜、桂，单以三味加减与之，或只加人参亦可。

若治脾肾两虚，水泛为痰，或呕或胀者，于前方加茯苓一钱半，或加白芥子五分以行之；

若泄泻不止及肾泄者，少用当归，或并去之，加山药、扁豆、吴茱萸、补骨脂、肉豆蔻、附子之属；

若腰腹有痛，加杜仲、枸杞；

若腹有胀滞疼痛，加陈皮、木香、砂仁之属。

【方解】 景岳谓本方为"理中汤"的变方。胀满呕哕，痰饮恶心，吐泻腹痛，妇人经迟血滞等证，皆由脾肾中虚，真阴虚弱，阳衰内寒所致。故治疗时当滋阴养血，温中散寒。方中熟地善滋阴补血，当归补血活血，二药相须，则精血互生，阴血易复；干姜辛热，善于温中散寒；肉桂辛甘大热，温中回阳；炙甘草益气和中，缓急止痛。如此则使阴气渐充，则汗从阴达，而寒邪不攻自散矣。

【临证提要】 本方通治真阴虚弱，胀满呕哕，痰饮恶心，吐泻腹痛，妇人经迟血滞等证。又凡真阴不足，或素多劳倦之辈，因而忽感寒邪，不能解散，或发热，或头身疼痛，或面赤舌焦，或虽渴而不喜冷冻饮料，或背心肢体畏寒，但脉见无力者，悉是假热之证。

养中煎

【来源】《景岳全书》卷五十一。

【组成】 人参一二三钱　山药炒，二钱　白扁豆炒，二三钱　炙甘草一钱　茯苓二钱　干姜炒黄，一二钱

【用法】 水二盅，煎七分，食远温服。

【主治】 治中气虚寒，为呕为泄者。

加减：如嗳腐气滞者，加陈皮一钱，或砂仁四分；

如胃中空虚觉馁者，加熟地三五钱。

【方解】方以人参、山药健脾益气，干姜温中散寒，茯苓、扁豆利湿和中，炙甘草调和诸药，且助人参补气。治中气虚寒，为呕为泄者。方中各药，协同增效，共奏补脾益气，温中散寒之效。

温胃散

【来源】《景岳全书》卷五十一。

【组成】人参一二三钱，或一两　白术炒，一二钱，或一两　扁豆二钱，炒　陈皮一钱，或不用　干姜炒焦，一二三钱　炙甘草一钱　当归一二钱，滑泄者勿用

【用法】水二盅，煎七分，食远温服。

【主治】治中寒呕吐，吞酸泄泻，不思饮食，及妇人脏寒呕恶，胎气不安等证。

加减：如下寒带浊者，加补骨脂一钱；

如气滞或兼胸腹痛者，加藿香、丁香、木香、白豆蔻、砂仁、白芥子之属；

如兼外邪及肝肾之病者，加桂枝、肉桂，甚者加柴胡；

如脾气陷而身热者，加升麻五七分；

如水泛为痰而胸腹痞满者，加茯苓一二钱；

如脾胃虚极，大呕大吐不能止者，倍用参术，仍加胡椒二三分许，煎熟徐徐服之。

【方解】本方所治之证，皆由脾胃虚寒所致。治宜温中益气，健脾养营。方中干姜辛热，温中散寒；人参、白术、扁豆，益气补虚，健脾化湿；陈皮辛苦，理气化滞；当归辛甘而温，补血而活血，取阴中求阳之意；炙甘草益气养血，温阳通脉。诸药合用，阳复寒散，泄停呕止。

五君子煎

【来源】《景岳全书》卷五十一。

【组成】人参二三钱　白术　茯苓各二钱　炙甘草一钱　干姜炒黄，一二钱

【用法】水一盅半，煎服。

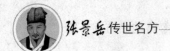

【主治】治脾胃虚寒，呕吐泄泻而兼湿者。

【方解】本方由理中汤加茯苓而成，主治中焦脾胃虚寒，纳运失职，兼见湿邪之证。方中以人参大补脾胃元气，干姜温中散寒，白术、甘草补气益脾，且白术苦温，健脾燥湿，配以茯苓利水渗湿，共奏温补中焦，化湿邪之效。

六味异功煎

【来源】《景岳全书》卷五十一。

【组成】人参二三钱　白术　茯苓各二钱　炙甘草一钱　干姜炒黄，一二钱　陈皮一钱

【用法】水煎服。

【主治】治脾胃虚寒，呕吐泄泻而兼微滞者。

【方解】本方主治脾胃虚寒而兼气滞湿阻，而见呕吐泄泻等证者。方中由理中汤（人参、干姜、白术、甘草），有温中散寒，益气健脾；再配以茯苓利水渗湿，陈皮理气化滞，诸药合用，共奏温中补虚，理气除湿之效。

参姜饮

【来源】《景岳全书》卷五十一。

【组成】人参三五钱或倍之　炙甘草三五分　干姜炮，五分或一二钱，或用煨生姜三五片

【用法】水一盅半，煎七分。徐徐服之。此方或陈皮，或荜茇，或茯苓，皆可酌而佐之。

【主治】治脾肺胃气虚寒，呕吐咳嗽气短，小儿吐乳等证。

【方解】方中人参大补元气，益气健脾，重用为君；干姜辛热，温中散寒；炙甘草温阳通脉，调和诸药。全方共奏温补脾肺，散寒止呕之功。

佐关煎

【来源】《景岳全书》卷五十一。

【组成】厚朴炒，一钱　陈皮炒，一钱　山药炒，二钱　扁豆炒，二钱　炙甘草七分

猪苓二钱　泽泻二钱　干姜炒，一二钱　肉桂一二钱

【用法】水一盅半，煎服。

【主治】治生冷伤脾，泻痢未久，肾气未损者，宜用此汤以去寒湿，安脾胃。

加减：如腹痛甚者，加木香三五分，或吴茱萸亦可；

如泻甚不止者，或补骨脂，或肉豆蔻，皆可加用。

【方解】嗜食生冷，损伤阳气，则纳运失职，而发为呃逆、腹痛、泄泻等证。治宜温中理气，兼以散寒除湿。方中干姜辛热，辅以肉桂辛温通脉，则温中祛寒之效尤著；厚朴、陈皮芳香辛燥，理气化湿；山药、扁豆甘淡，健脾渗湿；猪苓、泽泻甘淡渗湿，利小便以实大便。全方共凑温中理气，散寒除湿之效。

抑扶煎

【来源】《景岳全书》卷五十一。

【组成】厚朴　陈皮　乌药各一钱五分　猪苓二钱　泽泻二钱　炙甘草一钱
干姜炮，一二钱　吴茱萸制，五七分

【用法】水一盅半，煎七分，食远温服。

【主治】治气冷阴寒，或暴伤生冷致成泻痢，凡初起血气未衰，脾肾未败，或胀痛，或呕恶，皆宜先用此汤。此胃关煎表里药也，宜察虚实用之。其有寒湿伤脏，霍乱邪实者，最宜用此。

加减：如气滞痛甚者，加木香五七分，或砂仁亦可；

如血虚多痛者，加当归二钱；如寒湿胜者，加苍术一钱半。

【方解】方中干姜辛热，温中散寒，善补中焦阳气；吴茱萸辛、苦，热，功能散寒止痛，温中止呕，助阳止泻；合以厚朴、陈皮、乌药，则能理气化湿，行滞止痛；猪苓、泽泻甘淡渗湿，湿去而脾运；炙甘草益气和中，调和诸药。

四维散

【来源】《景岳全书》卷五十一。

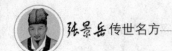

【组成】人参一两　制附子二钱　干姜炒黄，二钱　炙甘草一二钱　乌梅肉五分或一钱，酌其味之微甚，随病患之意而用之。或不用此，即四味回阳饮也。

【用法】上为末，和匀，用水拌湿，蒸一饭顷，取起烘干，再为末。每服一二钱，温汤调下。

【主治】治脾肾虚寒，滑脱之甚，或泄痢不能止，或气虚下陷，二阴血脱不能禁者。

【方解】本方即四逆加人参汤加乌梅而成。方用附、姜温阳，参、草补气，更添乌梅酸涩固脱。全方辛甘酸温摄阳气，治脾肾虚寒，滑脱至甚，或泄利不止，或气虚下陷，二阴血脱不能禁者。

镇阴煎

【来源】《景岳全书》卷五十一。

【组成】熟地一二两　牛膝二钱　炙甘草一钱　泽泻一钱半　肉桂一二钱　制附子五七分，或一二三钱

【用法】水二盅，速煎服。

【主治】治阴虚于下，格阳于上，则真阳失守，血随而溢，以致大吐大衄，六脉细脱，手足厥冷，危在顷刻而血不能止者。如治格阳喉痹上热者，当以此汤冷服。

加减：如兼呕恶者，加干姜炒黄一二钱；

如气脱倦言而脉弱极者，宜速速多加人参，随宜用之。

【方解】阴虚于下，格阳于上，则真阴失守，血随上溢，景岳谓之格阳失血，缘于阴中阳气亏虚以下，阳无所附而虚火浮越。故方中重用熟地滋养肾水以固本，真阴充足则阳有所附；附子、肉桂引火归元，使虚阳得静；牛膝、泽泻为使，引火下行；炙甘草调和诸药。如此则虚阳可降，而动血自安。

归气饮

【来源】《景岳全书》卷五十一。

【组成】熟地三五钱　茯苓二钱　扁豆二钱　干姜炮　丁香　陈皮各一钱　藿香一钱五分　炙甘草八分

【**用法**】水一盅半，煎七分，食远温服。

【**主治**】治气逆不顺，呃逆呕吐，或寒中脾肾等证。

加减：中气寒甚者，加制附子；

肝肾寒者，加吴茱萸、肉桂，或加当归。

【**方解**】本方所治诸证皆为中焦脾阳不足，水湿气机郁滞所致。治疗当温阳散寒，宣畅气机，降逆止呕为法。方中干姜善补中焦阳气，丁香辛温以温中降逆，暖肾助阳；茯苓、扁豆甘淡实脾，化湿和中；藿香解表化湿，和陈皮合用则理气和中之效尤著。诸药合用，共奏温阳散寒，理气降逆之效。

寿脾煎

【**来源**】《景岳全书》卷五十一。

【**组成**】白术二三钱　当归二钱　山药二钱　炙甘草一钱　枣仁钱半　远志制，三五分　干姜炮，一二三钱　莲肉去心，炒，二十粒　人参随宜一二钱，急者用一两

【**用法**】水二盅，煎服。

【**主治**】治脾虚不能摄血等证。凡忧思郁怒积劳，及误用攻伐等药，犯损脾阴，以致中气亏陷，神魂不宁，大便脱血不止，或妇人无火崩淋等证，凡兼呕恶，尤为危候，速宜用此，单救脾气，则统摄固而血自归源。

加减：如血未止，加乌梅二个，

凡畏酸者不可用，或加地榆一钱半亦可；

滑脱不禁者，加醋炒文蛤一钱；

下焦虚滑不禁，加鹿角霜二钱为末，搅入药中服之；

气虚甚者，加炙黄芪二三钱；

气陷而坠者，加炒升麻五七分，或白芷亦可；

兼溏泄者，加补骨脂一钱炒用；

阳虚畏寒者，加制附子一二三钱；

血去过多，阴虚气馁，心跳不宁者，加熟地七八钱，或一二两。

【**方解**】方中重用人参大补元气，白术健脾益气，燥湿利水；山药平补三焦；炙甘草等益脾和中；干姜温中散寒，补脾阳而复其统血之功；酸枣仁、远志、莲肉清心醒脾，健脾固肾摄血。全方共奏补气摄血之功。

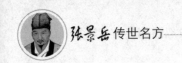

五德丸

【来源】《景岳全书》卷五十一。

【组成】补骨脂四两,酒炒 吴茱萸制,二两 木香二两 干姜四两,炒 北五味二两,或以肉豆蔻代之,面炒用。或用乌药亦可

【用法】汤浸蒸饼丸,桐子大。每服六七十丸,甚者百余丸,滚白汤或人参汤,或米汤俱可下。

【主治】治脾肾虚寒,飧泄等证,或暴伤生冷,或受时气寒湿,或酒湿伤脾,腹痛作泄,或饮食失宜,呕恶痛泄,无火等证。

加减:腹痛多呕者,加胡椒二两更妙。

【方解】本方所治之泻下清稀、完谷不化、性寒肢冷等证皆为脾肾阳虚,失其腐熟水谷、温煦脏腑之功能所致。治当温补脾肾,涩肠止泻。方中重用补骨脂温肾阳,益脾土;伍以干姜、吴茱萸温中散寒;木香辛温,行气止痛;五味子敛阴止泻。诸药合用,则肾阳得补,脾阳得温,泄泻可止。

七德丸

【来源】《景岳全书》卷五十一。

【组成】台乌药 吴茱萸制 干姜炒黄 苍术炒,各二两 木香 茯苓各一两补骨脂炒,四两 神曲糊丸,桐子大。

【用法】每服七八十丸,或百丸,滚白汤送下。

【主治】治生冷伤脾,初患泻痢,腹胀疼痛,凡年壮气血未衰,及寒湿食滞。

【方解】景岳云此方:"凡年壮气血未衰,及寒湿食滞,凡宜和胃者,无不神效。"本方重在温阳散寒,理气除湿。方中吴茱萸、干姜温中散寒,降逆止呕,是为君药;补骨脂、苍术温肾益暖脾,健脾化湿共为臣药;台乌药、木香温中行气止痛,茯苓健脾利水,利小便以实大便共为佐药。

复阳丹

【来源】《景岳全书》卷五十一。

【组成】附子制　炮姜　胡椒　北五味炒　炙甘草各一两　白面二两, 炒熟

【用法】上为末, 和匀, 入温汤捣丸, 桐子大。每服一钱, 随证用药引送下。

【主治】治阴寒呕吐泄泻, 腹痛寒疝等证。

【方解】寒为阴邪, 易伤阳气。若中阳受损, 运化失职, 则可见呕吐、腹痛、寒疝等证。治当温肾暖脾, 补虚和中。方中附子辛热, 大补肾阳以暖脾土; 炮姜、胡椒温补中土, 助脾阳之复; 五味子酸甘, 收敛止泻, 与温药和用更有温涩止泻之效炙甘草, 益气健脾, 助脾健运。全方共奏益阳气, 消阴寒之功, 如此则阴寒可消, 泄泻可止, 疝气可除。

黄芽丸

【来源】《景岳全书》卷五十一。

【组成】人参二两　焦干姜三钱

【用法】为细末, 炼蜜为丸, 芡实大, 嚼服。

【主治】治脾胃虚寒, 饮食不化, 或时多胀满泄泻, 吞酸呕吐等证。

【方解】本方所治诸证为脾胃虚寒所致。方中重用人参, 其味甘, 能大补元气, 补益脾气, 以补后天之本; 干姜辛热, 温中土而健脾阳; 本方药简而力宏, 温补之间相得益彰, 共奏补虚温阳之功。

一气丹

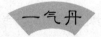

【来源】《景岳全书》卷五十一。

【组成】人参　制附子各等份

【用法】炼白蜜丸, 如绿豆大。每用滚白汤送下三五分, 或一钱。

【主治】治脾肾虚寒, 不时易泻腹痛, 阳痿怯寒等证。

【方解】虚寒之证，以温药而除之。方中人参，味甘、微苦，可大补元气，益气健脾；附子辛甘大热，能助于周身阳气，祛遍体阴寒，可上助心阳以通脉，中暖脾阳以健运，下补肾阳以益火；其与人参相伍，则一补一温，共同发挥补元气，益脾肾，散阴寒之功效。

九气丹

【来源】《景岳全书》卷五十一。

【组成】熟地八两　制附子四两　肉豆蔻面炒，二两　焦姜　吴茱萸　补骨脂酒炒　荜茇炒　五味子炒，各二两　粉甘草炒，一两

【用法】炼白蜜为丸，或山药糊丸，如桐子大。每服六七十丸、或百丸，滚白汤下。

【主治】治脾肾虚寒如五德丸之甚者。

加减：如气虚者，加人参，或二两，或四两，尤妙甚。

【方解】本方主治脾肾虚寒所致之久泄不愈，或泻下清稀等。故当温补脾肾，固肠止泻。方中熟地，补血滋阴，补精益髓；制附子、焦姜及吴茱萸补肾阳，暖中土；荜茇辛热，温中散寒，伍以五味子酸涩，温涩胃肠；粉甘草益气健脾，调和诸药。全方共奏不肾阳以暖中土，散寒气而厚胃肠之功。

温脏丸

【来源】《景岳全书》卷五十一。

【组成】人参随宜用，无亦可　白术米泔浸炒　当归各四两　芍药酒炒焦　茯苓　川椒去合口者，炒出汗　细榧肉　使君子煨，取肉　槟榔各二两　干姜炮　吴茱萸汤炮一宿，炒，各一两

【用法】上为末，神曲糊为丸，桐子大。每服五七十丸，或百丸，饥时白汤下。

【主治】治诸虫积既逐而复生者，多由脏气虚寒，宜健脾胃以杜其源，此方主之。

加减：如脏寒者，加制附子一二两；

脏热者，加黄连一二两。

【方解】景岳曰：“凡脏气强盛者，未闻其有虫，正以随食随化，虫自难存。而虫能为患者，终是脏气之弱，行化之迟，所以停聚而渐致生虫耳”。故方中人参、白术、干姜、吴茱萸及川椒补脾益气，温养中脏；茯苓助脾健运；川椒、细榧肉、使君子及槟榔杀虫安腑。本方温中补虚，使脏腑刚强，脾胃健运，则虫随生随化；而已生之虫则驱逐之，使其难以为患。

圣术煎

【来源】《景岳全书》卷五十一。

【组成】白术用冬术味甘佳者，五六七八钱，炒，或一二两　干姜炒　肉桂各一二钱　陈皮酌用，或不用

【用法】水一盅半，煎七分，温热服。

【主治】治饮食偶伤，或吐或泻，胸膈痞闷，或胁肋疼痛，或过用克伐等药，致伤脏气，有同前证而脉无力，气怯神倦者，速宜用此，不得因其虚痞虚胀而畏用白术，此中虚实之机，贵乎神悟也。若痛胀觉甚者，即以此煎送神香散最妙。若用治寒湿泻痢呕吐，尤为圣药。

加减：若治虚寒泻痢呕吐等证，则人参、炙甘草之类，当任意加用；

若治中虚感寒，则麻黄、柴胡亦任意加用。

【方解】方中重用白术益气健脾，燥湿利水；干姜辛热，善补中焦阳气，伍以肉桂，则温中散寒止痛之效更著；陈皮芳香悦脾，理气和中，则中阳可振，脾阳可健，寒湿可除。

第七章 固 阵

菟丝煎

【来源】《景岳全书》卷五十一。

【组成】人参二三钱 山药炒，二钱 当归钱半 菟丝子制炒，四五钱 枣仁炒 茯苓各钱半 炙甘草一钱或五分 远志制，四分 鹿角霜为末，每服加入四五匙。

【用法】上用水一盅半，煎成，加鹿角霜末调服，食前。

【主治】心脾气弱，思虑劳倦，即苦遗精。

加减：或加白术一二钱。

【方解】景岳阐述遗精之病机时说："遗精之证有九，凡有所注恋而梦者，此精为神动也，其困在心；……有值劳倦即遗者，此筋力有不胜，肝脾之气弱也；有因用心思虑过度彻遗者，此中气有不足，心脾之虚陷也；……有素禀不足而精易滑者，其先天元气之单薄也"（卷二十九·遗精）。并自出治疗此类遗精，"但当培补心脾，勿得误为清利"、"当以命门元气为主"（卷二十九·遗精），皆宜菟丝煎主之。本方用人参、山药、茯苓、炙甘草培元宜气，不虚建中；枣仁、远志养心安神，合之前药，共起心脾之虚陷；当归、菟丝子、鹿角霜三味以补肾中元气，填肝肾精血，复肝脾气弱而壮筋力。诸药合用，则心安神定而精藏不动，脾气升运，肾气封藏而精固不遗矣。

【临证提要】本方主要功效为养心益脾，固肾止遗，主治心脾气弱，凡遇思虑劳倦即苦遗精；以及素禀不足，元阳不固，每多遗精，或浊在精分，精溺并至，待病稍久，痛涩俱去，而惟精浊不止，或妇人胎气不安，缘脾肾气虚而兼浊带，或元气虚弱而病带下等证。

苓术菟丝丸

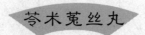

【来源】《景岳全书》卷五十一。

【组成】白茯苓　白术米泔洗，炒　莲肉去心，各四两　五味二两，酒蒸　山药炒，二两　杜仲酒炒，三两　炙甘草五钱　菟丝子用好水淘净，入陈酒浸一日，文火煮极烂，捣为饼，焙干为末，十两

【用法】为末，酒煮打糊为丸，梧桐子大，每服一百丸，空腹温酒或白开水送下。

【主治】治脾肾虚损，不能收摄，以致梦遗滑精，困倦等证。

加减：如气虚神倦，不能收摄者，加人参三四两。

【方解】脾为后天之本，主运化水土精微以养营周身，能统摄津血。肾主藏精，为封蛰之本，肾亏则精失所主，闭藏无权，逐为遗精滑泄。且脾虚则化源不足，肾精无继，而肾之亏损难复。固治当以补脾气、助健运而充化源，补肝肾填精血以强封藏。方中白术、茯苓、山药、莲肉甘草益气健脾，淡渗除湿，复其统摄之能；独重用菟丝子补肝肾，填精髓，且能温肾气，辅以杜仲、莲肉、五味子补肝肾、固精气。各药偕同共奏脾肾双补，固精止遗之功效。

固真丸

【来源】《景岳全书》卷五十一。

【组成】菟丝子一斤，淘洗净，用好酒浸三日，煮极熟，捣膏，晒干。或用净白布包蒸亦佳　牡蛎煅，四两　金樱子去子，蒸熟，四两　茯苓酒拌蒸晒，四两。

【用法】为蜜丸。每次三钱，空腹时用好酒或盐汤送下。

【主治】治梦遗精滑。

【方解】《内经》云："肾者主蛰，封藏之本，精之处也。"若肾气亏损，则封藏失职，精关不固而梦遗滑泄。同时，遗精之作多与心神不宁，有所妄想，精气易泄有关。故治须补肾气以固精关，宁心神以止遗泄。方中以菟丝子补肾气，宜肾精为主，待肾亏得复，则精关可固。配以茯苓养心安神，以宁妄想，息躁动，以防精气之疏泄流溢。更用金樱子、煅牡蛎收敛固肾，涩精止遗，以助菟丝子固精之力，而治肾亏遗泄，梦遗、滑精之证。

【临证提要】本方主要功效为补肾宁心，固精止遗。主治因肾气亏损，则封藏失职，精关不固而致梦遗滑泄等证。

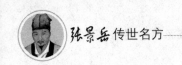

粘米固肠糕

【来源】《景岳全书》卷五十一。

【组成】白糯米_{滚汤淘洗，炒香熟，研粉，每用一两，加干姜末炒二分半}　白糖_{二钱}。

【用法】拌匀，于饥时开水调服一二两。

【主治】治脾胃虚寒，或因食滞、气滞、胀痛、泄泻久不止者，多服自安。

加减：如有微滞者，加陈皮炒末二分或砂仁末一分俱妙。

【方解】脾主运化，以升为健，为气血生化之源，后天之本。若调摄不慎，脾阳受损，运化失职，清阳不升，转而下陷，可为泄泻。治须温养脾气，复其健运之能，以治泄泻。方中糯米甘温，《本草纲目》载其能"暖脾胃，止虚寒泄痢，缩小便，收自汗"，故重用以之为君；臣以干姜之辛热，温中回阳，共消中土之阴寒。白糖"甘温"，可"和中补脾，缓肝润肺，生津消痰，解酒，明目"（《中国医学大辞典·卷一》P85），全方共奏温补脾胃，健脾固肠之效。

值得一提的是本方制剂，甘甜可口，老幼咸宜，病家乐用，有推广价值。同时，方中所用之品，多系性缓力弱之物，用治久泄，难见速效，须久用方能健功，故景岳云："多服自效"。对此，亦应先对病员介绍清楚，使之建立信心和耐心，配合治疗，提高疗效。

【临证提要】本方主要功效为温中补虚，健脾止泻。主治脾胃虚寒，或因食滞、气滞腹痛泄泻，久不止者；及患气泻证，凡遇怒气便做泄泻，必先因怒气致伤脾胃，故但有所犯即随触而发，治当补脾之虚而顺肝之气，若偏于脾气弱虚之证。

敦阜糕

【来源】《景岳全书》卷五十一。

【组成】白面_{炒黄，二两}　冬白术_{炒黄，二两}　补骨脂_{炒，五钱}

【用法】上共为末，临服时加白糖随宜，用清滚汤，食前调服如糕法。

注　若三味等份作丸，名敦阜丸。

【主治】治久泻久痢、肠滑不固妙方，及妇人带浊最佳。

加减：如胃寒者，每一两加干姜炒末五分或一钱；

如气有不顺，或痛、或呕，每末一两加丁香一钱；

如滑泄不禁者，每两加粟壳末炒黄一钱；

若以作丸则宜三味等份，则即名敦阜丸。

【方解】泻痢日久不止，甚至滑脱不固，则不但脾损日重，势必导致肾气被戕，而脾肾日衰一日，则泄痢更无愈期矣。故须暖肾气，益脾土，固肠胃以治之。方中补骨脂苦辛大温"能固下元，暖水脏，治下焦无火精滑带浊，诸冷顽痹，脾肾虚寒而为溏泄、下痢"（《卷四十八·本草正》）；白术苦甘而温，能补脾益气，燥湿利水以止泻痢，白面味甘气温而黏滞，具补脾益气，温中止泻之功。诸药合用，共奏温肾复阳，益脾健中，固肠止泻之效。

【临证提要】本方主要功效为暖肾益脾，固肠止泻，主治治久泻久痢、肠滑不固，及妇人带浊不止等证。

第八章 因 阵

决津煎

【来源】《景岳全书》卷五十一。

【组成】当归三五钱，或一两　泽泻一钱半　牛膝二钱　肉桂一二三钱
熟地二三钱或五、七钱，或不用亦可　乌药一钱，如气虚者，不用亦可

【用法】水二盅，煎七八分，食前服。

【主治】治妇人血虚经滞不能流畅而痛极者，当以水济水，若江河一决而
积垢皆去，宜用此汤，随证加减主之。

加减：如呕恶者，加焦姜一二钱；

如阴滞不行者，非加附子不可；

如气滞而痛胀者，加香附一二钱，或木香七八分；

如血滞血涩者，加酒炒红花一二钱；

如小腹不暖而痛极者，加吴茱萸七八分；

如大便结涩者，加肉苁蓉一二三钱，微者以山楂代之。

如气虚者，宜少用香、陈之类，甚者不用亦可。

【方解】本方具滋阴养血，温经止痛之功。用治妇人血虚经滞不能流畅而
痛极者，景岳谓其："此用补为泻之神剂也。"故治当"以水济水"滋阴养
血，兼以温经行滞止痛。景岳云之"以水济水，若江河一决而积垢皆去，宜
用此汤，随证加减主之"。故方名"决津煎"。方中熟地、当归为滋阴养血的
主要药物。熟地甘温，汁稠味厚，可大补血衰，滋培肾水，益精填髓，《珍珠
囊》记载其曰："主补血气，滋肾水，益真阴。"当归甘辛而温，能补血活血，
调经止痛，其补中有动，行中有补，二药一静一动，相得益彰，使补力益专
且无滞阻之弊。肉桂辛甘大热，能温补脾肾阳气，益火源，消阴翳，又能温
营血、利血脉，于益气补血方中配用少量肉桂，有鼓舞气血生长之功，与归、
地合用，温经止痛颇佳。牛膝益肝肾、壮筋骨，活血通经；乌药疏肝理气，
散寒止痛；泽泻甘淡而寒，利水渗湿泄热，在滋阴药中加入本品可泻相火而

保真阴。全方共奏滋阴活血、温经散寒、通阳泄浊、理气止痛之效。

【方论】治孕妇腹痛血多，腰酸下坠，势有难留者，用此下之。当归三五钱或一两，泽泻一钱半，牛膝二钱，肉桂一二三钱，熟地二三钱或五七钱，或不用亦可，乌药一钱，如气虚者不用亦可。若下死胎，加朴硝。[牛兵占.中医妇科名著集成.北京：华夏出版社.1997.]

【临证提要】本方用于妇人血虚经滞所致之行经腹痛的治疗。景岳对本方证提出首以虚实为纲辨治。他指出："实中有虚，虚中亦有实，此当于形气禀质兼而辨之"，若"有滞无虚，方是真实，若或兼虚，弗得任行克伐"。对气虚血滞，实中挟虚者，张氏以决津煎（当归、泽泻、肉桂、熟地、乌药、牛膝）或五物煎（当归、熟地、白芍、川芎、肉桂）加减治疗之。此外，对于孕妇腹痛血多，腰酸下坠，势有难留者，亦可用决津煎加减下之。

五物煎

【来源】《景岳全书》卷五十一。

【组成】当归三五七钱　熟地三四钱　芍药二钱，酒炒　川芎一钱　肉桂一二三钱

【用法】水一盅半，煎服。

【主治】治妇人血虚凝滞，蓄积不行，小腹痛急，产难经滞，及痘疮血虚寒滞等证。

加减：兼胃寒或呕恶者，加干姜炮用；

水道不利，加泽泻或猪苓；

气滞者，加香附或丁香、木香、砂仁、乌药；

阴虚疝痛者，加小茴香；

血瘀不行，脐下若覆杯，渐成积块者，加桃仁或酒炒红花；

痘疮血虚寒胜，寒邪在表者，加细辛、麻黄、柴胡、紫苏之属。

【方解】本方具补血活血，温经散寒之功。方中药物组成即四物汤加肉桂也。故可治妇人血虚为本或兼寒邪客犯血脉致血液凝滞，蓄积不行，小腹痛急，亦或因血虚所致产难经滞及痘疮血虚寒滞等证。故治需补血活血以化瘀，温经以散寒。方中当以当归为君，其味甘而重，故专能补血调经，其气轻而辛，故又能行血活血止痛，其性温，尚能散寒，补中有动，动中有补，诚血中之气药，亦血中之圣药也。熟地甘温味厚质润，长于滋养阴血，补肾填精，

为补血要药；川芎活血行气，祛风止痛；白芍养血益阴；肉桂辛甘大热温补命门，散寒止痛，温经通脉。诸药合用，则阴血充赢，寒邪瘀滞可消也。

【临证提要】参见决津煎。

固胎煎

【来源】《景岳全书》卷五十一。

【组成】黄芩二钱　白术一二钱　当归　芍药　阿胶各钱半　陈皮一钱　砂仁五分

【用法】水一盅半，煎服。

【主治】治肝脾多火多滞而屡堕胎者。

【方解】本方具健脾养血，清热安胎之功。诚如景岳所云"或虚或实，或寒或热，皆能为胎气之病……"故胎气不固，缘于胎热而虚，以胎热而血易动，血动则胎不安，虚则胎盘不牢而易堕者。治当补虚清热以安胎。方中黄芩苦寒清热，以胎前宜凉，故清热即可安胎，李时珍谓其"得白术安胎"，于胎因热而不安者有效，遂有"安胎圣药"之称；白术益气健脾，以强气血生化之源且可安胎；当归、芍药、阿胶滋阴养血，使冲任血盛而胎得所养；陈皮、砂仁芳香悦脾，理气和中，令气机畅，中焦和而助安胎之功。诸药合用，则胎热可清，阴血得充，气机通畅，故胎可安也。

凉胎饮

【来源】《景岳全书》卷五十一。

【组成】生地　芍药各二钱　黄芩　当归各一二钱　甘草生，七分　枳壳　石斛各一钱　茯苓钱半

【用法】水一盅半，煎七分，食远温服。

【主治】治胎气内热不安等证。

加减：如热甚者，加黄柏一二钱。

【方解】本方具清热凉血，养阴安胎之功。用治妊娠火盛，胎气内热，或逼血妄行，或卒然下血，胎动不安者。方中生地、黄芩清热凉血，以泄胎火，胎火却则胎宁可安；因火、热为阳邪，易伤阴血，故用生地、当归、芍药、石斛以滋养阴血，且芍药伍甘草，酸甘化阴，阴血复则胎养充足而安，石斛

尚可清热生津；茯苓、甘草益脾健中；枳壳理气和胃，防归地芍等滋阴血之品腻滞碍胃。诸药合用共奏清热安胎之功。

【方论】平素肝气较盛，忧郁易怒，肝郁化火，则血内蕴热而真阴耗损，致胎不长养。证见烦躁不安，潮热盗汗，夜寐梦多，口干或渴，五心烦热，小便频数而赤，大便干结，唇红干，舌红苔黄，脉细略滑数。治宜清热凉血安胎。方用固胎煎（《景岳全书》），或用凉胎饮（《景岳全书》）加减。［黄绳武．中国医学百科全书·中医妇科学．上海：上海科学技术出版社．1992：（23－24）］

【临证提要】固胎煎与本方均可用于治疗肝脾火热，胎热不安引起的胎动不安、胎元不固而堕胎等病证。唯前者所治侧重于肝脾郁热及脾虚失养，阴血损伤较轻者；本方所治之证则真阴耗损较甚，故琢加生地、石斛以养阴清热。

滑胎煎

【来源】《景岳全书》卷五十一。

【组成】当归三五钱　川芎七分　杜仲二钱　熟地三钱　枳壳七分　山药二钱

【用法】水二盅，煎八九分，食煎温服。

【主治】胎气临月，宜常服数剂，以使易生。亦治胞衣不下。

加减：如气体虚弱者，加人参、白术，随宜用之；

如便实多滞者，加牛膝一二钱。

【方解】本方具养血益肾滑胎之功。方名"滑胎"实为肋其气血而利导催生之义也。诚如《妇人规·卷三十九》所述："妊娠滑胎之法，惟欲其坐草之期，易而且速。而难易之由，则在血之盈虚，不在药之滑利。盖血多则润，而产必易；血亏则涩，而产必难。故于未产之前，但宜以培养气血为主，而预为之地。"方中当归、川芎二味，即《普济本事方》中之佛手散，可治妊娠伤胎、难产、胞衣不下等证，合以熟地，为补血名方四物汤的主要组成部分，重在补血养营活血，使产道滑利；杜仲补肾护胎，山药健脾益气，滋精固肾，二药合用即可于产前益肾护胎，又可防产后肾气耗失，促其康复也；枳壳调理气机。诸药合用，则阴血充盈，气机流畅，产道润滑，胎产自然且速矣。

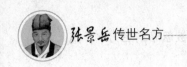

殿胞煎

【来源】《景岳全书》卷五十一。

【组成】当归五七钱或一两　川芎　炙甘草各一钱　茯苓一钱　肉桂一二钱或五七分

【用法】水一盅，煎八分，热服。

【主治】治产后儿枕疼痛等证。

加减：如脉细而寒或呕者，加干姜炒黄色一二钱；

如血热多火者，去肉桂，加酒炒芍药一二钱；

如脉弱阴虚者，加熟地三五钱；

如气滞者，加香附一二钱，或乌药亦可；

腰痛，加杜仲一二钱。

【方解】本方具温经散寒，补血祛瘀止痛之功。妇人生产耗气伤血，必致气虚血弱，冲任空虚，若产后调养失宜，或寒邪乘虚而入，寒凝血滞，瘀血内停，可致儿枕疼痛等证。故治宜养血活血，温经散寒并进。方中当归、川芎、曰佛手散，能补血活血，化瘀生新，为治产后多种病证之重要基础方；合以肉桂温养元阳，流通血脉，散寒止痛；茯苓益脾健中，利湿除浊；炙甘草益气补中，缓急止痛。诸药合用，则可阳复寒散，淤去新生，冲任渐充，胞络得养，则儿枕之痛可却。

【方论】景岳曰：凡新产之后，多有儿枕腹痛者，摸之亦有块，按之亦微拒手，故古方谓之儿枕，皆指为胞中之宿血，此大不然。夫胎胞俱去，血亦岂能独留？盖子宫蓄子既久，忽尔相离，血海陡虚，所以作痛。胞门受伤，必致壅肿，所以亦若有块，而实非真块。肿既未消，所以亦颇拒按。治此者但宜安养其脏，不久即愈，惟殿胞煎为最妙，其次则四神散、五物煎皆极佳者。若误认为瘀而妄用桃仁、红花、玄胡、青皮之属，反损脏气，必增虚病。

【临证提要】本方所治产后产后儿枕痛，相当于西医学所说产后宫缩痛，多因产后气血两虚或恶露未尽，或风寒乘虚侵袭胞脉，瘀血内停所致。恶露未尽者，症见小腹硬痛拒按，或可摸到硬块，兼见恶露不下或不畅等证。景岳认为："治此者但宜安养其脏，不久即愈，惟殿胞煎为最妙。"

九蜜煎

【来源】《景岳全书》卷五十一。

【组成】当归　熟地各三钱　芍药酒炒焦　茯苓各钱半　炙甘草　干姜炒　肉桂　北细辛各一钱　吴茱萸制,五分

【用法】水二盅,煎服。

【主治】治产后阳气虚寒,或阴邪入脏,心腹疼痛,呕吐不食,四肢厥冷。

【方解】本方具温阳补血,散寒止痛之功。景岳本方为《伤寒论》当归四逆汤化裁而来。产后正气虚弱,若调养失宜或邪气客体,可致阳气虚寒,或阴邪入脏,心腹疼痛,呕吐不食,四肢厥冷等症。盖产后失血,故用当归、熟地、芍药滋养阴血,以补其虚,且为复阳之基;产时易为寒侵,其于素体阳弱,更值冬月临盆者尤然,肉桂辛甘热,其性纯阳温散,善于补命门之火,温经散寒止痛;干姜辛热无毒,温中散寒,尚可止呕,治感寒腹痛;吴茱萸、北细辛温补阳气,既消内生之阴寒,又散外伤之客寒;茯苓、炙甘草实脾健中,利湿除浊,既防熟地之腻,又缓姜桂吴萸之燥烈。诸药合用,虚实兼顾,补散并进,共奏血足阳复,寒散痛止之效。

【方论】景岳曰:凡新产之后,其有阳气虚弱而寒从中生,或寒由外入,以致心腹作痛,呕吐不食,四肢厥冷者,宜九蜜煎、大岩蜜汤,或理阴煎主之。

柴归饮

【来源】《景岳全书》卷五十一。

【组成】当归二三钱　芍药或生或炒,一钱半　柴胡一钱或钱半　荆芥穗一钱　炙甘草七分或一钱

【用法】水一盅半,煎服。或加生姜三片。

【主治】治痘疮初起,发热未退,无论是痘是邪,疑似之间,均宜用此平和养营之剂以为先着。有毒者可托,有邪者可散,实者不致助邪,虚者不致损气。凡阳明实热邪盛者,宜升麻葛根汤;如无实邪,则悉宜用此增减主之。

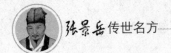

加减：血热者，加生地；

阴虚者，加熟地；

气虚脉弱者，加人参；

虚寒者，加炮姜、肉桂；

火盛者，加黄芩；

热渴者，加干葛；

腹痛者，加木香、砂仁；

呕恶者，加炮姜、陈皮；

若治麻疹，或以荆芥易干葛；

阴寒盛而邪不能解者，加麻黄、桂枝。

【方解】本方具养营活血，散邪托毒之功。痘疮俗云："天痘"，现名"天花"以其传染性特强，古人又称之为"天行疫疠"。文献记载："胎毒内藏，而复因时气触其毒乃发。"及其发病，时行疫毒多侵袭肺脾。痘疮以外透为顺，内传为逆，诚如景岳所云："有毒者可托，有邪者可散，实者不致助邪，虚者不致损气。"故治须因势利导，以和营达邪为法。放中当归、芍药活血养营以扶正托毒；炙甘草益气和中，切合芍药酸甘化阴以助营气；柴胡、荆芥、生姜疏表散邪，以透毒外泄。共奏和平营养，托毒散邪之功。

【方论】景岳曰：痘之与疹原非一种。虽痘之变态多证，而疹之收敛稍易。然疹之甚者，其势凶危亦不减于痘。最为可畏盖疹毒痘毒本无异也。第古人重痘而忽疹，多不详及，使后人无所宗法，余实怅之。自得罗田万氏之刻，见其理透法精，鄙念斯慰。今悉从其训，备述于此，虽其中稍有裁订，亦不过正其疑似，详其未详耳。使此后患疹者幸获迷津之指南，亦以见万氏之功为不少矣。

疏邪饮

【来源】《景岳全书》卷五十一。

【组成】柴胡倍用　芍药倍用，酒炒　苏叶　荆芥穗　炙甘草减半

【用法】水一盅半，煎服。

【主治】治痘疹初起发热。凡血气强盛，无藉滋补者，单宜解邪，用此方为主，以代升麻葛根汤及苏葛汤等方，最为妥当。

加减：无火者，加生姜三片；

火盛内热者，加黄芩；

渴者，加干葛。

【方解】本方具疏表和营透邪之功。用于素体血气强盛，无藉滋补，痘疹初起发热而单宜解邪者。方中柴胡、荆芥并用以疏散退热解表，透疹止痒；苏叶发汗解表，行气宽中；芍药、甘草益营和中，清热解毒，以防痘毒损伤正气。

凉血养营煎

【来源】《景岳全书》卷五十一。

【组成】生地黄　当归　芍药　生甘草　地骨皮　紫草　黄芩　红花

【用法】水一盅半，煎服。

【主治】治痘疮血虚血热，面红热渴，或色燥不起，及便结溺赤，凡阳盛阴虚等证，悉宜用此。

加减：渴，加天花粉；

肌热无汗，加柴胡；

热毒甚者，加牛蒡子、木通、连翘之属；

血热毒不透者，加犀角（水牛角代）。

【方解】本方具补血活血，凉血解毒之功。景岳云："痘之所主，尤惟阴分为重，何也？盖痘从形化，本乎精血，凡其见点、起胀、贯浆、结痂，无非精血所为。此虽曰气为之帅，而实血为之主。且痘以阳邪，阳盛必伤阴。所以，凡治痘者，最当重在阴分，宜滋润，不宜刚燥……此秘法也。"（卷四十四·痘疹诠）故于痘疮见点之后，见火毒热症，面红热渴，或色燥不起，及便结溺赤者，急须养阴益营，清热凉血，活血解毒。方中生地甘苦寒，入心肝血分，既善清营血热而治热入营血及血热出血等证，又能养阴生津润燥，治热病口渴肠燥便秘等证；当归、芍药补血益营；芍药、甘草化阴约营；黄芩、紫草、地骨皮、红花清热凉血，活血解毒，以消痘毒；同时，紫草可"通利二便"（卷四十四·本草经），使热毒从二阴外泄；甘草和中解毒，能预护中土，和解热毒，兼以调和诸药。如此，则血虚得养，阴复营充，血热得清，血活毒泻，而痘疮可以向愈。

【方论】景岳曰：一痘有臭气。凡当收靥之时，臭而带腥者，此痘疮成熟之气，邪气自内而出也，为吉；若臭如烂肉，浊恶不可近者，此虽似结痂，未可为真，急须清热滋血，宜凉血养营煎或解毒防风汤。

柴葛煎

【来源】《景岳全书》卷五十一。

【组成】柴胡 干葛 芍药 黄芩 甘草 连翘

【用法】水一盅半，煎服。

【主治】治痘疹表里俱热，散毒养阴，及瘟疫等证。

【方解】本方具清热透表，养阴散毒之功。景岳论述痘解毒，强调"当知表里所在。所谓毒者，火毒也。所以'解毒者'，求其所在而遂之也……有内热既甚，而表邪仍在者，则当表里相参，酌轻重而兼解之"（卷四十四·痘疹诠）。故于痘疹表里俱热之候，须用解表清里，而兼养营托毒之法。方中柴胡、干葛疏散退热，透发痘疹以解表邪；黄芩、连翘苦寒清解里热，使表里俱盛之痘毒内外分消；以痘毒热邪，易伤阴津，故用芍药、甘草，酸甘化阴，葛根生津宜液止渴，以复阴液，且先安未受邪之地；甘草清热解毒，调和诸药。故适用与痘疮、时毒及瘟疫之表里聚热症之治疗。

搜毒煎

【来源】《景岳全书》卷五十一。

【组成】紫草 地骨皮 牛蒡子杵 黄芩 木通 连翘 蝉蜕 芍药等份

【用法】水一盅半，煎服。

【主治】解痘疹热毒炽盛，紫黑干枯，烦热便结纯阳等证。

加减：渴者，加天花粉、麦门冬；

阳明热甚，头面牙龈肿痛者，加石膏、知母；

大肠干结实，脐腹实胀者，加大黄、芒硝；

血热妄行者，加犀角（水牛角代）、童便；

小便热闭者，加山栀、车前子；

兼表热者，加柴胡。

【方解】本方具清热凉血，泻火解毒之功。所治为痘疹里热炽毒偏盛之证。故治当以清热泻火解毒为主，兼以疏表透邪之法。方中黄芩、连翘泻火解毒，消痈散结，况连翘诚为清疏兼能、表里气血两清之品；紫草、芍药、地骨皮清热凉血解毒；牛蒡子、蝉蜕透毒达表，使邪外出；木通清热利尿、引热毒下泄。诸药合用，共奏清热透邪，凉血解毒之效，待热撤毒散，则痘疹之热毒炽盛，紫黑干枯，烦热便结等证可除矣。

柴葛煎与本方皆治痘疮表里均热之证。但前者所治在表热偏甚之候，本方所治则系里热偏盛之热毒炽盛证，故治以泻火解毒凉血为主，而辅以疏表透邪之法。

六 物 煎

【来源】《景岳全书》卷五十一。

【组成】炙甘草　当归　熟地或用生地　川芎三四分，不宜多　芍药俱随宜加减人参或有或无，随虚实用之。气不虚者不必用

【用法】上咀，用水煎服。

【主治】治痘疹血气不充，随证加减用之，神效不可尽述。并治男妇气血俱虚等证。

加减：如发热不解，或痘未出之先，宜加柴胡以疏表，或加防风佐之；

如见点后，痘不起发，或起而不贯，或贯而浆薄，均宜单用此汤，或加糯米、人乳、好酒、肉桂、川芎以助营气；

如气虚痒塌不起，加穿山甲炒用；

如红紫血热不起，宜加紫草或犀角（水牛角代）；

如脾气稍滞者，宜加陈皮、山楂；

如胃气虚寒多呕者，加干姜炒用，或加丁香；

如腹痛兼滞者，加木香、陈皮；

表虚气陷不起，或多汗者，加黄芪；

气血俱虚，未起未贯而先痒者，加肉桂、白芷；

如元气大虚，寒战切牙泄泻，宜去芍药，加黄、大附子、干姜、肉桂。

【方解】本方具益气补血之功。景岳指出："凡痘之终始，无非籍赖血气，但得学期充畅，则易出易收；血气不足，则变症百出。故治痘者，必当先顾

血气。"（卷四十三·痘疹诠）故凡痘疹自始至终，但见气血不足之象者，必当益气补血以治。方中熟地功擅补血滋阴，为滋补肝肾阴血要药，若血气不充而虚热内生者，可以生地易之；伍以当归、川芎、芍药补血养血、活血畅血以实根基；人参、甘草补益元气，健脾益胃以裕化源，甘草尤可解毒和中。诸药合用，待气旺血足，正气充盛，则可托透痘毒外出也。本方实为四物汤加人参、甘草而成，故亦可用于治男女气血俱虚等证。

本方与《医宗金鉴》之圣愈汤均为四物汤加味而成，两者相较，皆为益气补血之剂，在构成上本方为四物汤加人参、甘草而成，后者由四物汤加人参、黄芪而成。甘草与黄芪均为补气之品，然黄芪尚有升阳固托，补气摄血之功；甘草则有清热解毒，祛痰止咳之力。故圣愈汤可用于气血二虚而血失所统之月经先期量多等证。如痘疹气虚较甚而痒塌倒陷者，二方可相参为用。

【方论】叶天士云：治痘疹血气不充，随症加减，神效。四物汤加人参、甘草，不为甚好，自称神效，大言不惭。

【临证提要】六物煎乃四物汤加人参、甘草而成，故用治痘疹血气不充色暗不起者及作为气血不足所致诸证的基本方。如痘疹气虚较甚而痒塌倒陷者可与《医宗金鉴》之圣愈汤相参为用。

六气煎

【来源】《景岳全书》卷五十一。

【组成】黄芪炙　肉桂　人参　白术　当归　炙甘草

【用法】上咀，水煎服。

【主治】治痘疮气虚，痒塌倒陷，寒战切牙，并治男妇阳气虚寒等证。

加减：加减法照前六物煎。

【方解】本方具益气养血，温阳散寒之功。景岳察痘，强调分辨气血，如云："气主标，血主本；气主发，血主肥；气主形，血主色；气主，血主根基。故……为肌表不固，为肤腠不通等证，皆气之为病也。"（卷四十三·痘疹诠），如此痘疮气虚为病，痒塌倒陷者，治当以大补元气为主，方中人参、黄芪大补元气以固表托毒；白术、甘草益气健脾，助参、芪培补元气，白术尚可固表，甘草以解痘疮内陷之毒，调和诸药；当归补血活血，以畅旺营气，共成益气补血作用；妙在配用肉桂，以达温补阳气，流通血脉之功。诸药合用，共奏补益气血，温阳散寒，托毒透邪之效。

<h1 style="text-align:center">九味异功煎</h1>

【来源】《景岳全书》卷五十一。

【组成】人参二三钱　黄芪炙, 一二钱　当归　熟地各二三钱　炙甘草七分或一钱
丁香三五分或一钱　肉桂一钱　干姜炮, 一二钱　制附子一二钱

【用法】上量儿大小加减，用水一盏半，煎七分，徐徐与服之。

【主治】治痘疮寒战切牙倒陷，呕吐泄泻，腹痛虚寒等证。用代陈氏十二味异功散等方。

加减：如泄泻腹痛，加肉豆蔻面炒一钱，或加白术一二钱。

【方解】本方具温阳散寒、气血双补之功。所治之证乃气血大虚，脾肾阳衰所致之痘疮寒战切牙倒陷，呕吐泄泻，腹痛虚寒等证，故治需大补气血、温补脾肾，而散寒托毒。方中用四逆加人参汤以大补元气，回阳救逆，以挽元气之将脱，黄芪甘温，补益脾肺，助人参之培元，且可升阳固托；当归、熟地补肝肾阴血，且含阴中求阳之旨；丁香、肉桂，温中暖肾，散寒降逆，善愈吐泻腹痛。诸药合用，则气充血足，阳回寒散，而痘毒外达，诸症自痊矣。

【临证提要】九味异功煎主要用于气血两虚，脾肾阳衰所致之痘疮倒陷、呕吐泄泻、腹痛等病证的治疗。如气虚明显，气短乏力者，可加大参芪用量且加白术；泄泻腹痛，可加肉豆蔻、赤石脂之类。此外，亦可参照本方立法加减治疗妇女素体阳虚兼气血不足所致之月经不调、崩漏等证。

<h1 style="text-align:center">透邪煎</h1>

【来源】《景岳全书》卷五十一。

【组成】当归二三钱　芍药酒炒, 一二钱　防风七八分　荆芥一钱　炙甘草七分
升麻三分

【用法】上用好酒一盏，浸一宿，次早加水一盏，煎至八分，温服。

【主治】凡麻疹初热未出之时，惟恐误药，故云未出之先，不宜用药，然解利得宜，则毒必易散而势自轻减，欲求妥当，当先用此方为主。

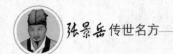

加减：如热甚脉洪滑者，加柴胡一钱。此外，凡有杂证，俱可随宜加减。

【方解】本方具和营疏表，散毒透疹之功。中医认为麻疹初起为麻毒时邪，从口鼻吸入，侵犯肺脾。早期表现为肺卫症状，类似感冒，此为疹前期。麻疹之初，疹尚未出之际，恐病因用药不当而误，故有"未出之先，不宜用药"之说。但景岳认为，若"解利得益，则毒必易散，而势自轻减。欲求妥当，当先用此方为主"。方中当归、芍药养血活血和营；荆芥、防风疏表透疹；升麻、甘草达邪解毒。诸药合用，则麻毒得散，病势不重，而易于痊愈。

木贼煎

【来源】《景岳全书》卷五十一。

【组成】半夏　青皮各五钱　木贼　厚朴各三钱　白苍术　槟榔各一钱

【用法】用陈酒二盅，煎八分，露一宿，于未发之先二时，温服。

【主治】凡疟疾形实气强，多湿多痰者，宜此截之，大效。

【方解】本方具理气燥湿，化痰截疟之功。疟疾一病，每与痰湿相关。病发时，除寒热往来，作有定时之外，每伴胸脘痞闷，舌苔厚腻之象，遂有"无痰不作疟"之古训。故疟疾形实气强，多湿多痰者当以理气燥湿化痰为常用治法。方中木贼疏散退热、截治疟疾，《本草正·卷四十八》记载其"发汗解肌，治伤寒疟疾"；半夏、青皮、厚朴、苍术理气健脾，燥湿化痰，以治疟之源；槟榔行气消积利水，《本草纲目》谓其可"疗诸疟，御瘴疠"，治疟疾寒热久发不止；陈酒煎药，取其和营通络以行药性。本方性偏温燥，适用于疟疾形实气强，痰湿较重，而无热象或热象较轻者。

荔香散

【来源】《景岳全书》卷五十一。

【组成】荔枝核炮微焦　大茴香等份，炒

【用法】上为末，用好酒调服二三钱。

【主治】治疝气痛极。凡在气分者，最宜用之，并治小腹气痛等证，神效。又心腹久痛方如后。

加减：如寒甚者，加制过吴茱萸减半用之；

凡心腹胃脘久痛，屡触屡发者，惟妇人多有之，用荔枝核一钱，木香八分，为末，每服一钱，清汤调服，数服除根。

【方解】本方具理气散寒止痛之功。从药物组成上看，方宗《证治准绳》荔香散变化而来，而较之更为精练。用治心腹疝气疼痛缘于气滞者，而气机阻滞又常与寒邪有关，如《素问·举痛论》说："寒气入经而稽迟，泣而不行，客于脉外则血少，客于脉中则气不痛，故卒然而痛。"故治宜理气散寒以止痛。方中荔枝核味辛气温，善于理气、散寒、止痛、散结，为治疗肝经寒凝气滞所治之疝痛、睾丸肿痛之常用药；大茴香辛温，能祛寒止痛，理气和胃，可用于寒疝疼痛，睾丸偏坠，及胃寒呕吐食少、脘腹胀痛等症。二药为末，用酒送服，可增强温运散寒之功，故于疝气、胃脘疼痛之属寒滞气阻者用之有效。

豕 膏

【来源】《景岳全书》卷五十一。

【组成】当归　猪脂炼过　白蜜

【用法】先用当归浓煎取汁，（加入）炼过猪脂同炼，去其水气，乃入白蜜再炼，少顷，滤净收贮。不时挑服。

【主治】老人大便秘结及噎膈闭结不通等证。

【方解】本方具养阴润肺，润肠通便之功。盖因年老体弱阴血亏虚以致肠燥便秘及食道干涩噎膈闭结不通者可用之。方中当归温通质润，滋阴补血，润肠通便，故善治血虚肠燥便秘；猪脂"甘凉，润肺，泽槁濡枯，滋液生津，熄风化毒，消肿散痈，通腑除黄，滑胎长发"（《随息居饮食谱》），合以味甘质润的白蜜，以补中益气，养液安神，润肺和营，通便解毒。故三者合用，治老人及噎膈之阴血枯涸，肠燥便结，可获较好疗效。

【方论】《内经》曰：痈发于嗌中，名曰猛疽，猛疽不治，化为脓，脓不泻，塞咽，半日死；其化为脓者，泻则合豕膏，冷食，三日已。此必以猪板油炼净服之也。又万氏方：治肺热暴喑。用猪脂一斤，炼过入白蜜一斤，再炼少顷，滤净冷定，不时挑服一匙，即愈。

《千金方》：治关格闭塞。用猪脂、姜汁各二升，微火煎至三升，加酒五合和煎，分服之。愚意先以当归半斤，浓煎取汁，炼过猪脂一斤，同炼去其水气，乃入白蜜一斤，再炼少顷，滤净收贮，不时挑服，用治老人之秘结，及噎膈闭结等证，必无不妙。如果阳气不行者，仍加生姜四两，同当归煎入；或宜酒者，以酒送服亦可。或气有不利者，加杏仁二两，去皮尖，同前煎入皆妙；或有滞者，当以饧代蜜更妙；是即《内经》所谓以辛润之也。

叶天士云：愚意先以当归煎汁，同炼过猪脂，同炼去其水气，乃入白蜜，或有滞者，以饧代蜜更妙，即《内经》所谓以辛润之也。饧糖非辛润之物。

【临证提要】此方最能润肺润肠，凡老人痰嗽不利，及大肠秘结者，最宜用之。

罨伤寒结胸法

【来源】《景岳全书》卷五十一。

【组成】葱白头　生姜　生萝卜此味加倍。如无，以子代之

【用法】上用葱姜各数两，萝卜倍之，共捣一处炒热，用手巾或白布包作大饼。罨胸前胀痛处。此药须分二包，冷则轮换罨之，无不实时开通，汗出而愈。但不宜太热，恐炮烙难受也。

又法：以大蒜一二十头，捣烂，摊浓纸或薄绢上，贴于胀处，少顷即散。用治一切胀痛，无不神妙。

【主治】凡病伤寒结胸，其有中气虚弱，不堪攻击内消者，须以此法外罨之，则滞行邪散，其效如神。

【方解】本法具通阳散结，行滞消积之功。"结胸"一证首出《伤寒论》，指邪气结於胸中的病症，多因太阳病攻下太早，以致表邪内陷，与胸中原有水饮结聚；或不因误下，由太阳内传阳明，阳明实热与腹中原有水饮互结而成。《伤寒论》以大、小陷胸汤分治之。景岳对于大陷胸汤，以其药力峻猛，用之极慎，认为"惟伤寒本病，其有不因误下而实邪传里，心下硬满痛连小腹而不可近，或燥渴谵妄，大便鞕，脉来沉实有力者，此皆大陷胸汤所正宜也，其于太阳、少阳表邪末解，因下早而致结胸，此其表邪犹在，若再用大陷胸汤，是既因误下而复下之，此则余所未敢。不若以痞满门诸法，酌其轻重而从乎双解以缓治之，或外用罨法以解散胸中实邪；此余之屡用获效，而最稳最捷者也"（卷八·伤寒典）。外用罨法治疗结胸，为景岳首创，方中葱白、生姜、萝卜等辛温痛阳散邪，化痰行滞消结，用于中气虚弱而病结胸，

不堪攻击内消者，颇为恰当，罨之可获"滞行邪散之效"。同时，若病结胸而形气不衰者，亦可于内消之际，并用罨法而增强邪消结之力。

当归蒺藜煎

【来源】《景岳全书》卷五十一。

【组成】当归　熟地　芍药酒炒　何首乌各二钱　炙甘草　防风　川芎　荆芥穗　白芷各一钱　白蒺藜炒，捣碎，三钱或五钱

【用法】上或水或酒，用二盅煎服，然水不如酒。或以水煎服后，饮酒数杯以行药力亦可。

【主治】治痈疽疮疹血气不足，邪毒不化，内无实热而肿痛淋漓者，悉宜用之。此与芍药蒺藜煎相为奇正也，当酌其详。

加减：阳虚不能化毒者，加桂枝，甚者再加干姜、附子；

气虚不化者，加黄、人参；

毒陷不能外达者，加穿山甲或皂刺。

【方解】本方具滋补阴血，消痈散邪之功。盖痈疽疮疹，若血气不足，则邪毒不化，难于消散；或艰与聚毒成脓，久不溃破；或溃后脓清，久不敛口，而正气日衰，治之俞难。故治须滋培血气，托毒化邪。本方以四物汤为底滋补阴血，血气充盛，则邪毒易化，则治之不难。方中当归甘补辛行，具有良好的补血、活血、止痛作用；白蒺藜苦泄辛散，疏风散邪，《神农本草经》云"主恶血，破癥结积聚……久服，长肌肉……"；川芎、熟地、芍药、何首乌、炙甘草以补血和血，养营益气，扶正托邪；荆芥、防风、白蒺藜疏风散邪，透毒外达，消痈止痛。诸药合用，共奏扶正托毒，消痈散肿之效。

注　此为养血祛风常用方。方后注云"若阳虚不能化毒者，加人参、黄芪；毒陷不能外达者，加穿山甲或皂角刺"。这已成为中医痈科临床用药常规。

百草煎

【来源】《景岳全书》卷五十一。

【组成】百草凡田野山间者，无论诸品，皆可取用，然犹以山草为胜，辛香者佳。冬月可用干者，须预为收采之

【用法】上不论多寡，取以多，煎浓汤，乘热熏洗患处，仍用布帛蘸熨良久，务令药气蒸透，然后敷贴他药，每日二三次不拘，但以频数为善。若洗水鼓肿胀，每次须用草二三十斤，煎浓汤二三锅，用大盆盛贮，以席簟遮风熏洗良久，每日一次或二次，内服廓清饮分利等剂妙甚。

【主治】治百般痈毒诸疮，损伤疼痛，腐肉肿胀，或风寒湿气留聚，走注疼痛等证，无不奇效。

【方解】景岳自注云：（百草合用）盖其性之寒者，可以除热；热者，可以散寒；香者，可以行气；毒者，可以解毒，无所不用，亦无所不利。汤得药性则汤气无害，药得汤气则药力愈行。凡用百草以煎膏者，其义亦此。此诚外科中最要最佳之法，亦传之方外人者也。

螵蛸散

【来源】《景岳全书》卷五十一。

【组成】海螵蛸不必浸淡　人中白或人中黄，砂亦可，等份

【用法】上为细末。先以百草多煎浓汤，乘热熏洗，后以此药掺之。

【主治】治湿热破烂，毒水淋漓等疮，或下部、肾囊、足股肿痛，下疳诸疮，无不神效。又海藏治下疳方，在《外科》下疳门。

加减：如干者，以麻油或熬熟猪油，或蜜水调敷之；

若肿而痛甚者，加冰片少许更妙；

若湿疮脓水甚者，加密陀僧等份，或过官粉亦可，或制炉甘石更佳。

【方解】本方具清热解毒，收湿敛疮之功。景岳治通身湿热疮疹，及下部红肿热痛诸疮，在内服药物的同时，在外多以螵蛸散敷之。方之海螵蛸又名乌贼骨，咸涩微温，以方研末外敷大能收湿敛疮，常用治疮面脓水淋漓，久难愈合之症；配以善于清热解毒，祛瘀止血之人中白，用治湿疮溃烂，下疳恶疮等症，可获良效。

飞丹散

【来源】《景岳全书》卷五十一。

【组成】飞丹　人中黄白更妙　轻粉　水粉各等份

【用法】为末，凡湿烂者可以干掺，外用油纸包盖。若干陷者，以猪骨髓或猪油调贴之。先以百草煎汤，乘热熏洗，然后贴之，日洗数次妙。

【主治】治寒湿风湿脚腿等疮。

【方解】本方具解毒除湿，杀虫敛疮之功。方中飞丹"味辛微咸微涩，性重而收，大能燥湿……解热毒，杀诸虫毒，治金疮、火疮湿烂诸疮血溢，止痛生肌肉长"（卷四十九·本草正），人中黄甘寒，善治热毒斑疹、丹毒；轻粉辛寒，外用功毒杀虫之力颇强，多用与疥癣、黄水疮，臁疮及梅毒恶疮；水粉辛寒有毒，善杀虫，治痈疽疮毒、湿烂诸疮、疥癣等。诸品汇集，其功毒杀虫、收湿敛疮之功显著，故适用于湿胜为患，疮面淋漓，久不敛口者。

绵花疮点药

【来源】《景岳全书》卷五十一。

【组成】杏仁取霜　轻粉真者等份

【用法】为末，敷于疮上，二三日即痂脱而落。

【主治】棉花疮。

【方解】本方功能功毒敛疮杀虫。棉花疮，即杨梅疮。因感染梅毒而引致的一种全身性疾病。见《疮疡经验全书》卷六。又名霉疮、广疮、时疮、棉花疮。多因气化（间接）传染和精化（接触）传染而发。证见：先出现下疳，或见有横痃，继则发杨梅疮。棉花疮之皮肤损害，在运用相应药物内治的同时，还须使用药品外治以功毒杀虫。本方之杏仁，《本草纲目》载其可"杀虫，治诸疮疥；合以轻粉外用以功毒杀虫，用治棉花疮"。景岳谓该疮经用点药，"则二三日可以脱落，亦神妙者也"，但又强调"此惟治标之法耳"，不可徒持此药即望治愈本病也。

【方论】

附：武定侯方

方用雄黄钱半，杏仁三十粒去皮，轻粉一钱，同为末，用雄猪胆汁调敷之。二三日即愈，百发百中天下第一方。此方实为绵花疮点药方加雄黄及猪胆汁而成。《本草纲目》："雄黄，乃治疮杀毒要药也"。猪胆汁苦寒，清热解毒，《医学入门》载其"点眼去翳开盲。涂恶疮，痔瘘"。故此方药力当较前方峻猛。

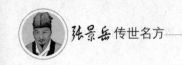

鸡子黄连膏

【来源】《景岳全书》卷五十一。

【组成】鸡子—枚　黄连—钱

【用法】用鸡子一枚，开一小窍，单取其清，盛以瓷碗，外用黄连一钱，研为粗末，掺于鸡子清上，用箸彻底速打数百，使成浮沫，约得半碗许，即其度矣。安放少顷，用箸拨开浮沫，倾出清汁，用点眼，勿得紧闭眼胞，挤出其药，必热泪涌出，数次即愈。内加冰片少许尤妙。若鸡子小而清少者，加水二三匙同打亦可。

【主治】治火眼暴赤疼痛，热在肤腠，浅而易解者，用此点之，数次可愈。若热由内发，火在阴分者，不宜外用凉药，非惟不能去内热，而且以闭火邪也。

【方解】本方具泄火明目之功。火眼，又名风火眼，缘于风热功目，以起病急骤，双眼红赤疼痛，沙涩羞明，眵多泪热，可兼见发热头痛为其临床特征，此即景岳所谓"热在肤腠"者，除内服疏风清热方外，同时用清热明目之点眼药，可提高疗效。本方之鸡子单取其清者，味甘性寒，能清热养阴，疗目赤热痛；黄连苦寒，善于泻火解毒，《珍珠囊》谓其可"治赤眼暴发"，故适用于火眼暴赤疼痛之浅者。景岳还告诫说："若热由内发，火在阴分者，不宜外用凉药，非惟不能去内热，而且以闭火邪"，酿成它患。故若非火邪甚之目暴赤痛，不可滥用。

金露散

【来源】《景岳全书》卷五十一。

【组成】天竺黄择辛香者用　海螵蛸不必浸洗　月石各一两　朱砂飞　炉甘石片子者佳，淬童便七次，飞净，各八钱

【用法】上为极细末，瓷瓶收贮。每用时旋取数分，研入冰片少许。诸目疾皆妙。

【主治】治赤目肿痛，翳障诸疾。

加减：若内外障，取一钱许，加珍珠八厘，胆矾三厘。内珍珠须放豆腐

中蒸熟用。

若烂弦风眼，每一钱加铜绿、飞丹各八厘；

如赤眼肿痛，每一钱加乳香、没药各半分。

【方解】本方具清热止痛，明目退翳之功。赤目肿痛可因外感风热时邪，侵袭目窍，郁而不宣；或因肝胆火盛，循经上扰，以致经脉闭阻，血壅气滞所致。故治当内外兼施，清热泻火明目退翳。本方为外用之方，方中用甘寒之天竹黄始载于《蜀本草》，清热凉肝，化痰明目；海螵蛸咸而微温，研末外用，善治眼中热泪，磨翳去瞕；月石为硼砂别名，甘咸而凉，外用可清热解毒，为五官科之常用药，可制为点眼剂治目赤肿痛翳膜，且该品溶于水，作洗眼液，亦有清热明目之效；朱砂甘寒，清热解毒，《神农本草经》载其可"养精神，安魂魄，益气，明目"；炉甘石甘平，外用解毒明目退翳，又能收湿止泪止痒，为眼科外用要药，常用于肝热目赤翳障、烂弦风眼等证。诸药合用，共奏清热解毒止痛，明目退翳之功效。

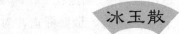

冰玉散

【来源】《景岳全书》卷五十一。

【组成】生石膏一两　月石七钱　冰片三分　僵蚕一钱

【用法】上为极细末，小瓷瓶盛贮，敷之吹之。

【主治】治牙疳、牙痛，口疮、齿䘌、喉痹。

【方解】本方具清热解毒，消肿散结止痛之功。方中生石膏辛甘大寒，为清热泻火之首药，胃火牙痛之良药也。月石味咸微甘，可"消痰涎，止咳嗽，解喉痹，生津液……除口齿诸病"（卷四十九·本草正）。冰片辛苦微寒，外用有清热止痛防腐止痒之效，《本草纲目》谓其："疗喉痹、脑痛、鼻瘜、齿痛、伤寒舌出、小儿痘陷。通诸窍，散郁火。"多用于各种疮疡、咽喉肿痛、口疮、目疾等证。僵蚕一味，景岳谓之"味辛咸性温，有小毒。辛能散，咸能降，毒能功毒，故能……消散风热喉痹危症……为末可敷丹毒、疔肿，拔根极效……小儿疳蚀，牙龈溃烂，重舌木舌，及大人风虫牙痛"（卷四十九·本草正）。四药合用，可有较强的泻火解毒，消肿定痛之效。景岳还指出"若火之甚者，仍须用汤饮等剂以清火"。

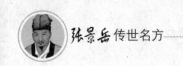

冰白散

【来源】《景岳全书》卷五十一。

【组成】人中白_{倍用之}　冰片_{少许}　铜绿_{用醋制者}　杏仁_{二味，等份}

【用法】上为细末，敷患处。此方按之古法，有以人中白七分，与枯矾三分同用者。又有以蜜炙黄柏，与人中白等份，仍加冰片同用者，是皆可师之法，诸当随宜用之。

【主治】治口舌糜烂，及走马牙疳等证。

【方解】本方具清热解毒，敛疮消肿止痛之功。《兰室秘藏》记载，口舌糜烂、生疮溃疡可因膀胱移热于小肠或心胃壅热的水谷不下所致。《儒门事亲》卷五：“牙疳者，龋也。龋者，牙龂腐烂也。”其发病急速，势如走马者。多因病后或时行疫病之邪，余毒未清，复感外邪，积毒上攻齿龂所致。多见于小儿。病势险恶，发展迅猛。故治宜解毒，清热，祛腐，敛疮。本散为外用敷贴之用，方中人中白咸寒，能清热解毒，散瘀滞血，为治疗咽喉肿痛，口舌生疮，牙疳之要药。冰片辛苦微寒，有清热消肿，防腐止痛之效，常用治理口疮及咽喉肿痛。醋制铜绿味酸涩，性收敛，善治风眼烂弦流泪，及恶疮、口鼻疳疮、走马牙疳。杏仁润而多脂，《神农本草经》云可“主喉痹……金疮”；景岳云“杀诸虫、牙虫。”诸药合制外用，有解毒、清热、敛疮防腐、消肿定痛之效。

代匙散

【来源】《景岳全书》卷五十一。

【组成】月石　石膏_{各一钱}　脑荷_{五分}　胆矾_{五分}　粉草_{三分}　僵蚕_{炒，五分}　冰片_{一分}　皂角_{炙烟尽，五分}

【用法】上为细末，用竹管频吹喉中。加牛黄五分更佳。

【主治】治喉痹。

【方解】本文具清热解毒，消痰利咽之功。《素问·阴阳别论》曰：“一阴一阳结，谓之喉痹。”痹者，即闭塞不通也。其多因起居不慎，风邪侵袭，肺卫失固；或外邪不解，壅盛传里，肺胃郁热；或温热病后，或久病劳伤，脏腑虚损，咽喉失养，或虚火上烁咽部所致。以咽部红肿疼痛，或干燥，异物感、或咽痒不适，吞咽不利等为主要表现。故治在内服或散寒清热消痰，或滋阴解毒的同时，可配用本方这类吹喉药粉使用提高疗效。方中月石、石膏、脑荷、冰片、胆矾、粉草清热解毒，消肿利咽；胆矾、僵蚕、皂角功毒消痰，防腐通关。诸药相合，共奏清热泻火，解毒消痰，开喉通闭之效，更适用与热毒痰涎壅遏所致之喉痹证。

三香散

【来源】《景岳全书》卷五十一。

【组成】丁香　川椒_{取红，等份}　冰片_{少许}

【用法】上为末，敷痛处。如无川椒，以荜茇代之亦可。

【主治】治牙根肿痛。

【方解】本方具消肿止痛之功，用于外敷痛处。牙根肿痛，多因胃火上炎所致，治当清胃泻火。与汤剂内服以泻火治本的同时，还可用本散搽敷，消肿定痛以治标。方中丁香辛温无毒；川椒辛热，可温中止痛，现代药理证明，对局部有麻醉止痛作用冰片辛苦微寒，对口齿肿痛，有清热止痛之效，且冰片之寒可却丁、椒之温，而是三药止痛之功相须而增，故可外敷用于牙根牙龈肿痛。

固齿将军散

【来源】《景岳全书》卷五十一。

【组成】锦纹大黄_{炒微焦}　杜仲_{炒半黑，各十两}　青盐_{四两}

【用法】上为末，每日清晨擦漱，火盛者咽之亦可。

【主治】治牙痛牙伤，胃火糜肿，久之牢牙固齿。

【方解】本方具泻火强肾固齿之功。盖足阳明经"下循鼻外，入上齿中"，手阳明经则"上颈贯颊，人下齿中"，故齿龈肿痛通常与阳明邪火有关。又齿为骨之余为肾所主，肾衰则齿摇易脱。故牙痛牙伤当从泻火固肾着手。方中大黄苦寒，具泻火凉血，清热解毒之效，单味研末，可用治烫火伤、热毒疮疡及用于伤口止血。杜仲补肝肾，强筋骨，故补肾可以坚齿。青盐咸寒，寒能降火，咸可入肾益肾气，治齿舌出血，目赤痛，风眼烂弦，牙痛等。一

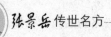

药而降火益肾之功兼备。诸药合用，共奏泻火益肾坚齿之效。

熏疥方

【来源】《景岳全书》卷五十一。

【组成】朱砂　雄黄　银朱各三分，同研　大枫子　木鳖子各三个

【用法】上将大枫、木鳖先捣碎，乃入前三味拌匀，外以干艾铺卷成筒，约长二寸许足矣。凡熏时，须将全身疥痂悉行抓破，熏之始效。后五六日，复熏一筒，无不悉愈。

【主治】用于疥疮。

【方解】本方具杀虫疗疥止痒之功，是一种使用烟熏治疗疥疮的方法。疥疮是由于疥虫感染皮肤引起的皮肤病，有传染性，症以皮肤剧烈瘙痒为主（晚上尤甚），而且皮疹多发于皮肤皱折处，特别是阴部。方中硃砂甘寒有毒，可治疮疡疥癣；银朱辛温有毒，善疗疮癣恶疮，杀虫毒蚤虱，而烧烟熏治，功尤捷；雄黄味苦甘辛，性温有毒，能治痈肿疔疮、疥癣痔虫；大枫子辛热有毒，能功毒杀虫，治风癣疥癞；木鳖子味苦微辛，气雄劣，有大毒，熏疥杀虫甚效；艾叶苦辛而温，外用有治癣止痒之效，且以艾绒掺药制成条筒烧炙，可使熏药持续缓慢燃烧，而药力均匀持久，更兼热气内注，能温煦气血，调整功能，而使本方更好地发挥功毒杀虫，治疥止痒之效。如联合硫黄软膏外用疗效更佳。此外，疥疮是通过密切接触传播的疾病，故平时应注意个人卫生，对被污染的衣服、被褥、床单等亦使用上述方法进行熏蒸或要用开水烫洗灭虫。

杖丹膏

【来源】《景岳全书》卷五十一。

【组成】猪板油半斤　黄占二两　轻粉三钱　水银三钱　冰片三分

【用法】先将水银、轻粉同研细，俟猪油熬熟，去滓，先下黄占熔化，后入末药，搅匀收贮，以水浸二三时，令出火毒。用竹纸摊贴，觉热即换，轻者即愈，重者不过旬日。

【主治】杖疮。

注 景岳原书中缺写主治内容，此处所用"杖疮"引自刘盛斯《景岳新方八阵浅解与应用》。

【方解】本方具拔毒生肌，敛疮止痛之功。方中猪板油味甘性凉，功能泽槁濡枯，清热化毒，消痈消肿；黄占味甘而淡，性平，具解毒止痛，收敛生肌之效；轻粉、水银功毒杀虫；冰片清热止痛，防腐止痒。诸药协同，共奏散毒止痛，生肌敛疮之功，可用于杖疮治疗。

银朱烟

【来源】《景岳全书》卷五十一。

【组成】银朱四五分

【用法】用银朱四五分，揩擦浓纸上，点着，置一干碗中，上用一湿碗露缝覆之，其烟皆着于湿碗之上，乃用纸揩擦发中，覆以毡帽，则虮虱皆尽矣。此烟以枣肉和捻作饼，或作丸，或擦于猪鸡熟肝之间，用点诸疮癣之有虫者。及虫蚀肛门者，以绵裹枣丸纳肛门中一宿，无不神效，须留绵带在外，以便出之。

【主治】治头发生虱，及诸疮之有虫者。

【方解】其治当以局部外用药灭杀。"妇人阴痒者，必有阴虫，微则痒，甚则痛，或为浓水淋漓，多由湿热所化，名曰䘌，内宜……（外则）无如银朱烟搽鸡肝纳之尤妙"（卷三十九·妇人规）。本方银硃又水银同硫黄升炼而成，辛温有毒，善疗疮癣恶疮，杀毒蚤虱，但以烧烟熏之，活以枣肉拌烟搽之，则其效尤捷。

雷火针

【来源】《景岳全书》卷五十一。

【组成】桃枝

【用法】五月五日取东引桃枝，去皮，两头削如鸡子尖样，长一二寸许。针时以针向灯上点着，随用纸三五层，或布亦可，贴盖患处，将热针按于纸上，随即念咒三遍，病深者再燃再刺之，立愈。

【主治】治风寒湿毒之气留滞经络，而为痛为肿不能散者。

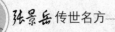

【方解】观景岳雷火针的用法，可以认为这实际上是灸法的一种。即用火点着的桃枝，待其燃烧时，隔纸或布针向患处，使其热度刺激病灶，以发挥温经通阳，散寒除湿，流通气血，消肿止痛的作用，而治疗痹症。

附：又雷火针新方

白芷　独活　川芎　细辛　牙皂　穿山甲炮，倍用　丁香　枳壳　松香　雄黄　乳香　没药　杜仲　桂枝各一钱　硫黄二钱　麝香不拘　熟艾二三两

上捣为粗末，和匀，取艾铺底，掺药于上，用上好皮纸卷筒，先须用线绊约两头，防其伸长，然后加纸再捏，务令极实，粗如鸡子尖样，是其度也。乃用鸡子清尽刷外层，卷而裹之，阴干。用法如前。一方有巴豆仁八分，斑蝥三钱，去头、足、翅用。

疥癣光

【来源】《景岳全书》卷五十一。

【组成】松香一钱　水银　硫黄　枯矾各二钱　樟脑各二钱，此或一钱

【用法】麻油上先将松香、水银加麻油少许，研如糊，后入三味，研细如膏，擦之神效。

【主治】治疥疮，搽上即愈。癣疮亦妙。

【方解】本方具解毒杀虫，疗疥癣止痒之功。方中松香苦辛而温，可治痈疽恶疮，头疡白秃，风湿疥癣；水银辛寒，俗称汞，有大毒，杀诸虫，治疥癣、癫疮；硫黄味苦微酸，性热有毒，善杀虫，常与水银合用除疥癣恶疮；白矾味酸涩，性凉有小毒，外用解毒杀虫，收湿止痒，用治湿疹、湿疮、疥癣；樟脑味辛微苦性热，《本草品汇精要》谓其："主杀虫，除疥癣，疗汤火疮，敌秽气。"故善治疥癣、杀虫。诸药合用，共奏攻毒杀虫，燥湿止痒，消肿定痛之效。麻油甘凉润燥，除发挥解毒杀虫、消疮肿之效外，还能使诸药调成膏糊方便于外用，且能润泽皮肤，减少杀错药物对皮肤刺激的作用。

【临证提要】本方外用可用于疥疮及体癣、股癣、手足癣的治疗。治疗疥疮可先用熏疥方熏之，亦可联合硫黄软膏外用疗效更佳。

鹅掌风四方

【来源】《景岳全书》卷五十一。

【组成】猪胰一具，去油，勿经水　花椒三钱

【用法】上用好酒温热，将二味同浸二三日，取胰，不时擦手，微火烘之，自愈。

【主治】鹅掌风。

【方解】本方具杀虫防皲之功。方中猪胰甘平润燥，涤垢泽颜；花椒辛温，能散寒止痛杀虫，用治皮肤病，有杀虫止痒之效，现代药理证实，在试管内对多种细菌及某些皮肤真菌有抑制作用。用酒浸泡，可促进病变皮肤的气血流通及增强药性的渗透力而提高疗效。

又方：用白矾三钱，打如豆粒，以麻油一两熬矾至黑，去矾用油擦手，微火烘之，不过二三次即愈。

又方：用葱五六根，椎破，再用花椒一把，同入瓷瓦罐中，入醋一碗，后以滚汤冲入，熏洗数次即愈。

又方：用谷树叶煎汤温洗，以火烘干，随用柏白油擦之，再以火烘干，少顷又洗又烘，如此日行三次，不过三五日即愈。

秘传水银膏

【来源】《景岳全书》卷五十一。

【组成】黄柏　黄连各一钱　川大黄五分，三味另研　雄黄　胆矾　青黛　儿茶　铜青各三分　轻粉　枯矾各四分　大枫子去油，取净霜五分，黑者勿用　珍珠一分半，生用　冰片一分半，二味另研　人言人壮者七厘，弱者半分，中者六厘

上十四味为极细末，分作三分，每分约一钱八分。

番打麻，另为末。若疮重而人壮能食者，每分用五分；人弱不起者，每分用三分；中者四分。以末入前药各分内研匀。

水银，人健者，每分用一两，或八九钱；中者，或五六钱；卧床不起而极弱者，只可用三钱，决不可再多矣。

【用法】上先将麻、汞并前药各一分，俱入盏内，再入真芝麻油少许，用

手指研开，务使汞药混为一家，渐次增油，久研，以不见汞星为度，大约如稀糊可矣。用此药擦手足四腕动脉处，每药一分，务分擦三日，每日早晚各擦一次，每次以六七百数为度，擦完用布包之。擦药时，凡周身略有破伤处，俱用无麝膏药贴之，膏药须浓摊，每二日一换，换时不可经风，常须避帐幔中，冬月须用浓被暖炕，他时亦须常暖，南方则多用被褥盖垫可也。擦至七日，毒必从齿缝中发出，口吐臭涎。擦处必皮破，不可畏疼而少擦也。忌盐十余日，多更好，并鱼腥、生冷、沙气、发风等物一个月，尤忌房事。外如牛肉、烧酒、团鱼之类，须忌二三年。惟荞麦面、羊肉则终身忌之。

【主治】杨梅（疮）风毒，溃烂危恶多年不愈者；或咽喉溃烂，或遍身牛皮疮癣及久烂臁疮。

加减：若口齿破烂出血，但用甘草、蜂房煎汤，候冷漱解，不可咽下。

轻者只以花椒汤漱之亦可。

治杨梅疮初发者，五六日可愈。但每分用汞四五钱足矣。

若治蛀干痔疮，或咽喉溃烂，或遍身牛皮疮癣，俱照前中治法。

若治久烂疮，烂处难擦，则擦脚心，俱照前中治法，亦布包贴膏如前。自擦起之日，即当服后败毒散，至七日后，发口则止。

【方解】本方具泻火拔毒，杀虫敛疮之功。杨梅疮毒，或遍身牛皮疮癣，久烂臁疮，日久溃而不愈，当以药物外内同施，方能获得良效。本膏为外用之方，方中黄柏、黄连、大黄、青黛清热泻火；雄黄、胆矾、铜青、轻粉、大枫子、番打麻、水银、砒石拔毒去腐；儿茶、珍珠、冰片敛疮生肌。诸药合用，则热毒可消，久溃之疮疡烂口可敛，疮疥虫癣亦可除矣。故景岳谓此膏为治"溃烂危恶，多年不愈中经验神方"。

二十四味败毒散

【来源】《景岳全书》卷五十一。

【组成】当归　川芎　生地　熟地　芍药　牛膝　防风　荆芥　白芷　防己　忍冬　桔梗　羌活　独活　白鲜皮　薏仁　连翘　木通　陈皮　粉草　黄柏　知母　栀子　黄连

【用法】上每帖加土茯苓干者四两，鲜者须半斤，用水六碗，煎三碗，分三次，每日早、午、晚各服一碗。上方后四味，须察其人阴阳寒热，酌而用之。

【主治】主治同上"秘传水银膏"。

上水银膏方，凡用此者，其于筋骨经络无处不到，既能追毒，亦善杀虫。若用治大麻风证，必有奇效，但未经试，故表诸此，以俟后人试用之。或于大风条择煎剂之相宜者同用尤妙。倘获济人，其幸多矣。

【方解】本方具和营养血，清热解毒，祛风除湿之功。方中当归、川芎、生熟地、芍药、牛膝以补肝肾，培阴血以扶助正气；荆、防、羌、独、白芷、防己、白鲜皮、苡仁、木通、桔梗则祛风除湿，从汗从尿分消邪毒；忍冬、黄柏、知母、栀子、黄连，泻火解毒；陈皮，粉草理气健脾，以调和诸药，且防他药损伤胃气。此外本方精妙在于另需土茯苓四两煎汤代水煎前药，《本草正义》云："土茯苓，利湿去热，能入络，搜剔湿热之蕴毒。其解水银、轻粉毒者……，故专治杨梅疮毒，深入百络，关节疼痛，甚至腐烂，又毒火上行，咽喉痛溃。一切恶症。"故此方与"秘传水银膏"相须而用，内外兼施，共奏扶正祛邪，泻火解毒，杀虫疗疮之效。

臁疮隔纸膏

【来源】《景岳全书》卷五十一。

【组成】黄占油五两　飞丹　铅粉各四两　轻粉　乳香　没药各二钱　冰片三分　麻油春夏二两，秋冬三两

【用法】上先将占油煎五六沸，下乳、没，再二三服，下轻粉，随下丹粉，槐柳枝搅十余沸，取起冷定，后下冰片搅匀，瓶盛，浸水中一宿出火毒。先以苦茶洗疮净，将膏用薄油纸刺孔浓摊，间日番背面贴之，三日一换，三贴即可愈。

【主治】臁疮。

【方解】本方具拔毒去腐，活血消肿，敛疮生肌之功。臁疮病名，见于《窦氏外科全书》，又名老烂腿，裙边疮。多因久立或负重远行，过度劳累，耗伤气血，中气下陷，以致下肢气血运行不畅，或瘀血凝滞经络肌肤，复因损伤（蚊虫叮咬，湿疮，碰伤等），或湿热之邪乘虚而人，发为疮疡，肌肤溃烂，经久不愈。本病好生于小腿臁骨（胫骨）部位，初起痒痛红肿，破留脂水，甚则腐烂，皮肉灰暗，久不收口，严重这可累及骨质。此即小腿慢性溃

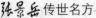

疡。治宜内服清利湿热，和营解毒之剂，外用去腐敛疮生肌之品。方中飞丹、铅粉、轻粉拔毒杀虫，防腐止痒；黄占（即黄蜡）、乳香、没药、冰片、麻油等品具活血消肿定痛、敛疮生肌之效，为治疗黄水疮、臁疮的常用药。诸药合用熬膏，待苦茶清洗疮面而敷贴之，即可奏消肿拔毒，敛疮生肌之效，故可用于臁疮等慢性疮疡之治疗。

降痈散

【来源】《景岳全书》卷五十一。

【组成】薄荷_{辛佳者，用叶}　野菊花_{连根叶各一握}　土贝母_{半之}　茅根_{一握}

【用法】上干者可为末，鲜者可捣烂，同贝母研匀，外将茅根煎浓汤去，用调前末，乘热敷患处，仍留前剩汤炖暖，不时润于药上。但不可用冷汤，冷则不散不行，反能为痛。约敷半日即宜换之，真妙方也。

【主治】治痈疽诸毒，消肿止痛散毒，未成者即消，已成者敛毒速溃可愈。

【方解】本方具有消肿止痛，凉血散毒之功。治痈疽诸毒，未成者即消，已成者敛毒速溃。方中土贝母味苦，性凉清热化痰，散结拔毒，《百草镜》载其"能散痈毒，化脓行滞，解广疮结毒，除风湿，利痰，敷恶疮敛疮口"；野菊花味苦辛凉，具有良好的清热解毒作用，为治疗疮肿毒之上品，故常用于疔疮、痈肿、丹毒、瘰疬、湿疹、疥癣等证；薄荷疏散风热，清头目，利咽喉，透疹解郁；茅根清热生津，凉血止血，内服且可利尿，使热毒从小便出。诸药合用捣烂研匀外敷或煎汤内服，则可凑痈消毒散之效。

【方论】景岳云：凡痈毒焮肿，赤痛甚者，虽内治之法已具，然煎剂功缓，而急痛难当者，必须外用敷药，既欲止其痛，又欲散其毒，则无如降痈散之神妙也。

芹洲氏云：古方治疗疮，俱用野菊花，余每治类疔毒疮，单用野菊花，内服外敷甚效。阴寒症忌之。

【临证提要】本方具拔毒消痰，软坚散结之功。凡疽毒坚顽深固，及结核痰滞，宜用此方。故景岳云："若阳毒炽盛而疼痛，势凶者宜先用降痈散，其解毒散毒之功，神效最速。若坚顽深固者，宜用后方。"

收疮散

【来源】《景岳全书》卷五十一。

【组成】滑石飞，一两　赤石脂飞，五钱　粉甘草三钱

【用法】上为末，干掺，或用麻油调敷。或加枯矾一钱，痒者极宜。若痒甚者必有虫，先用水银三四钱，同松香二钱研匀后，拌前药和匀敷之。

【主治】治湿烂诸疮，肉平不敛，及诸疮毒内肉既平，而口有不收者，皆宜用此，最妙。

【方解】本方亦作"完疮散"，具解毒收湿敛疮之功。方中滑石甘淡而寒，《本草纲目》谓其"疗黄疸，脚气，吐血，金疮出血，诸疮肿毒"，以其粉外用有清热收湿敛疮的作用，可用于湿疮、湿疹的治疗；赤石脂甘温而涩，收敛止血，敛疮生肌，以末外用，有局部收敛和被复作用，用治疮疡不敛、湿疹湿疮等及溃后久不收口等证；甘草清热解毒，古方有单用大量，内服或外敷以治疮肿诸毒者。三药合用，共收解毒收湿，敛疮生肌之效。

【临证提要】本品外敷用于治疗湿烂诸疮，肉平不敛，久不收口者，如治外阴下部生疮溃疡、扁平疣、带状疱疹当以内服药相配内外兼施方收良效。